医学人文教育论丛

主　编　赵　敏　毕于建
副主编　秦茂森　戈文鲁　王启芳
　　　　倪守建　吴慧敏　魏　薇

山东大学出版社
SHANDONG UNIVERSITY PRESS
·济南·

图书在版编目(CIP)数据

医学人文教育论丛/赵敏,毕于建主编.—济南:
山东大学出版社,2023.11
ISBN 978-7-5607-7920-1

Ⅰ.①医… Ⅱ.①赵… ②毕… Ⅲ.①医学教育-人
文素质教育-文集 Ⅳ.①R-05

中国国家版本馆 CIP 数据核字(2023)第 177334 号

责任编辑 楚洋洋
文案编辑 孟希亚
封面设计 杜 婕

医学人文教育论丛
YIXUE RENWEN JIAOYU LUNCONG

出版发行 山东大学出版社
社　　址 山东省济南市山大南路 20 号
邮政编码 250100
发行热线 (0531)88363008
经　　销 新华书店
印　　刷 济南乾丰云印刷科技有限公司
规　　格 720 毫米×1000 毫米　1/16
　　　　　23.75 印张　390 千字
版　　次 2023 年 11 月第 1 版
印　　次 2023 年 11 月第 1 次印刷
定　　价 79.00 元

本书由"十三五"山东省高等学校人文社会科学研究基地——医学人文素质教育研究基地、山东省高等学校文科实验室——儒医文化与医学人文教育创新文科实验室、济宁医学院马克思主义中国化科研创新团队资助出版。

序

医学自诞生之日起,即融人文精神与科学精神于一体,但医学更是一门充满人文精神的科学。诚如中国古人所言,大医治病当"先发大慈恻隐之心",也就是说,比之祛病疗疾,医家更看重人文关怀,"医者仁心,医德为先",斯之谓也。希波克拉底说,医生有三件法宝:语言、药物、手术刀。在医学临床中,医学人文精神最主要的体现是医德,医学应当是通过医疗技术体现对生命的关怀与呵护。医学要发现、诊断、治疗和预防疾病,关系到每一个人的生老病死,从而规定着它必须是人性的、人道的。临床医生应从内心深处深刻地感受到身为医者的人文使命,在临床中能从病人的角度"设身处地,感同身受"。这有助于培养悲天悯人的人文情怀,使得医学不再是冰冷技术的代名词,从而更多地彰显温暖的人性关怀。

2018 年 8 月 17 日,在首个"中国医师节"即将到来之际,习近平总书记做出重要指示,充分肯定了广大医务人员"敬佑生命、救死扶伤、甘于奉献、大爱无疆"的精神,及其在疾病预防治疗、医学人才培养、医学科技发展等方面发挥了重要作用并取得了丰硕成果,希望广大医务人员认真学习贯彻新时代中国特色社会主义思想和党的十九大精神,践行社会主义核心价值观,坚持全心全意为人民服务,弘扬救死扶伤的人道主义精神,继往开来,再接再厉,不断为增进人民健康做出新贡献,为健康中国建设谱写新篇章,努力开创我国卫生健康事业新局面。在 2020 年全国抗击新冠肺炎疫情表彰大会上,习近平总书记在讲话中指出,面对突如其来的严重疫情,广大医务人员白衣为甲、逆行出征,舍生忘死挽救生命,是最美的天使,是新时代最可爱的人。这都充分体现了习近平总书记对医务工作者高尚医德的高度重视和充分肯定。

医学人文教育的目的不仅是让医学生系统掌握人文知识,更重要的是增强他们对人类生命、死亡及生存意义的理解,引导医疗实践,并帮助他们学会从社会、道德、伦理等不同的角度去思考问题。

医学人文教育要取得良好的效果,需要经过多方面的努力。山东省济宁市历史文化悠久，文化底蕴深厚，是中华文明的重要发祥地和儒家文化发源地。这里是轩辕皇帝和孔、孟、颜、曾、子思五大圣人的故乡，儒家文化、始祖文化、运河文化和红色文化在这里交相辉映。多年来，济宁医学院坚持立德树人，将中华优秀传统文化融入医学人文素质教育，以培养"品德高尚、业务精湛、身心健康"应用型高素质人才为目标，构建了中华优秀传统文化与医学人文素质教育相融合，具有儒家文化特质、医学人文特色、济医自身特点的"大爱济医"文化育人体系，打造了国际颇具影响、国内一流的"神经—心理—行为—精神"优势学科群，形成了精神医学学科专业特色，为国家和社会培养了大批优秀高素质应用型人才。

本书为教育部高校思政课教师研究专项课题"中国特色社会主义制度自信教育贯穿高校本科生思政课教学全过程研究"（20JDSZK072）、山东省社科规划项目课题"后疫情时代医学院校学生爱国主义教育实效性提升研究"（20CSZJ14）、山东省艺术科学重点课题"基于地域文化品牌建设的济宁运河文化产业化开发路径研究"（L2022Z06170668）、学校课题"'大思政课'视域下医学院校思想政治理论课教学模式改革研究——以《思想道德与法治》（2021版）为例"（SZ202204）、学校课程思政教改课题"'大思政'背景下医学院校'思政课程'与'课程思政'协同育人模式研究"（SZ2021008）、学校教育课题"高校思政课实施卓越马克思主义理论人才培养计划的路径研究"（18011）、学校社科基金培养课题"高校去行政化背景下大学校长管理制度的比较研究"（JYP2019SK01）等课题研究成果。全书从多维视角对医学人文教育进行了深入探讨，梳理医学人文教育的现状与问题，探讨医学人文教育的途径和方法，对于促进医学人文教育、提升医学生培养质量、促进医疗健康事业发展具有十分重要的意义。本书根据内容分为七个篇章，包括医学人文教育篇、医德教育篇、核心价值观教育篇、诚信教育篇、心理健康教育篇、思政教育篇、人才培养与管理篇。

当然，医学人文教育是多层次全方位立体式进行的。《医学人文教育论丛》的出版，有助于提高全社会对医学人文的认识和关注，促进医学人文研究，提升医学人文精神，和谐医患关系，促进医学生全面发展和提升人才培养质量；同时，一定会促进各个医学院校和医院加强医学人文教育，为社会培养更多有仁爱之心、精湛医术的医务工作者。

编　者

2023 年 7 月

目　录

医学人文教育篇

1

医德教育篇

核心价值观教育篇

诚信教育篇

心理健康教育篇

思政教育篇

人才培养与管理篇

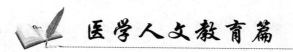

医学人文教育篇

重视医学人文教育　培养高素质医学人才

白波[*]　程刚　李淑玲

【摘要】本文深入分析了医学的人文属性、医学人文缺失和医学人文教育的不足，探讨了临床医学人才培养、医学人文师资队伍、学科建设、体系建设和实践教学环节等，提出医学人文是医学教育的重要内容，医学教育改革需要加强医学人文教育。

【关键词】医学人文教育；高素质；医学人才

《国家中长期教育改革和发展规划纲要(2010—2020 年)》《关于深化教育体制机制改革的意见》《国家教育事业发展"十三五"规划》《关于深化医教协同进一步推进医学教育改革与发展的意见》《关于深化教育教学改革的若干意见》等明确提出：必须紧紧围绕全面提高教育质量这个主题，把立德树人作为根本任务，全面实施素质教育，积极培育和践行社会主义核心价值观，更新育人理念，创新育人方式，改善育人生态，提高教师素质，建立健全各级各类教育质量保障体系，全面提升育人水平；把思想政治教育和医德培养贯穿教育教学全过程，推动人文教育和专业教育的有机结合，引导医学生将维护和促进人类健康作为自己的职业责任；明确培养应用型高素质人才的目标定位和培养规格，重视人文素质培养，注重能力素质锻炼和批判性、创新性思维的养成；培养医学生关爱病人、尊重生命的职业操守和解决临床实际问题的能力。^①

---

*　白波，济宁医学院高等医学教育研究中心，教授，研究方向为医学人文教育。
①　参见教育部、卫生部：《关于实施临床医学教育综合改革的若干意见》(教高〔2012〕6 号)。

医学的终极价值不仅是培育医务工作者的临床医学技能,更是培养其医学人文素养。传统生物医学模式下,医学教育往往过于注重理论和技术的培养,很少强调医学的人文属性,致使医学生毕业后难以适应复杂的临床工作。现代医学教育已从注重医学专业理论和技术的培养,逐渐转变为综合能力的全面培养,尤其是在医学生基础医学教育阶段,更加突出了对医学生人文素养的培养。因此,如何在培养医学生临床技能的同时强化医学生的人文素质教育,培养医学能力与人文素养兼具的医学生,已成为当前医学院校教育教学改革的重点研究方向。

一、医学是人学,医学人文是医学的天然组成部分内涵

医学是自然科学与社会科学相统一的学科,除具有科学的一般属性外,其特殊性在于医学是直接面对人、研究人和生命、服务于人的科学,医学的根本是人学。医学的发展蕴含着人文精神的滋养和培育,不仅具有天然的人文社会科学属性,还更强调在解除患者病痛的同时给予患者人文方面的关怀。因此,没有人文精神的医学不能够成为完整的医学,医学教育的本质则要求完成医学生医学能力培养的同时,完成医学生人文素养的培养。

在医疗实践环节,医学教育不仅涉及临床技能的学习,更渗透着大量的人文知识、人文理念和人文精神的学习。解除病患痛苦需要深厚的医学理论知识和精湛的专业技能,良好的人文关怀意识和能力亦是实现治病救人的重要一环。医学生必须通过学习和感悟,建立医学人文理念和人文素养,培养良好的职业规范和职业道德,这样才能成为一名合格的医生。

二、医学人文缺失的原因

自 20 世纪下半叶起,自然科学特别是生物科学、信息技术等迅猛发展,推动了医学进步,药物及诊治技术出现革命性变化,"唯技术论"成为医生和患者追求的目标,导致医学目的出现偏差,人文精神淡化,医患矛盾突出,使治病救人、理应受人尊敬的医疗卫生行业处于极为尴尬的境地。

(一)生物医学模式的固化

现代科学技术使临床医疗、科研关注"细胞""分子""基因"等,探寻疾病的"生物学因素",强调"精确"的诊断、"精准"的治疗,而忽略了人类疾病的心理、社会因素和病人的精神、心理、社会及其他需求;医生愈来愈依靠"新

技术",患者愈来愈相信"新技术",而本应作为诊治疾病基础的医患沟通交流愈来愈少;医生对疾病"共性"关注多,对不同病人主观和内心的感受、个体的情感等"个性"关心少。医学高新技术应用与人文精神日益分裂,生物医学模式根深蒂固,生物—心理—社会医学模式转变的阻力重重。

(二)医疗服务"市场化"的影响

市场经济重要的标志是逐利,而医学追求的根本是维护人的生命与健康,在现有社会发展水平下,二者极难协调统一。医疗服务"市场化"严重冲击医学的公益性,背离了以人为本、人道主义为主旨的医学伦理原则。医患关系被物化、异化,直接或间接损害了医学专业的诚信、独立性与尊严;作为医患和谐基础的信任降低,作为与疾病作斗争的"同一战壕战友"的亲密医患关系被破坏,医患关系成为"金钱关系",医患纠纷增多。

(三)医学目的偏离

医学目的应与人类对医学本身的认识程度和利用程度以及社会生产力发展水平、医学科学发展水平相一致。传统医学的目的是"治愈疾病、阻止死亡",使得医学愈来愈依靠高新技术,医患双方对医学高新技术的不恰当理解和应用,导致了不惜一切代价地追求"治愈""完美"。医学技术由手段变成目的,医学的目标、医务工作者的专业理想与职责义务、医学的理性等完全受制于技术,导致了医疗危机:医疗费用猛涨,保健覆盖面小;医疗资源分配不合理;生物—心理—社会医学模式在医疗保健服务中推广落实步履缓慢,而威胁人类健康的慢性病、老年病、非感染性疾病等并未得到有效控制,病死率也无明显下降;医患关系紧张,社会不满与日俱增。

(四)医学人文教育不足

我国高等医学教育招生生源直接来自高中"理科"毕业生,医学生人文素质"先天"不足;而在医学教育以学科为中心的课程体系中,过度强调医学知识、理论和技能的传授与培养,忽视了医学伦理、社会科学等医学人文相关素养在医学生培养中的作用,制约了医学生人文素质的培养和医学人文水平的提高。

由于缺乏系统的人文社科知识学习和训练,医学生在进入临床学习和工作时,常见诸如缺少医学哲学观,只见"病",不见"人";只关注本专业疾病的研究,缺乏观察"大健康"问题的敏锐性,分析问题缺少辩证和形象思维;艺术修养不足,解决问题机械化,缺少想象力;缺乏医患沟通技巧,不能耐心深入地了解、认真细致地观察、科学诚恳地解释；无法有针对性地关爱病人，文明修养不足，不能平等尊重他人，造成患者的不信任和抵触；缺少法律意识和保护自身及患者的能力；缺少医学伦理观念，工作中忽视对生命的尊重；语言表述能力差，医疗文书的科学、严谨、逻辑性不足，导致他人误解等问题。

三、加强医学生人文素质教育的建议

反思医学、医学教育和医生实际工作中出现的种种问题，我们认识到必须加强医学生人文素质的培养，促进医学模式的转变。增强医学人文素质必须从医学教育入手，其内容应涵盖临床医师工作所必需的医学人文知识和技能，不仅是学习理论，更重要的是实践。需要加强医学生对医学模式、医学目的、医学责任的教育，科学、正确地面对生命和健康、疾病和死亡，提高从事医疗服务工作的综合素质和能力。济宁医学院坚持以培养具有"仁爱"情怀的医学人才为目标，以医学人文素质教育平台建设为条件，以医学人文素质教育教学改革为驱动力，以"爱心"教育活动载体为手段进行设计、管理与实施，经过多年的教育教学改革与实践探索，着力创新以"爱心教育"为特色的医学人文素质教育与实践模式；汲取中华优秀传统文化精髓，沐浴儒家优秀传统文化熏陶，构建具有优秀传统文化特质、医学人文教育特征、济医自身特色的"大爱"情怀育人体系，为培养"医德高尚、医术精湛、身心健康"的高素质医疗卫生人才夯实了基础。

（一）加强医学人文教育，是医学人才培养的需要

在医学生培养过程中，不仅要求医学生能够学习掌握医学专业的理论知识和技能，还要同时兼具较高的人文素养和人文能力。工作中体现出人性关怀、社会公正公平的人道主义，关爱生命、尊重生命、敬畏生命、守护生命。人文素质教育应贯穿于医学生院校教育与毕业后教育的全过程，包含人文知识的理论与实践教育、人文知识的课内与课外教育。医学生人文素质教育不仅是当前医学模式转变和高等医学教育的客观需要，更是探索和完善人文素质教育不可或缺的重要组成部分。[①] 医学生不但要学习应用自然科学方法研究解决病患问题，更要学习应用社会科学和人文科学方法解

---

① 参见张桥：《对我国高等医学院校人文素质教育的思考》，《中国医学伦理学》2017 年第 9 期。

决医学和保健服务问题。长期以来,医学院校在实施医学人文教育过程中,存在照本宣科、教育理念落后、缺乏理论支撑问题。我们应以"爱心教育"为主线,将"爱心教育"、优秀传统文化教育、心理与行为健康教育等人文教育理念贯通于医学生培养方案、课程设置、课堂教学、临床实习、社会实践以及师资队伍建设、学科建设和文化建设的全方位、全过程,丰富医学人文素质教育教学理论及实践体系。

(二)加强医学人文教育,师资队伍建设是关键

人文素质教育具有明显的广博性与包容性,这不仅体现在课程及教学内容的宽泛上,更体现在这些课程背后相通的原理、规律和联系上。因此特别需要广大教师具备深厚的人文素质底蕴和培育能力。[①] 承担医学教育的教师对医学人文的理解和经验是决定医学人文教育能否很好开展的关键。他们应具备丰富医学知识和深厚的人文底蕴,需要转变教育教学理念,把医学人文精神贯穿于教学实践中。除建设专业的医学人文师资队伍外,还应鼓励拥有医学知识背景且具有深厚人文功底的教师投身到医学人文教育领域中。[②] 师资队伍的人文素质和自我修养是做好医学人文教育的关键,济宁医学院每学期都开展医学人文专题讲座、研讨会、观摩、培训等,帮助任课教师学习和提升医学人文素养,要求他们在教学过程中结合实际,体现以人为本、患者至上、对病人高度负责的理念,成为学生知识的传授者、思想的教育者、道德的示范者,收到了较好的效果。

(三)加强医学人文教育,医学人文学科建设是基础

医学人文学科是医学院校开展医学人文教育的重要基础。加强医学人文学科建设不仅有利于提高医学院校师资的总体教学水平,更有利于推进医学人文教育的改革与发展。医学人文教育需要医学教育与人文教学教育相融合,医学人文学科建设也必须与医学专业相结合,真正使其在培养高素质医学人才、解决医疗行业问题上发挥重要作用。济宁医学院根据学校发展现状,积极开展医学人文教育教学改革,鼓励开展人文社会科学和医学人文研究,建立了省级"医学人文素质教育研究中心"和"医学人文素质教育研究基地",健全了人文社会科学管理体制;制定实施了《济宁医学院医学人文

---

① 参见杨永丽、王瑾、盛文凯:《医学院校人文素质教育的发展困境与出路》,《中国医学伦理学》2017 年第 8 期。

② 参见郝茜、张爱莲:《我国医学生人文素养现状及思考》,《中国继续医学教育》2016 年第 28 期。

教育大纲》,为学校开展医学人文教育研究提供了优良平台。

（四）加强医学人文教育，体系建设是保障

加强医学生人文素质培养,需要做好医学人文课程的设计和建设,建立与专业教育相衔接的医学人文教育体系。济宁医学院在医学人文教学上,逐渐形成了"医学人文课程＋专业课程人文内容＋医学人文实践"的综合教学模式。另外,注重医学人文课程与医学专业课程的有机融合,尤其在实践教学环节,更加注重体现医学人文教育相关内容,使医学人文素质教育始终贯穿医学教育的全过程。我们经过多年的教育教学改革与实践探索,着力创新以"爱心教育"为特色的医学人文素质教育与实践模式,尝试建立"学生管理—人文课程—专业实践"五年一贯的医学人文教育体系。

针对医学院校在医学生培养过程中普遍存在人文素质教育与实际育人环节脱节问题,济宁医学院在医学人文素质教育目标的确定、人才培养方案的修订、人文课程的设置、教学实施、师资队伍建设、第二课堂的开展、实践平台的构建以及社会服务等各个环节紧扣培养医学生的"爱心"这一主题,探索构建具有"爱心教育"特色的全方位、全过程的医学人文教育体系。在长期的实践过程中,逐渐形成了以"爱心教育"为特色,以儒家文化为主体,包含"心理—行为—健康"在内三位一体的课程体系,构建了具有浓郁的儒家文化气息的"爱心教育"课程模块,编写了诸如《让爱为生命护航》《爱的故事在这里诞生》等特色鲜明的"爱心教育"系列教材并运用于医学人文素质教育的教学与实践。针对医学人文教育与实践融合不足,打造了"生命教育""大爱讲堂""济医青年论坛""相约《论语》在济医""医学人文与儒家文化进校园(微山湖论坛)""高雅艺术进校园"等医学人文素质教育品牌活动,设立名人堂、生命科学馆、文化长廊等,引导学生建立正确的价值观和职业责任感,打造了具有大爱精神的校园文化品牌。学校"孔子学堂"和山东省教育科学研究基地"医学人文教育中心"联合孔子研究院开展传统文化活动及实践活动,协同搭建医学人文教育与实践平台,有力地促进了济宁医学院医学生人文素质的提升。

（五）医学生人文精神培养重在理论联系实际

医学人文教育绝非仅仅设置几门课程,重点是人文理念的建立,树立和强化人文信念。要培养医学生关心他人、关注社会、文明礼貌等基本素质,通过系统的医学人文教育强调重视生命的价值,热爱生命,珍惜生命,关爱生命,在医疗服务中体现医学人文精神。

　　建立完善的医学人文素质教育体系是一个系统且漫长的过程,医学人文知识需要通过临床实践加深理解和运用,需要在实践中不断检验和感悟。培养医学人文实践能力,除了理论教学外,重要的是实践训练。[①]济宁医学院积极建设优质实践基地,强化医学人文实践,建设了生命科学馆、医学伦理学实践基地、人文社科教育基地、临床实习见习基地等,使学生在社会实践中了解民众疾苦及基层医疗卫生状况,唤起他们的责任意识与人文情怀,使其充分领会医学人文教育的深刻内涵,不断培养他们"关心、尊重、理解、尽责"的优秀品质和立志成才、服务社会的崇高追求,在今后的医疗活动中,能够借助医疗实践这一载体,不断提升对医学、医德、医疗三方面价值的选择判断和服务能力,自觉树立为病人解除病痛的医学理念。[②]

(六)医院人文氛围对医学人文教育的重要作用

　　医院人文精神主要体现在对病人的尊重上。也就是说,作为一名医疗工作者,能够尊重患者的人格、生命、医疗权利及生命价值。教学医院良好的人文环境与服务对培养学生医学人文的职业精神十分重要。

　　济宁医学院打造以"爱心"为核心的附院文化品牌,充分发挥医院文化对医学人才培养的潜移默化作用。附属医院作为一所集医疗、教学、科研、预防保健为一体的"三级甲等医院",引入"以患者为中心"的 JCI 核心理念[③],经过多年的建设和实践,全面开展医学人文指导下的医疗服务,并持续改进,促使医护人员树立人文精神的职业意识,坚持高擎公益旗帜,面向全国开展了"爱心医疗救助工程",连续 14 年每年为 100 位家庭贫困先心病患儿免费手术,打造的"大爱无疆"服务品牌极大地减轻了大病重病患者及贫困家庭患者的负担,受到了社会的广泛赞誉。

　　医学教育的结果,不仅关系着患者的生命安危,还关系着千家万户的身心健康,更关系到整个社会的和谐与安宁。医学人文教育的教育教学改革,其核心是医学人文教学要作为医学生的培养重要目标之一,为临床医学卓

---

　　① 参见管园园、王锦帆、沈洪兵:《医学生医学人文实践能力培养探讨》,《医学与哲学》(人文社会医学版)2014 年第 9 期。

　　② 参见阎秀丽、苑旸、宋真:《提升医学生人文教育水平助推医学事业发展》,《长江大学学报》(自然科学版)2013 年第 15 期。

　　③ JCI 核心理念是以"患者为中心",其评审的核心理念是"注重实际行动"和"让每一名员工都参与"。

越人才的培养提供帮助。① 医学教育改革需要加强医学人文教育,坚持育人为本、立德树人,把德育作为医学人才培养的首要内容,将医学人文教育和医德培养与专业教育有机结合,培养学生"无负使命之责"的职业思想,引导医学生将预防疾病、解除病痛和维护群众健康权益作为自己的职业责任,使医学成为有情怀、有温度的科学。②

现代医学模式不仅需要医师具备高超的医学技能,还要具备较强的医学人文素养。因此,医学人文素质教育必将成为医学教育一个不可或缺的重要组成部分。③ 作为医学教育工作者,我们要在"传道、授业、解惑"的过程中不断探索、创新,将人文精神融入医学教育,实现人文教育和医学知识、技能的协调互补,着力培养富有"仁爱"情怀,"医德高尚、医术精湛、身心健康"的高质量应用型人才,为健康中国输送高素质医学人才。

（本文原载于《济宁医学院学报》2018 年第 1 期,有改动）

---

① 参见全国医学院校医学人文学院(系)负责人联席会议:《人文医学教育教学改革纲要》,《医学与哲学》2015 年第 7 期。

② 参见曾益新:《大力推进医学人文建设》,《中国医学人文》2017 年第 9 期。

③ 参见任天波、张煜:《关于医学人文素质教育的探究》,《中国医学伦理学》2017 年第 4 期。

医学人文视域下医学生审美素养培育初探[*]

李显朋^{**}

【摘要】本文主张将医学审美教育纳入医学人文教育的宏观视野之中，突出审美素养培育对于提升医学生德、智、体、美综合人文素养的重要性，期望通过研究探索出一条能有效提升医学生审美情趣与人文素养、提高审美鉴赏力，促进医学生全面发展的审美教育路径。

【关键词】医学人文视域；医学生；审美素养培育

党的十八届三中全会明确指出："改进美育教学，提高学生审美和人文素养"。为落实党的十八届三中全会精神，2015 年 9 月 15 日，国务院办公厅以国办发〔2015〕71 号印发《关于全面加强和改进学校美育工作的意见》（简称《意见》）。《意见》把加强美育提到了前所未有的高度，其中对高等院校的美育课程目标定位要求是要依托本校相关学科优势和当地教育资源优势，拓展教育教学内容和形式，引导学生完善人格修养，强化学生的文化主体意识和文化创新意识，增强学生传承弘扬中华优秀文化艺术的责任感和使命感；要求根植中华优秀传统文化深厚土壤，汲取人类文明优秀成果，引领学生树立正确的审美观念、陶冶高尚的道德情操。①

本文基于目前我国医学人文精神凋零、医学院校人文教育参差不齐的时代背景，认为审美教育具有普遍性，但医学院校的审美教育也有其自身的

＊ 本文为山东省 2016 年度高校思想政治教育专项"医患和谐视域下医学生审美教育研究"阶段性成果。

＊＊ 李显朋，济宁医学院马克思主义学院，副教授，研究方向为医学人文与思想政治教育。

① 《国务院办公厅关于全面加强和改进学校美育工作的意见》（国办发〔2015〕71 号）。

特殊性,医学生的审美活动和审美心理既有所有青年群体审美活动和审美心理共性的一面,也有区别于其他大学生群体的个体的一面。本文提出把医学生的审美素养培育纳入医学人文教育的宏观视野之中,突出审美教育对于提升医学生德、智、体、美综合人文素养的重要性,期望通过研究探索出一条能有效提升医学生审美素养、提高审美鉴赏力,促进医学生全面发展的审美教育路径。

一、医学人文视域下加强医学生审美素养培育的必要性

(一)有利于实现医德教育的审美化

朱光潜先生认为美感教育是一种情感教育,美感教育的功用在于怡情养性。在儒家教育思想中,美育为德的必由之路,是德育的基础功夫,一个真正有美感修养的人必定同时也有道德修养。[①]"融善于美、美善并举"的思想渊源和学理依据自古以来就有机地联为一体。美的观念是借助于健康概念的,维护健康本身就是美的事业,而且是最卓越的艺术。[②] 医学教育由于培养对象未来职业的特殊性而有别于其他教育。目前的医学教育过程,除了系统的专业知识的传授,注重最多的是对医学生的医德教育,而审美教育则显得较为薄弱,主要表现在对美育的育人功能认识不到位,课程设置不够健全、师资力量不足,缺乏审美教育的统筹整合的协同推进机制等。伦理和审美是人之生命的两种精神性存在方式。当代社会不仅呼唤道德人格而且呼唤审美人格。从北京师范大学檀传宝提出"德育美学观"的概念到张民轩老师提出高等医学院校医德教育引入德育美学观的诉求,其精神就是将审美教育和审美规律贯穿于医德教育之中。美育教育是医学生医德积淀的内在要求,加强对医学生的审美教育,建立健全审美教育机制,可以贯通医德教育和审美教育二者之间的内在一致性,实现医德教育的审美化。

(二)是培养医学生以人为本思想和完美人格的需要

古希腊医学家希波克拉底称"医术是一切技术中最美和最高尚的"。《意见》开宗明义指出美育是审美教育,也是情操教育和心灵教育。蔡元培

---

① 参见朱光潜:《谈美·谈修养》,群言出版社 2014 年版。
② 参见张民轩、张京平:《德育美学观视域下的高等医学院校医德教育探析》,《中国医学伦理学》2014 年第 3 期。

曾说,美育者,应用美学之理论于教育,以陶养感情为目的者也。[①] 以人为本在医疗领域主要表现为"以病人为中心",从医患关系来讲,对病人的生命价值、医疗权利、人格尊严和精神需求给予充分关怀与关注,其核心是医学人道主义精神。[②] 我们目前的医学教育缺乏对医学生人文关怀精神、沟通意识、尊重患者的独立人格和平等精神的培养。每个人都站在自己的立场上思考问题,是目前中国医疗界医生与患者之间最大的鸿沟。医生之所以缺乏与患者的沟通意识和平等精神,主要是因为医学教育的缺失。现代社会医患关系冲突的内在需求是呼唤具有高超医术和崇高人格修养兼备的医者。美育的特点是通过维护每个人精神的平衡与和谐来维护人际关系的和谐。荀子认为,音乐在教化中有巨大的作用,"乐中平则民和而不流,乐肃庄则民齐而不乱"(《荀子·乐论》)。荀子认为乐的作用是使人心气平和,从而达到家庭、社会的和谐与安定。对医学生进行审美教育就是使医学生热爱生命、尊重病人、追求和谐、行为举止优美,使其在内心深处铭记医学生的使命是为了维护人民的健康,是对人的爱与关怀。通过加强对医学生的审美教育,一方面可以陶冶医学生的性情,另一方面可以培养学生对患者的生命权、健康权的尊重。同时学生通过对生命美、语言美、健康美、心灵美等美学范畴的理性认知,在美育熏陶中养成对患者的仁爱、平等意识。

(三)有利于培养医学生的审美情趣、提升医学生的人文素养

目前的大学教育中,某一门课"是否有用"这种工具理性的价值评判标准日益渗入大学生的深层意识。医学又是一门专业性和技术性特征很鲜明的学科。目前的医学生更多注重的是对专业学科和专业技能的学习,因此人文知识相对薄弱,人文素质"先天不足",审美素养缺失现象突出。当前普遍存在的一个现象是人文、社会科学知识匮乏,以现实功利作为衡量尺度。缺乏人文教育,就会出现价值评价颠倒、价值观念混乱、精神空虚、信仰缺失等现象,在审美活动中出现以丑陋为美、以怪异为美、以享乐为美、以不求上进为美的心理偏差。医学教育的真正精神应该体现为人文关怀和人文精神这样一个终极目的。要想实现医学生的全面发展,就需要加强对医学生的审美素养培育。教育之宗旨何在?在使人为完全之人物而已。何谓完全之

---

① 参见高平叔:《蔡元培美育论集》,湖南教育出版社 1987 年版。

② 参见赵晓东:《医学生的审美教育初探》,《锦州医学院学报》(社会科学版)2005 年第 1 期。

人物？谓人之能力无不发达且调和是也。完全之人物不可不备真善美之三德，欲达此理想，于是教育之事起。教育之事亦分为三部：智育、德育、美育是也。① 从王国维这段对"全之人物"的界定中，可以看出，审美教育是人走向全面、自由发展不可缺少的环节。加强对医学生的审美素养教育，可以培养医学生良好的审美能力和正确的审美观念，实现科学精神与人文精神的完美结合，提高医学生的综合人文素养。

二、医学院校加强对医学生审美素养培育的路径

（一）加强医学生美育课程建设，完善美育课程体系

从对相关医学院校美育课程的开设情况调查来看，大多数医学院校的美育课程体系缺失，尚未建立完善的美育课程体系。第一，要形成小学、中学与大学相互衔接的美育体系。要充分遵循学生审美发展的特点与规律以及审美需要，科学制定学生在学前教育阶段、基础教育阶段、大学阶段的审美素养发展目标，通过美育课程与教学等方式实现学生的审美心理发展。第二，医学院校要将美育类课程纳入医学人文教育体系之中。要将美育列入医学人文教育的核心课程。既要开设审美教育、美学概论等美育理论方面的课程，同时也要增加音乐欣赏、绘画艺术、艺术鉴赏、影视鉴赏等美育实践课程，构建适合医学生特点的、符合医学教育规律的医学院校美育课程体系。医学院校的美育教育的着眼点应该是落实在对医学生平和的心态和崇高、健康、完整的人格培养上，美育课程目标的定位也应该是围绕这一目的进行定位。美育课程的内容要在弘扬中华优秀传统文化和践行社会主义核心价值观上多做文章。在完善美育课程体系的基础上，加强艺术经典教育和艺术实践教育。要将对医学生的审美教育贯彻到医学教育的全过程，从而全面培养医学生的人文美学素养。

（二）发挥医学基础课和专业课的作用，加强各学科之间美育的融合与渗透

医学院校要树立美育和专业技能相融合的育人理念。在构建科学的美育课程体系、开设丰富优质的美育课程的基础上，充分发挥医学基础课和专业课的美育功能。积极引导各学科教师在专业教学中渗透美育，各学科教

---

① 参见王国维：《王国维文集》第 3 卷，中国文史出版社 1997 年版。

师在教学过程中要始终贯彻美学教育理念,才能培养创新性高素质医学人才。[1] 作为教师,要认识到"美育"并不仅仅是美学老师的事情,而是教育的一项基本目标,是教育教学的一个基本原则,是所有教育内容和教学过程都不可或缺的一个有机组成部分,也是每一位教师义不容辞的责任。各门课程要充分挖掘课程内所蕴含的美学元素,有效运用各学科美育资源提高学生审美素养。要充分展现教学过程中教师的仪态美、语言美、课件美、板书美以及实验美等美学形式美。同时要根据医学审美教育的特点,引导学生发现医学中的美,培养学生的审美意识和审美心理,真正把美育落实到专业教学过程中去。只有这样,才能整合全校美育优质教育资源,形成美育教学合力。

（三）加强对医学生的审美教育实践,开展医学生审美教育活动

美育教育实践是学校美育课程的重要组成部分。蔡元培先生曾经说过,美育,需要注重美学教育和美感教育的结合,使美学教育与美感教育融为一体。[2] 医学院校的美育也不应该仅仅停留在美育知识的学习上,而是要付诸实践,要把审美教育实践纳入教学计划。可以在医学生见习和实习阶段引导学生积极参加医学审美实践。医学生可以在有关部门组织指导下,参加医疗技术审美实践活动,如见习或配合优秀外科大夫进行整形手术,从医生的手术方案设计、手术操作过程以及手术完成中,体会医学审美实践所带来的巨大喜悦,激发医学生审美创作欲,提升医学审美素养。[3] 医学院校要结合校园文化活动,结合医学生参加社会实践考察、社区医疗服务、文化下乡演出、参观美术展览等开展医学生审美教育活动。要通过举办系列人文专题课程、艺术欣赏专题课、走进身边的城市体验课等形式让医学生在服务社会、服务他人、走进自然的过程中领略和感悟社会美、自然美和艺术美。

（四）积极探索"互联网＋"美育教学新模式

医学院校要积极探索"互联网＋"的美育教学新模式,在充分利用目前网络共享资源的基础上,继续创建美育网络资源共享平台。目前的美学课程的网络共享资源有中国大学资源共享课（爱课程网）,有首都师范大学王

---

[1] 参见李红梅、许凤、王海君:《在医学化学教学中贯穿美学教育理念培养创新型高素质医学人才》,《西北医学教育》2008年第2期。

[2] 参见蔡元培:《美育实施的方法》,商务印书馆1925年版。

[3] 参见康齐力:《在审美教育中提升医学生道德人格》,《中国医学伦理学》2008年第6期。

德胜教授主讲的"美学"、山东大学陈炎教授主讲的"中国审美文化史"、西南大学寇鹏程教授主讲的"美学与人生"等为数不多的网络资源共享课。要在适应互联网迅猛发展的形势下,充分利用高科技手段进行美育,利用诸如美学网络教学平台进行美育教学、考核、与学生互动交流等教育和教学方式的改革和创新,加强基于移动互联网的学习平台建设。

(五)探索构建适合医学生特点的美育协同育人机制

医学院校的美学教育,应该加强学校教育与社会教育、家庭教育之间的统筹配合。学校教育首先要树立大美育的观念,将美育融入学校教育的全过程。同时要注重校园文化的美育先锋作用,营造医学院校独特的校园文化,充分利用学校举办的大学生艺术文化节等活动,积极创作出体现正能量、体现社会主义核心价值观的优秀作品,打造良好的校园文化对大学生进行美的熏陶。要创造条件使大学生更多地接触艺术经典、文化经典,用文化经典、艺术经典引导医学生探寻人生的意义。整个社会要形成美育合力,一方面要加强对家庭美育的引导,另一方面社会和家庭要传承中华民族尊老爱幼的传统美德。同时整个社会要营造、培育健康向上的社会文化环境,引导广大民众崇德向善。只有构建学校、家庭、社会多位一体的美育协同育人机制,才能为医学生的健康成长营造一个良好的美育环境。

真正的医学,离不开美。加强对医学生的审美教育,探索医学院校对医学生进行审美教育的有效路径,为社会主义现代化建设培养造就德智体美全面发展的合格建设者和接班人,是时代赋予我们教育工作者的使命。罗丹说:生活中不是缺少美,而是缺少发现美的眼睛。我们需要做到的是帮助医学生获得一双善于发现美的眼睛。同时我们也会发现,医科教学,原来可以更"美"。

高校档案馆在医学人文教育中的创新实践研究

——以济宁医学院为例

解素芳*

【摘要】高校档案馆具有独特而丰富的档案资源,档案资源的文化教育功能对培养医学生良好人文素养有着潜移默化的熏陶作用。本文以济宁医学院档案馆为例,从注重馆藏特色、服务特色校园文化品牌、鼓励师生参与整理名人档案等方面介绍档案馆在医学人文教育中的创新实践。

【关键词】高校档案馆;医学人文教育;创新实践;医学院校

如今,医患关系日益紧张,暴力袭医事件频频见于报端。《"健康中国2030"规划纲要》明确提出:"为实现健康中国目标,确保民众健康,需要加强医疗服务人文关怀,构建和谐医患关系。"[1]高素质医疗卫生人才是实现健康中国目标,确保民众健康的重要保障。[2] 因此,加强医学生的人文教育,把医学科学和人文科学相互渗透、有机融合,培养"品德高尚、医术精湛、身心健康"的合格医疗卫生人才,将有助于医学教育的健康发展,有助于现代医学模式的转变,更有助于改善当前紧张的医患关系,实现医学人才培养的价值诉求。

---

* 解素芳,硕士,济宁医学院图书馆副研究馆员,研究方向为档案信息化、档案新媒体。

① 贾颜:《医学生人文教育的现实困境及路径探析》,《中国卫生事业管理》2014年第12期。
② 参见中共中央国务院:《"健康中国2030"规划纲要》,2016年11月20日,http://www.gov.cn/gongbao/2016-11/20/content_5133024.html。

一、医学人文教育的内涵

人文素质是指人们在人文方面所具有的品质,它由知识、能力、观念、情感、意志等多种因素综合而成。人文素质包含人文知识、人文精神和人文技能三个方面的内容,其中人文知识是内在基础,人文技能是外在表现,人文精神是灵魂,是核心。[1]

医学人文教育是指在医学教育过程中,通过知识学习、环境熏陶和自身实践等途径,使学生掌握人文知识、彰显人文精神、具备人文技能,最终目标是教会学生如何做人。[2]

二、医学高校档案馆服务医学人文教育的优势

(一)高校档案馆具有独特而丰富的档案资源

《高等学校档案管理办法》(教育部 27 号令)第二条规定:"高校档案是指高校从事招生、教学、科研、管理等活动直接形成的对学生、学校、社会有保存价值的各种文字、图表、声像等不同形式、载体的历史记录。"[3]

高校档案馆随学校创立而产生,随学校发展而完善。高校档案馆档案资源丰富、门类齐全,它全面地反映了高校管理、教学、科研等各方面的活动。这些档案既有历史价值,又有文化价值,还有欣赏和审美价值,为育人提供了真实而直观的素材,有着很好的文化教育功能,对培养学生良好的人文素养有着潜移默化的熏陶作用。

档案资源的独特性主要表现在以下几个方面:档案信息内容的生动性、档案信息记述过程的过程性、档案文化价值的可增殖性、档案信息良好的传承性、档案信息的精神文明价值性。[4]

(二)文化教育功能是高校档案馆的职责之一

档案是文明的产物、文化的源泉,被誉为"文化之母"。档案的文化属性决定其具有启迪心灵、活跃思维、修正言行、培养良好品质的教育功能。高

---

[1] 参见叶稳安:《医学生人文素质教育的思考与探索》,《中国高等医学教育》2010 年第 6 期。

[2] 参见金仕琼、彭雷、李忠等:《医学生人文素质教育的途径探索》,《西北医学教育》2008 年第 3 期。

[3] 中华人民共和国教育部:《高等学校档案管理办法》,http://www.moe.gov.cn/s78/A02/zfs__left/s5911/moe_621/201001/t20100129_170434.html。

[4] 参见王云庆、姚迪:《档案文化教育价值的独特性及其实现》,《山东档案》2014 年第 2 期。

校档案中蕴涵着丰富的人文精神和科学精神,可以帮助学生树立正确的世界观、人生观、价值观,特别是对大学生非智力因素如人文精神、情商的培养具有重要作用。[①]

《高等学校档案管理办法》(教育部 27 号令)第一章第八条规定:"利用档案开展多种形式的宣传教育活动,充分发挥档案的文化教育功能。"由此,文化教育功能是高校档案机构的管理职责之一。

充分发挥档案的文化教育功能,实现档案的独特文化教育价值,服务全面发展人才培养,高校档案馆大有可为。

三、医学高校档案馆在医学人文教育中的重要作用

高校档案是高校文化的积淀,具有浓厚的历史渊源,以传统文化、教学管理、科学成果等潜在的隐性内容参与,提供原始事例,支持和服务于医学人文教育,对弘扬社会主义核心价值观、提升学生人文素养具有不可替代的作用。

(一)思想道德教育

档案信息内容的生动性和档案信息内容的过程性,使得以档案为素材进行思想道德教育具有更好的吸收力、感染力和说服力。高校档案馆结合各类特色主题活动,充分挖掘档案中真实的事件、人物,通过编辑出版图书、举办展览、拍摄微电影等或传统或新兴的大众文化宣传形式,引导师生爱国爱校、诚实守信、团结友善、自立自强、敬业奉献,弘扬社会主义核心价值观,对学生进行广泛的思想道德教育。

(二)校情校史教育

系统而完整的学校档案记载了学校创办、发展、壮大、创新的全过程,是一部浓缩的学校发展史。档案馆依托校史馆、生命科学馆等展馆举办校情校史展或利用馆藏档案编写校史校情教材,学校师生通过阅读校史教材和参观校史展等,了解学校昨天、今天、明天,了解学校学科、专业的设置情况及其及发展变化,了解历届毕业生情况等校情校貌,培养他们的爱国爱校爱医的大爱情怀,从而激励他们继承严谨治学、艰苦奋斗的优良传统,增强对学校的自豪感和为学校做贡献的使命感、责任感。如济宁医学院史馆通过

---

① 参见张宏静:《文化强国视野下高校档案的宣传教育功能》,《山西档案》2013 年第 2 期。

"明德仁爱博学至善"(序言篇)、"春风化雨殷切希望"(关怀篇)、"岁月如歌薪火传承"(沿革篇)、"春华秋实硕果累累"(现代篇)、"与时俱进谱写新篇"(未来篇)五个篇章展现了学校创办、建设、发展、完善的艰难历程,展示了招生、教学、科研及管理的丰硕成果,宣传弘扬了学校的优秀办学经验和卓越成就,在学校和社会上都收到了很好的效果。

(三)艺术审美教育

近几年高校借助校文化艺术节、高雅艺术进校园等文化活动不断丰富高校校园生活。这些活动积累了大量的画册、录音录像等声像档案。学校档案馆依托校庆、名人名师纪念行动等注意征集、收集领导题词、名人名师手迹书画作品等。这些高雅艺术作品净化学生心灵,陶冶学生情操,"润物细无声"传递审美信息的同时,对引领广大师生弘扬中华优秀传统文化,吸纳人类文明成果,提高艺术修养和文化素质发挥着重要的作用。

(四)楷模、示范作用

高校可充分利用馆藏名人档案,通过举办名人纪念展览、校友风采展等方式,宣传身边的人和事,以生动的图片和大量的实物档案,再现楷模人物的成长历程,从而引导学生形成正确的世界观、人生观,选择正确的成长之路。同时,他们在专业上刻苦钻研、知难而上、敢于创新的精神和品格,对培养大学生认真、勤奋、自尊、自强、谦虚、乐观、博学、至善等自身良好的个人品质形成也至关重要。无论是当前的在校学习,还是以后的医疗工作实践,医学生都应有足够的决心和信心去克服一切困难完成学业、做好工作,应对和承受来自现在或将来的种种压力。

(五)学生智能培养

教育不仅是要向学生"授之以鱼",更要"授之以渔"。换而言之,知识已不再是教育的核心,取而代之的将是获取、有效运用及创新知识的能力。培养学生智能是实现这一转变的根本途径。以自学能力、研究能力、思维能力、表达能力和组织管理能力等为代表的学生智能培养,一方面要靠学校课堂的灌输和启发,更为重要的还要有一个实践的过程。高校档案馆是学生提高自学能力、研究能力等智能的理想实践基地。在这里,学生首先要凭借较强的文献检索能力在浩如烟海的档案资源中获取自己所需要的档案资料,通过对档案资料的分析,创新运用知识,得出自己的结论。从文献检索到分析总结,直至创新提升,整个过程学生自主摸索完成,自学能力、思维能力、表达能力、组织能力、分析能力、研究能力等得到不同程度的锻炼和提升。①

四、医学高校档案馆服务医学生人文教育的探索与实践

高校档案馆在陶冶人的道德情操、提高人的品位境界、确立人的理想信念、丰富人的文化生活等方面具有十分重要的作用。为此,医学高校档案馆界要顺应时代要求,更加重视医学生的人文素质培养,具体考察分析医学生人文教育的实际状况与具体问题,有的放矢地开展各项特色活动,满足他们的人文需求,充分利用档案馆档案资源丰富、信息化程度高、服务功能完善、管理科学等优势,真正使高校档案馆成为大学生人文教育的重要阵地。

(一)丰富馆藏,注重馆藏特色建设

"问渠哪得清如许,为有源头活水来",高校档案馆文化教育职能得以实现的源泉是拥有丰富而优质的档案资源。为此,档案馆要加大收集(征集)力度,拓宽收集(征集)渠道,注重做好学校重大活动、重点实验室、特色学科专业、科研创新等方面材料收集(征集),做好校园文化档案、名人档案等特色档案收集(征集),建立起门类齐全、内容丰富、特色鲜明的馆藏资源。高校档案馆在收集(征集)学校自身产生的档案外,还要注意收集(征集)反映地域文化特色的档案信息,如济宁医学院地处孔孟之乡、运河之都,高校档案馆要注意收集(征集)有关资料,以此弘扬儒家文化精髓,培养大学生的传统文化精神和仁爱素养。

(二)服务特色校园文化品牌建设,为特色文化品牌建档

医学亦是"仁学",是人性和道德性的充分体现。医生的道德品质特别是"仁爱"情怀在疾病诊疗中尤为重要。"仁爱"是儒家思想的精华,为更好地弘扬儒家文化精髓,加强医学生的人文教育,济宁医学院档案馆联合济医附院、学校团委等有关部门共同创办了诸如"大爱讲堂""济医青年论坛""相约《论语》在济医""仁学阁"等具有儒家文化特色和大爱精神的校园文化品牌,通过讲座、展览、讨论等形式,全面提升了学生的"仁学"素养,进一步拓展了学生的"仁学"视野。档案馆在全面参与、服务校园人文特色活动的同时,注意为特色校园文化品牌建档,让济医特色文化代代传承,不断创新。

---

① 参见曹远:《大学档案馆教育功能研究》,山西大学硕士学位论文,2008年。

（三）组织并鼓励学生参与高校档案馆名人档案建设

济宁医学院有着 60 多年的办学历史,具有优秀的医学教育传统,拥有一批德高望重、德才兼备的老领导、名医、名家、名师和一批批杰出校友,他们为学校的创办、发展、创新做出了卓越贡献,是学校宝贵的精神财富。

为更好地汲取传承他们的人文精神,为当今所用,为后世起航,档案馆开展了名人建档活动,并在名人建档活动中,鼓励师生参与整理名人档案,参与走访我校著名的老专家、老教授、老领导和杰出校友,让学生当面聆听他们的教诲,感受他们的人格魅力,领略他们的风采,学习他们严谨治学的精神。访谈后我们及时整理访谈记录,丰富、整合原有馆藏资源归档共享,让更多的学生受益,传承我校医学教育优秀传统,弘扬医学人文精神。[①]

（四）探索新型教育模式,设立学生自主学习中心

高校档案馆依托馆藏教学档案、科研档案等,突出"以学生为本"的人本主义思想,奉行"教为不教,学为创造"的教育理念,探索充分体现学生主体作用的新型教育模式——学生自主学习中心。在这里,学生不仅可以获取知识,更重要的是能结合自己的兴趣所在,自主选题,自由组合,有效运用知识,并结合必要的社会调研和实践,进行知识创新。在这里,没有年级界限,没有学科专业界限,学生在互相学习、相互沟通中完善知识结构,拓宽知识面,在德智体美相互促进、有机融合中实现全面发展。在这里,每一个学习项目的开展都促使项目组成员互相学习、不断实践,队员的团队合作意识、沟通协调能力及创新能力都得到锻炼和提升。

（五）提高档案馆馆员人文素养

言传身教是最好的教育。档案馆馆员是学生人文教育的实施主体,他们的言语举动无不对学生有着积极的引导和暗示,如馆员亲切、耐心的服务态度,在带给学生温暖、美好的同时,可以激发他们的上进心和热忱。而且,高校档案馆馆员爱岗敬业的奉献精神,对每位学生都有着潜移默化的影响,为学生以后良好职业道德修养的形成打下坚实的基础。

因此,馆员应做到乐业、勤业、敬业,不断提升自身的人文修养,以自己

---

① 参见周慧明、林琳、肖萍等:《医学生人文特质教育实践与探索》,《高校医学教学研究》(电子版)2014 年第 3 期。

的人格魅力和优质服务对学生进行言传身教,以此促进学生人文素养的提高。[1]

（六）做好高校档案馆环境文化建设,营造良好的人文教育环境

良好的医学人文环境是一种非课堂教育,它能够陶冶学生情操,美化学生心灵,它能启迪学生心智,培养想象力、创造力,于"润物细无声"中提升学生人文素养。做好高校档案馆校园文化建设,要注意以下两点:其一,做好高校档案馆环境文化建设的关键是要注意与校园文化建设有机融合,相得益彰、相互促进。其二,做好高校档案馆环境文化建设,还要注意体现地域文化特色,用中华传统文化对大学生进行核心价值观教育。济宁医学院地处孔孟之乡,运河之都,学校档案馆环境文化建设中就突出了儒家文化和运河文化的特点,这是高校档案馆环境文化建设的特色内容。

总之,高校档案馆环境文化建设,要精心谋划、突出特色,力争每一个板块既有文化内涵、又美观高雅,做到人文与科学的有机融合,努力营造温馨和谐、健康向上的环境文化氛围,从而潜移默化地影响学生的感性认知,陶冶学生的情操、培养学生的兴趣、磨练他们的意志、激发他们的灵感,发展他们的想象力。[2]

（七）跨域合作形成合力,打造具有本校特色的展馆文化体系

依托校史馆、生命科学馆等展馆建设,展示学校的人文精华,彰显大档案文化魅力,打造具有本校特色的展馆文化体系。展馆建设将原本枯燥的档案内容变得生动、具体、有趣,更加具有吸引力和教育力,同时结合展馆开展专题演讲、征文比赛等活动,帮助学生们身临其境读懂校园文化,感受校园文化,实现以文化人,以文育人。

（八）充分利用网络、博客、微博、微信等新媒体技术

高校档案馆应高度重视网站,提升档案数字化管理水平和应用能力。在网站开辟"医学人文论坛"板块,定期公布更新具有教育意义的原始档案文件、图片、资料等,传播各种正面信息和先进文化。档案馆老师要善于运用博客、微博、微信等新媒体、新技术让"死档案"活起来,努力克服档案网站

---

[1]　参见戴伟娟、解素芳、张伟:《医学院校现代化图书馆构建中应强化人文教育》,《医学信息学杂志》2009 年第 7 期。

[2]　参见戴伟娟、刘慧、颜士霞等:《我校图书馆环境文化建设的实践》,《济宁医学院学报》2016年第 2 期。

交互功能单一、个性化服务水平不高的弊端,推动学生人文教育同信息技术的高度融合,让学生能随时随地感受到人文精神的熏陶,增强医学生对人文教育的认同感和归属感。

冰冻三尺非一日之寒,滴水穿石非一日之功,医学生人文素养教育任重而道远。彻底疏通人文素质教育中的堵点和痛点,尚需学校、教师、学生等相关各方形成合力,纸上的蓝图才能真正落到实处。尽管医德高尚、医术精湛、身心健康合格的医疗卫生人才的培养梦想实现有待时日,但对于这项几乎和每个人息息相关的决策,我们都是支持者、参与者、推动者,我们也必将成为受益者。

总之,医学人文教育是医学教育的自然组成部分,全力协助学校培养医德高尚、医术精湛、身心健康的高素质医疗卫生人才,高校档案馆大有可为。作为医学生人文教育基地的高校档案馆,也只有立足于医学生全面发展的需要来考虑高校档案馆的文化建设,全力服务于医学高校合格人才培养,才能不断拓展职能,谋求完善和发展。①

---

① 参见许长:《论高校档案机构文化教育职能及其实现路径》,《山西档案》2015 年第 4 期;戴志鑫、彭磊、丁陶等:《医学生医学人文教育及其面临的新媒体挑战》,《上海青年管理干部学院学报》2013 年第 2 期。

基于知识图谱的我国医学人文教育
研究态势分析

刘宁宁* 杜涛

【摘要】 以《中国知网》全文数据库收录的 938 篇医学人文教育相关研究文献为研究对象,运用 bicomb 2.0 和 CiteSpace V 进行共现分析发现:医学人文教育研究年度发文量呈直线增长态势,文章多刊载于医学伦理哲学及教育类期刊;研究者为医学院校从事人文教育的教师群体,国内形成了多个研究团队;当前研究的热点是医学人文教育的作用与意义、途径与对策、改革与创新等问题;科学教育与人文教育的融合是医学人文教育研究的未来。

【关键词】 医学人文教育;知识图谱;研究热点

随着现代医学科学化、技术化和市场化转变,医学教育过分重视医疗技术、疾病机理,忽视对病患的人性关怀,导致医患矛盾数量增加,医患关系紧张,医疗纠纷已经成为现代医学最突出的社会矛盾之一[①],回归医学人文教育、重视医学人文素养是目前改善医患矛盾、构建和谐医患关系的重要途径之一[②],重视和培养医学生的人文教育具有重要的现实意义。近年来教育部、卫生部联合出台本科医学教育标准、提高医学教育质量、加强医教协同、

---

* 刘宁宁,济宁医学院基础医学院,副教授,研究方向为体育人文社会、医学教育。
① 参见苏强、吕帆、林征:《医学人文教育的危机与重塑》,《高等教育研究》2016 年第 4 期。
② 参见田瑛、谭曼红、陈海平等:《从医患矛盾看医学教育中人文教育的缺失》,《临床和实验医学杂志》2012 年第 19 期;倪介平、杨国柱:《关注病人心理需求努力减少医疗纠纷》,《解放军医院管理杂志》2002 年第 4 期。

改革医学人才培养等相关文件明确提出对医学教育课程进行改革,强化医务工作者的人文素质以适应现代医学的职业要求,因此医学人文教育的相关研究已经得到越来越多学者们的关注。本文试图运用 bicomb 2.0 和 CiteSpace V 可视化分析软件①绘制年度发文量、发表期刊、研究机构、高产作者和关键词知识图谱,直观展示医学人文教育的研究现状和研究趋势进程,并在此基础上探讨医学人文教育未来的发展,以期为今后的研究提供借鉴。

一、数据的来源与方法

(一)数据来源

样本数据来自(中国知网)全文数据库,检索时间跨度为 1997—2017 年。检索方式采用高级检索,以"主题=医学人文教育"为检索条件进行精确检索(检索时间为 2018 年 1 月 26 日),共检索文献 1113 篇。采用逐条阅读的形式剔除部分明显与主题研究不相符和重复的文献,共检索符合纳入标准的 938 篇文献作为研究对象。

(二)研究方法

采用 bicomb 2.0 软件对文献年度发文量、研究机构和发表期刊进行统计处理,了解我国医学人文教育研究的现状。运用 CiteSpace V 软件对医学人文教育研究的关键词进行可视化分析,绘制知识图谱,直观反映医学人文教育当前的研究热点和趋势问题,在此基础上进行客观评价,并展望未来研究。

二、研究现状

(一)年度发文量分析

由图 1 可以看出,(中国知网)全文数据首次记录医学人文教育研究是 1997 年南京医科大学的唐文老师发表的一篇医学院校人文科学学科建设的思考②文献,自此医学人文教育研究开始纳入学者们的视野。20 年间,医学人文教育文献发表总体量呈直线增长的发展态势,大体分为两个阶段:第一阶段萌芽阶段(1997—2004 年),年度发文量很少,研究发展缓慢;第二阶段迅速发展阶段(2005—2017 年),医学人文教育年度发文量自 2005 年开始逐

---

① 参见李杰、陈超美:《CiteSpace 科技文本挖掘及可视化》(第 2 版),首都经济贸易大学出版社 2017 年版。

② 参见唐文:《医学院校人文科学学科建设的思考》,《江苏高教》1997 年第 1 期。

年增加,表现为直线增长的发展态势。这主要是随着医学教育模式由"生物医学"逐渐转变成"生物—心理—社会医学"模式,对医生的职业素质要求除了具备精湛的医疗技术以外,还要求培养医患沟通能力,共情能力等方面,医学人文教育在实现这一职业素方面养发挥着不可替代的作用,这也是医学人文教育研究年度发文量呈直线上升的主要原因。

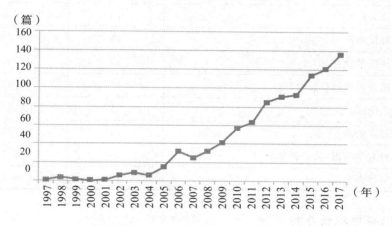

图1　与医学人文教育相关的年度发文数量

(二)发表期刊分析

据统计,医学人文教育研究文章发表在国内 316 种期刊上。表 1 统计的是发表 10 篇以上的期刊,其中《中国医学伦理学》排名第一,共 78 篇,占 8.31％,医学与哲学(A)共计 56 篇,占 5.97％。由此可见,医学人文教育研究的文章主要发表在医学伦理学类、医学哲学类、医学教育类、医学社会类期刊上;其中医学教育类期刊为主要发文期刊。通过 bicomb 2.0 软件统计发现:1113 篇研究文章中,核心期刊发表文献 164 篇,占总文献的 17.5％,CSSCI 期刊发表文献 35 篇,占核心期刊发文量的 21.3％,这也反映出医学人文教育研究具备了较高的研究水准。

表 1　发表 10 篇以上的期刊统计

	数量(篇)	百分比(％)
《中国医学伦理学》	78	8.3156
《医学与哲学(A)》	56	5.9701
《中国高等医学教育》	49	5.2239

续表

	数量(篇)	百分比(%)
《西北医学教育》	45	4.7974
《卫生职业教育》	37	3.9446
《医学与哲学(人文社会医学版)》	24	2.5586
《医学与社会》	16	1.7058
《医学教育探索》	14	1.4925
《中国继续医学教育》	13	1.3859
《中国中医药现代远程教育》	12	1.2793
《教育教学论坛》	12	1.2793
《中医药管理杂志》	11	1.1727
《南京医科大学学报(社会科学版)》	10	1.0661
《基础医学教育》	10	1.0661

(三)研究机构分析

医学人文教育研究机构主要集中在医学院校,这与研究主题医学人文教育的研究具有一致性。其中山西医科大学以 19 篇位居第一,其次为徐州医学院,发表文献 16 篇。医学人文教育研究集中在医学院校的社科、思政和健康人文研究中心等单位,此类机构多为医学院承担"人文教育"的部门,教师学缘多为非医学类。而承担医学院专业教学暨"科学教育"的专业教师研究较少,因此不难发现研究成果与临床职业素养要求存在差异是目前存在的主要问题。以医学人文教育为主体的相关文献发文机构见图 2。

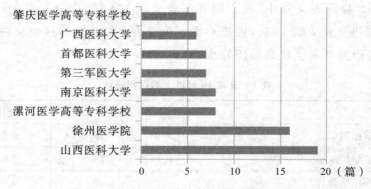

图 2　以医学人文教育主体相关文献发文机构

（四）作者分析

通过对高产作者的图谱共现和主要合作网络图谱分析得出：医学人文教育高产作者主要有时统君、段志光、邓蕊、燕娟等，其中徐州医科大学的时统君教授为第一高产作者，发表期刊16篇。另外形成几个合作紧密的研究团队，其中最为突出的是山西医科大学的邓蕊、段志光、燕娟为主要合作研究团队。作者之间的合作集中在同一单位，这使得研究方向较为集中，有利于研究成果的转化与利用，易产生研究成果。医学人文教育研究发文作者图谱见图3。

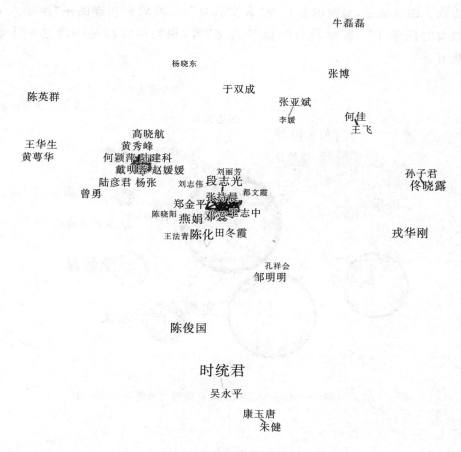

图3　医学人文教育研究发文作者图谱

三、研究热点分析

关键词是对文献主题的凝练和高度概括,是文章研究主要问题的核心,通过高频关键词的知识图谱共现网络能够直观揭示该领域的研究热点问题。[①] 图 4 将 1997—2017 年出现频次排名前 50 的关键词进行提取,并绘制知识图谱,图中共有 140 个节点,500 条连线,网络密度为 0.0514,每个节点代表一个关键词,节点大小与关键词频成正比,节点越大代表关键词出现次数较高,说明该关键词在这一领域的影响力较大,代表这一领域的研究方向。图 4 显示,最大的节点为"人文教育",与其紧密相连的是"医学人文教育""医学生""医学教育""医学人文"等,相关研究均是围绕这一主题展开。

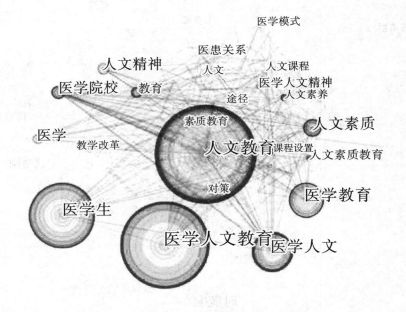

图 4　1997—2017 年医学人文教育研究的关键词知识图谱

---

① 参见马费成、张勤:《国内外知识管理研究热点——基于词频的统计分析》,《情报学报》2006 年第 2 期。

　　人文教育作为现代医学教育改革的重点,在培养医学人才中发挥着重要作用。① 医学人文教育是实现医疗人性化终极目标的必要前提,应重视人文精神的培养和人文素质的提高。医学人文精神是人类挚爱生命本质的内涵,是指导人类对待生命态度的精神②,在医学人文教育中起到指引作用,医学人文精神培养是实现现代医学改革的重要方面,对人文精神培养的作用、意义、人文精神培养的缺失原因进行探索,试图找到重构的培养路径成为目前学者们研究的一个热点。医学人文素质提高是医学人文教育培养医务工作者服务人性化,缓解医患矛盾的重要因素,是医学人文教育改革中实现的重要目标,决定医学卫生事业未来的长久发展③,医学人文素质研究是目前研究的另外一个热点。医学人文教育培养的核心是医学课程改革,因此高等医学院校人文课程改革是突破口,应重点加强医学专业知识培养和人文课程体系建设的系统整合④,学者们对医学人文教育课程体系建立、教师队伍构建、教学方法改革和评价等方面进行研究,找出目前医学人文教育遇到的问题、面临的困境,探索医学人文教育发展的出路,因此医学院校人文课程体系是学者们研究的又一个热点。另外目前注重医学人文教育对于优化医患关系,减少医疗纠纷发挥的作用等方面研究,形成健康人文理念是医学院校人文教育的一个新的研究热点。

四、研究趋势分析

　　关于医学人文教育的研究自 2005 年以后呈现出迅速的发展态势,在CiteSpace Ⅴ 可视化分析软件对关键词按照时间的方式进行推进,直观描述医学人文教育研究随时间的研究过程,由图 5 得知,医学人文教育研究逐步细化、研究逐渐深入。

---

　　① 参见杨晓煜、黄燕芳:《医学教育中科学精神和人文精神的交融》,《医学与社会》2002 年第 5 期。

　　② 参见李芳、李义庭、刘芳:《医学、医学教育的本质与医学人文精神的培养》,《医学与哲学》(人文社会医学版)2009 年第 10 期;刘虹、张宗明:《关于医学人文精神的追问》,《科学技术与辩证法》2006 年第 2 期。

　　③ 参见曹云飞、陈金梅:《医学人文教育的使命及其改革初探》,《中国高等医学教育》2010 年第 12 期。

　　④ 参见殷小平、苏博、刘鉴汶等:《国外医学人文教育课程计划的特点及启示》,《中国医学伦理学》2002 年第 6 期。

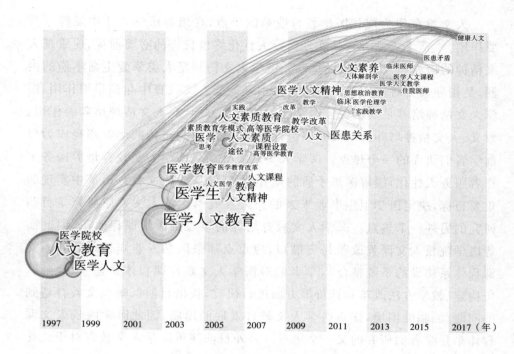

图 5　医学人文教育研究时间序列知识图谱

　　医学人文教育研究萌芽时期主要是针对医学人文教育的意义、价值、现状与发达国家医学人文教育进行对比研究,意图寻求适合我国医学人文教育的开展模式。自 2005 年开始,学者们开始对医学人文教育课程体系的建设、存在的问题、发展对策和医学教育改革中发挥的作用进行相关研究,并在前期研究基础上开始对医学基础学科进行人文教学设计和实验大量的研究。2010 年以后,随着医学市场化、经济化,医患矛盾突出,医疗事件层出不穷,医学人文教育促进医患关系和谐成为又一个新的研究方向,深入研究医患关系紧张的主要原因是医学人文教育缺失,提出加强培养医务工作者的人文职业素养,为患者提供人性化的医疗服务至关重要。

五、客观评价与展望

　　20 年间,医学人文教育以一种快速的回归方式成为现代医学改革的主流方向,教育部、卫生部相继出台多项文件引起学者们的研究重视,年度发文量、发文期刊显示医学人文教育研究已经成为医学教育研究的一个重要研究方向,研究内容不断深入、研究水平逐渐提高。但是从研究机构可以看出,医学人文教育相关研究主要是由承担思想政治课的"人文教育"教师产出,教师缺乏医学学习背景和临床工作经验可能使得研究与临床职业需求有一定的脱节。从研究内容看,目前医学人文教育注重研究意义、研究困境、研究探索,相关研究比较宽泛,研究总体达成共识,而重构医学人文教育课程体系建立、借助网络化人文教育的第二课堂开展的实质实验研究较少,没有形成系统性的、全国统一的课程体系,另外,医学人文教育课程教学方法和课程评价机制尚未系统化研究。国外尤其是美国对于医学人文教育的开展较早,相关的研究较为成熟,研究者可以借鉴国外的人文教学课程、教学方法进行教学实验研究。

科学和人文,都是人类最富有创造性的活动。从人类文明发展的进程来看,科学的发展需要人文,人文的发展也需要科学。科学与人文的融合,有助于两种文化的共同繁荣与发展,而且还有助于促进人的全面而自由的发展。大学是开展科学教育和人文教育的场所,医学人文教育研究也应与医学科学教育融合,这也是医学人文教育发展的趋势和方向。

（本文原载于《医学教育研究与实践》2018 年第 5 期,有改动）

谈谈医学人文精神培育中需要注意的几个问题

吕庆建*

【摘要】人文精神培育一直是医学教育关注的重点,同时也是难点,对于人文精神如何培育的困顿一直存在。医学人文精神培育需要注意的几个的问题是:医学人文精神培育要结合国家发展、民族复兴,要结合社会发展进步,要联系医学进步对人文精神的新要求。本文从更宽广的视角分析这几个问题,希望会对医学人文精神的培育有所裨益

【关键词】医学;人文精神;医学人文精神

20 世纪 90 年代以来,人文精神培育一直是医学教育关注的重点,同时也是难点,对于人文精神如何培育的困顿一直存在。下面谈谈医学人文精神培育需要注意的几个问题:

一、医学人文精神培育要结合国家发展、民族复兴

国家发展、民族复兴,人才是关键,需要又红又专的高素质人才,而人文素质在人的素质结构中至关重要。当今时代,重视人文精神培育,是回归教育的本源,要回归医学教育的本源,当然要重视医学人文精神的培育。要大力培育医学人文精神,塑造医者健全人格,增强爱国情怀和"四个自信",重点是培育其关系沟通力、情绪管控力,以及自尊自信、理性平和、健康向上的心态等,使其具有崇高医德,真正将解苍生之病痛、佑天下之安康作为自己的神圣职责,进而担当经济社会发展之重责和民族复兴之大任。因此,培育

---

* 吕庆建,济宁医学院马克思主义学院,副教授,研究方向为马克思主义中国化。

医学人文精神事关国家民族兴亡,其意义深远。

(一)要结合实现社会和谐培育医学人文精神

社会和谐是新时代中国特色社会主义事业的伟大目标之一,是指人、社会、自然彼此之间和谐统一的状态。"社会和谐人人有责,和谐社会人人共享",人不仅是社会和谐的受益者,更是实现社会和谐的主体和推动者,人的精气神对人的作用的发挥起着重要的作用。社会和谐是否能够实现,在很大程度上有赖于人的素质特别是人的人文素质,而医疗卫生事业更是关乎民生的重要事业,进一步大力培育医学人文精神,提高医者人文素质,有助于医者正确的做人、做事,有助于处理好自己与他人、社会和自然的关系,有助于成为实现社会和谐的典范。

(二)要结合创新型国家建设培育医学人文精神

大力推进自主创新,建设创新型国家,大批具有创新精神的创新型人才是关键。人文精神培育,能够激发人的创新创造力。因为,创新创造需要想象力,而人文精神培育的功能之一就是能够激发人的创造力和想象力,使人兼具科学精神和人文精神,赋予人创新活力,进而提高国民的创新素质,形成创新创造的良好氛围,医学人文精神的培育更有助于推进医学的创造创新,更好地为建设健康中国服务。

(三)要结合文化强国建设培育医学人文精神

伴随着改革开放,经济快速发展,外来文化思想涌进,金钱至上、个人至上、享乐至上、实用至上等思想影响着人们的精神世界,信仰缺失,道德滑坡,人文精神匮乏,同样情况也出现在医疗卫生领域,医者精神空虚,医德、医风滑坡,必然会造成在相当程度上失去人的意义。就像专家所说,人们从来没有像今天这样强烈地需要相对稳定的价值观念的支撑,需要在变动的世界里寻求到一个安定的精神家园。① 培育医学人文精神是满足医者精神需求、丰富其精神世界的有效方式,通过大力培育医学人文精神,可为医者的行为赋予更多的意义和价值,进而守护我们民族共有的精神家园,为社会发展提供强大的精神动力。国与国之间的竞争是综合国力的竞争,其中文化软实力的地位越来越突出,然而,强大的文化软实力需要强大的民族精神来支撑。医学人文精神中的民族精神培育能够让医者受到民族人文精神文

---

① 参见陈晏清:《重建新世纪的价值观》,《新华文摘》2001年第1期。

化的熏染,不断充实其精神世界,增强爱国意识和责任意识,从而健全其人格。

(四)要结合国家国际竞争力提升培育医学人文精神

一个国家和民族,没有现代科学,没有先进技术,一打就垮;而一个国家和民族,没有优秀传统,没有人文精神,不打自垮。[①] 我国正在全面建成小康社会进而建设社会主义现代化强国,以日益走近世界舞台的中央,需要大力培育科学精神,弘扬科技理性,更需要大力培育民族人文精神,弘扬人文精神作强力支撑。在科技力量推动下,全球化趋势不断加快,国际竞争呈现在几乎所有领域。国际竞争中,科学技术的落后并不是最令人担忧的,因为,这经过一段时间努力有可能跟上甚至是弯道超车,更令人担忧的是人文精神的贫瘠甚至缺失,相比经济科技落后更棘手的是民族人文精神整体低迷。今天,国与国的交往与合作特别是人文领域的交往与合作日益频繁,通过人文精神培育,可使医者立足本国,放眼世界,具有世界眼光,增强全球意识,立足民族传统文化精神,适应国际新形势新要求,积极参与国际对话与合作,提高我国在世界医学舞台上的影响力和话语权。

二、培育医学人文精神要结合社会发展进步

伴随经济社会发展进步,科学技术一日千里,文化渐趋多元化,特别是医学社会化进程的加快,渐渐形成新的医学模式,使得医学从单纯的"医病"转向"医人",从整体认识人的身、心、环境彼此关联及相互影响的规律来进行综合诊治,不只是局限于人的器官本身,还考虑器官之间的关系、身与心的关系、人与环境的关系、人与人的关系、人与天的关系等。医学对疾病的认识诊治,已从器官到人的个体,到人的群体,再到社会和自然。当人类健康生存面临恶化的环境、缺失的人性、膨胀的人口、蔓延的贫困等全球性问题带来的严峻考验时,医学的人文属性就显得尤其重要,培育医学人文精神就变得特别重要。

(一)培育医学人文精神要结合知识经济的发展要求

知识经济方兴未艾,深刻影响着人类的生产方式、生活方式和思维方式等。知识经济强调要把发展放在主要依靠管理、人才、科技创新上,而这就

---

① 参见杨叔子:《现代大学与人文教育》,《高等教育研究》1999 年第 4 期。

进一步突出了要通过教育、培训等形式提高国民的科技水平和文化素质的重要性。知识经济的发展需要具有较高科技素质和文化素质的人才，人才成为经济社会发展的关键要素，这就要求高校根据时代发展的要求把重点放在培养和造就一大批具有较高科学文化素养的人才上，这是知识经济的本质要求。为顺应知识经济的本质要求和医学产业化趋向，要更加注重人文教育，加大力度结合医学科学精神培育医学人文精神，使两者相辅相成、相得益彰，使医学回归本质，使医者彰显主体意识和富有创新精神，以更好适应知识经济的发展要求。

（二）日益严峻的生态环境问题给培育医学人文精神提出了新要求

经济繁荣的背后，相伴而生的就有资源浪费、环境污染、生态恶化等一系列问题，造成了人与自然、人与社会关系的紧张与冲突，这与人类野蛮的行为有关，人类自身呈现出了严重的问题，其造成的恶果正在显现，寻求解决这些问题的出路，光靠技术手段是行不通的。严峻的生态环境问题迫使人们更加关注人与自然、人与社会的关系，思考怎样与自然和谐共生，是人与自然关系恶化后而觉醒的一种救赎。与之相适应，也是当代人文的必然要求，人的文化观念随之转变为整体辩证文化观。培育医学人文精神要以这种转变了的文化观念为指导。仅把培育的重心放在培育医学科学精神上，是对人类面对严峻的生态环境问题的漠视，是有失偏颇的，是不负责任的。医者作为人们"性命相托"的特殊群体，必须集真善美于一身，有责任心、仁爱心、同理心等。在当代社会培育医学人文精神，要更多地注意培养他们具有坚定信念、崇高理想、高尚情操、完美人格，及其服务他人、服务社会和创新创造的能力，通过种种培育方式使医者牢固树立人与自然和谐共生的社会主义生态文明观。

（三）医学人文精神培育要考量伦理价值取向变化带来的新问题

随着经济的迅猛发展，社会伦理出现了一些新变化，带来了很多新问题，人的伦理价值取向越来越多元多样多变，人际关系也日益复杂淡漠，诚信缺失、道德沦丧、功利主义、唯利是图、工具主义等，也不可避免地给医学人文精神培育造成了极大的困难，提出了崭新的课题。这种伦理价值趋向的变化也渗透到医疗卫生领域，严重影响着医患关系，医患双方有时会剑拔弩张，在医学科学研究和医疗卫生实践中，大多数医者的人文素质离和谐医患关系的要求还有相当的距离，这就要求根据伦理价值趋向的变化有针对性地对医者进行医学人文精神培育,培养他们的人文意识和正确的有益于身心健康的伦理价值观念。

三、医学人文精神培育要联系医学进步对人文精神的新要求

医学的对象是病人,其本质为"治病救人",它兼有科学属性和人文属性学问。随着医学的不断发展,对疾病的诊治从单纯的看病扩展到看人、看人群、看社会及其关系;在微观层面上,从看器官到看细胞、看分子再到看量子;诊治向整体化和多元化发展,辨证施治,不断探索和发现医学规律,推动医学进步,这给医疗卫生服务带来更严峻的挑战,特别是高新技术在医疗领域的运用引发日益增多的社会、伦理、法律等新的问题,这就迫切需要联系医学进步引发的这些新问题对人精神的要求培育医学人文精神。

（一）医学人文精神培育要联系医学研究和服务的对象、目标、内容、模式、形式和手段等的变化

医学研究和服务的主要目标是不断改善和促进健康,尽可能提升人的生命质量。健康的标准和内涵一直在调整着,1989年,世界卫生组织将健康标准定义为"躯体健康、心理健康、社会适应良好和道德健康",随着经济社会的进步特别是医学的进步,人们对健康的认识逐步深化,健康的范围不断扩大,从身体、心理、精神、道德健康,拓展到人、自然、社会彼此之间关系的健康等。医学服务对象逐步扩大,从病人个体到人群整体;服务范围不断拓展,从医院到社区、全社会;服务内容不断深化,从单纯生理到社会心理;服务的形式日益多样,从单纯的医疗到预防、保健、康复、医疗等一体化;服务方式发生变化,从靠医疗卫生专门机构转到靠多学科、各方面参与;服务手段越来越多地运用计算机技术和信息化手段。

（二）医学人文精神培育要联系医学工作方式的变化

医学分科日益精细化及其交叉综合发展的趋势,正在改变着医学的工作方式。控制论、系统论等正在被引入医学科研和医疗卫生实践之中,医学系统论被越来越多地认可、接纳和运用,大分子、细胞、器官、生理系统、个体、种群、生态系统、生物圈,从小到大、从内到外、由微观到宏观层层递进,每一层都是这个大系统的子系统,每个系统又充满着信息流、能量流和物质流。最新科技成果也越来越多地被引入应用,这必将引起医学的重大革命,医学分科愈来愈精细,不同学科的相互渗透、交叉、支撑越来越成为必要和

可能,合作精神、团队精神等人文精神在医学人文精神培育中的地位越来越凸显和重要。

(三)医学人文精神培育要联系医学科研和服务的变化

医学科研和服务的变化应随疾病谱和死亡谱的变化而变化。工业化、信息化的发展改变了人们的生产、生活、行为方式,节奏加快,竞争加剧,提升了心脑血管疾病、肿瘤等慢性非传染性疾病的发病率。再就是,由于不规律的生活状态、不好的生活习惯、不合理的饮食结构等造成的疾病及种种心因性疾病的易发多发,这更是与心理、社会因素相关联的。同时,随着经济科技的发展和医疗保障水平的提高,我国的人均预期寿命和实际寿命大幅度提高,将提前步入老龄社会。据预测到 2050 年,我国 65 岁以上老年人数占到总数的 20.8%,和老龄化相伴的是老年人的健康问题,如老年性痴呆、糖尿病、心脑血管病、帕金森氏病等,面对此种情况,如何采取有效措施加以应对,给予老年人更好的医学呵护和保健,这是我们必须予以关注的问题。此外,受各种因素的影响,一些突发性疾病、传染性疾病、性病等也在严重威胁着人们的身心健康。面对这种情况,医者更应该综合生物、心理、社会等多种因素去攻克和化解医学上的难题。

(四)医学人文精神培育要联系伦理、法律的变化。

高新技术成果在医疗卫生实践中广泛应用衍生出一系列新的伦理问题和法律问题,像生殖技术的应用引发出了"代理母亲"问题、器官移植技术应用引发出了"器官的来源和分配"问题等,这些问题都对传统伦理和已有法律提出了挑战,促使伦理、法律发生变化以更好地解决医疗实践过程衍生出来的新矛盾和问题,还有市场化规则侵入医学领域大大降低了甚至是损害了医疗的公益性质,艾滋病等迫使要重新界定一些伦理和社会责任等,随着社会的推进,伦理和法律将逐步健全和完善。例如,美国于 1978 年颁布施行了《统一脑死亡法》(也称《统一判定死亡法》);继荷兰于 2002 年将安乐死合法化之后,一些国家也相继通过了安乐死方面的法案,体现了对生命的尊重和对人道主义精神的弘扬。病者和医者在医学专业技术的掌握理解程度上有很大的差距,这有可能也会关涉伦理问题,医学人文精神培育可以更好地把人文精神培育与医学科学精神培育结合起来,以更好地促进伦理、法律的变化。

医学的本质决定着其不仅具有科学性还应该具有或者说更应该具有人

文性。"无论古今，无论中外，自医学诞生那天起，就居于科学与人文之间，并且非二者中的任何一方，而是包含了双方的许多特性，既是最人文的科学，最经验的艺术，更是最科学的人文。"①从某种意义上说，医学是最具有人情味的科学，但是，进入 21 世纪以来，随着医技和诊治水平愈加高超，人们反而痛惜地感觉到温情的缺失和医学人文精神的沦落，由此引发的问题已相当严峻，严重影响着医疗服务的质量和水平。因此，大力培育医学人文精神格外重要，医学要在培育科学精神的同时更加注重培育人文精神这一更根本的精神。

---

① 沈铭贤：《医学与人文：如何相处？》，《上海文汇报》2011 年 12 月 5 日。

医学生对住院医师规范化培训中
人文教育的需求调查[*]

吴仕收^{**}　王正　李维　周旋

【摘要】医学人文教育是对医学传统知识技能教育的补充,医学教育作为终身教育,人文教育应该贯穿始终。医师规范化培训作为医学实践当中的重要阶段,更应该加强医学人文教育,提高医德医风,加强医患沟通能力。本次调查结果显示医学生对人文教育的了解程度仍需要加强,医学生对接受人文教育的态度较积极,但获取人文教育的行动性并不高。高等院校及实习医院应该重视医师规范化培训中的人文教育,采取多种形式提高医学生的人文素养和医患沟通能力,达到医师规范化培训的目的。

【关键词】人文教育;住院医师规范化培训;医学生

医学学科以其独特的专业学科性质,不同于其他的任何学科,医学既要研究自然科学领域,同时也受到人文社会科学的影响。在科学技术的推动下,医务工作者越来越多地致力于研究疾病的发病机制、药物治疗的疗效、手术方式的改进等,为人类健康水平的提高起到重要作用。医学的对象是人,不是简单地作为机器进行生产和维修,因此医学的发展离不开人文的属性。医学模式由单一的生物模式向"生物—心理—社会"模式转变,根据世界卫生组织提出的关于健康的定义,健康不仅要求躯体没有疾病,更应该是

---

* 本文为济宁医学院大学生创新训练计划立项项目(cx2016025)、济宁医学院校级科研项目(JY2015RW008)成果。

** 吴仕收,济宁医学院,硕士研究生。

心理健康和社会完好的状态,因此医学院校的教育就不能是单纯传授有关医学的知识和技能,还应该注重医学生的人文教育。

医学生的人文教育应该贯穿医学生的整个学习教育过程,高等学校目前也都在重视学生在校期间的人文教育,建立了人文课程体系,开设了医学伦理学、社会医学、医患沟通学、健康教育学等多门人文教育课程。① 住院医师规范化培训是近年来我国卫生事业上的一项重要改革措施,医学生在毕业后进入具有规培资格的医院进行为期 3 年的培训,主要提高医德医风,加强医患沟通能力和提高临床实践技能。为了解医学生对住院医师规范化培训中人文教育的需求情况,笔者对医学生进行了问卷调查。

一、对象与方法

本次调查的对象为某医学院校参加临床实习的临床医学、临床医学(中西医方向)及临床医学(精神病与精神卫生方向)本科生及研究生,共发放问卷 300 份,回收有效问卷 288 份,回收有效率 96%。其中临床专业 175 人(60.8%),临床医学(中西医方向)58 人(20.1%),临床医学(精神病与精神卫生方向)55 人(19.1%);男生 149 人(51.7%),女生 139 人(48.3%)。所有数据采用 SPSS 19.0 进行统计分析。

二、结果

(一)医学生对人文教育的一般需求情况

关于医学生对人文教育的了解程度,选择比较了解的有 51 人(17.7%),略了解的有 174 人(60.4%),不了解的有 63 人(21.9%);关于住院医师规范化培训中实施人文教育的必要性,选择非常有必要的 72 人(25%),比较有必要的 155 人(53.8%),没必要的 61 人(21.2%);关于住院医师规范化培训中进行人文教育对今后工作的重要性,选择非常重要的 68 人(23.6%),比较重要的 150 人(52.1%),不重要的 70 人(24.3%)。从结果可以看出,超过一半的医学生认为在住院医师规范化培训中进行人文教育是有必要的,而且对今后的工作会有影响,但是对人文教育的了解程度低、

---

① 参见朱荔芳、别明珂、毕于建等:《高等医学院校立体化医学人文教育体系构建探索》,《中华医学教育杂志》2017 年第 1 期。

认为没有必要进行人文教育和不重要的人比例仍然较高。真正了解人文教育,对人文教育持积极态度的认为非常重要的学生所占比例较少。因此人文教育在医学生中的培养应有待加强。

（二）住院医师规范化培训调查结果

从表1结果可以看出,3/4的医学生认为在住院医师规范化培训中实施人文教育,不会增加学医的时间成本,但认为人文教育是一种负担的人在数量上仍不是少数。近70％的被调查者认为人文教育能够提高自己的临床思维和应变能力。认为通过学习能增强自己的医患沟通能力的占大多数,加强医患沟通能力是医学人文教育的一个重要方面,但仍然有近1/3的学生认为人文教育对加强医患沟通能力没有帮助,这可能与学生目前对人文教育的了解程度较低有关。

表1　人文教育的影响　　　　　　　　　　　　单位:人(％)

	是	否
会增加学医的时间成本	72(25.0)	216(75.0)
能提高自己的临床思维和应变能力	196(68.1)	92(31.9)
能增强自己的医患沟通能力,为今后临床打下基础	210(72.9)	78(27.1)

关于住院医师规范化培训的内容,希望学习临床知识及实践技能的有278人(96.5％),学习医德医风的有252人(87.5％),学习政策法规的有240人(83.3％),学习人际沟通能力的有255人(88.5％),全部选择的有208人(72.2％),选择3项的有39人(13.5％),选择2项的有35人(12.2％),仅选择1项的有6人(2.1％),可以看出大多数学生希望在住院医师规范化培训中接受各种教育。其中选择希望学习临床知识及实践技能的医学生最多。医德医风、政策法规、人际沟通能力也都是学生希望学习的方面,医学生认为在培训中应该全方面接受教育。

关于今后从事工作需要具备哪些能力和素质,选择扎实的理论基础及实践技能的有257人(89.2％),高尚的医疗品德有246人(85.4％),娴熟的人际沟通能力有199人(69.1％),各种文凭及专业证书有238人(82.6％),全部选择的有149人(51.7％),选择3项的有75人(26.0),选择2项的有55人(19.1％),选择1项的有9人(3.1％),可以看出理论基础及实践技能在医学生的需要方面排在首位,选医疗品德和文凭的人数较多,而选择人际沟通能力的人数相对较少,可能与医学生对人文教育的认识程度较低或者认为拥有娴熟的人际沟通能力比较困难有关。关于希望接受何种形式的人文教育,选择开放性讲座的有 239 人(83.0%),专门开设课程的有 101 人(35.1%),临床教师言传身教的有 155 人(53.8%),场景模拟培训的有 131 人(45.5%),自主学习的有 65 人(22.6%),选择全部 5 项的有 26 人(9.0%),选择其中 4 项的有 21 人(7.2%),选择其中 3 项的有 53 人(18.3%),选择其中 2 项的有 130 人(44.8%),选择 1 项的有 60 人(20.7%)。总体来看,学生获得人文教育的行动性低于接受人文教育的态度,从学习的形式来看,选择专门开设课程和自主学习的人较少,学生对开放性讲座和临床教师言传身教比较感兴趣,另外也可以通过场景模拟培训的形式进行人文教育,这可能与住院医师规范化培训对医学生造成的压力有关,要求学生付出更多的精力、时间去完成知识的积累和临床实践技能的训练,虽然医学生希望获得人文教育,但是行动上的支持的确有所欠缺。

三、讨论

人文教育作为医学教育的补充,对于医学生的培养十分关键,我国高等医学院校建立的人文教育体系在不断完善,通过优化课程体系,把人文教育融入专业课程的教学当中,以中国传统文化及人文课程特点结合医学问题等。目前许多高等医学院校从低年级阶段开始进行人文教育,医学生到了实习阶段开始专一学习基础知识及实践技能,这种模式应该进行转变。医学作为终身教育,医学人文教育更是要做到不断学习,不断实践。医学人文要落实实践,最终还是要体现在医学的实践当中,因此作为医学生实践锻炼的重要阶段,住院医师规范化培训更应该加强人文教育。

住院医师规范化培训目的是为社会培养合格的临床医师,医学生本身在接受住院医师规范化培训时应当认识其重要性,而不应该将其当作负担。本次调查结果发现真正了解住院医师规范化培训及人文教育的医学生所占比例并不高,其原因一方面是学校和实习医院引导不足,另一方面人口压力增长,医疗卫生服务需求使人们重点关注健康和疾病,医学人文被忽视。因此要加强医学生人文教育,首先要提高医学院校及实习医院的重视程度,积极对医学生及医疗队伍进行人文教育。

调查的结果显示大部分医学生认为人文教育有积极的作用,对住院医师规范化培训实施人文教育普遍接受,态度较好,但对于开设人文教育课程较不接受。这可能因为医学专业任务繁重,住院医师规范化培训对医学生的要求更多,在此基础上采用传统的上课形式进行人文教育使学生的兴趣降低。我国医疗考核的内容应该有计划地将人文教育的考核与医学相结合,一些医学比赛除了考察学生的基础知识及实践技能以外,也应考察医德医风、医患沟通等医学人文素质。

应当在医师规范化培训中采取多种形式的人文教育,如通过课堂教学、场景模拟、换位思考、带教老师临床实践指导等多种不同方式带动学生接受医学人文教育。[1] 这也给教师提出要求,有调查显示教师在带教医学生过程中存在传达人文关怀不足的现象。[2] 高校专职教师因为缺乏临床实践经验,在人文教学中结合医学不足,而住院医师规范化培训中的带教老师多来自临床,经验丰富,能够利用案例或者氛围更好地引导学生,因此应该加强住院医师规范化培训期间的人文教育。

国内专家也指出住院医师规范化培训中的医学人文教育应该拓展至健康人文教育,广义的健康人群不单纯关注个体的医学人文,更多关注全人、全社会、全球的健康。[3] 这一概念要求今后的住院医师要跟进世界卫生组织关于健康的定义,实施诸如疾病的预防和控制、临终关怀等。

---

[1] 参见倪守建、崔玉玲、王书福等:《临床医学专业学位硕士研究生共情能力培育探析》,《医学教育研究与实践》2017 年第 3 期。

[2] 参见吕青波、刘翔、邵奇鑫等:《医学院校医学人文教育现状调查与对策分析》,《中国医学伦理学》2015 年第 6 期。

[3] 参见常蕾蕾、段志光:《住院医师规范化培训中的健康人文教育》,《医学教育管理》2017 年第 5 期。

基于医学人文素质教育的医院管理学
教学方法探析

【摘要】随着社会医学模式的改变，社会对医疗工作者的人文素质要求越来越高，因此加强医学生的人文素质教育越来越重要。医院管理学作为医学和社会科学的一门综合性边缘学科，在其教学过程中融入和加强医学人文素质教育至关重要，在当前背景下，传统的教学模式已经不能适应新形势下医院管理学课程的教学要求。本文探索应用多种教学方法，以提高教学质量和效果。

【关键词】医学人文素质教育；医院管理学；教学方法

医学的本质是对人的尊重与关怀，对生命健康的珍爱。医学具有科学与人文双重属性，当前医学科技迅速发展，医学模式不断改变，群众对医疗卫生服务的需求越来越多，对医疗卫生工作者的人文素质要求也越来越高。因此在医学教育中融入和强化人文素质教育，从根本上说一方面是还原医学教育的本来面目，另一方面是适应新的时代背景要求。

一、医学人文素质教育的含义及其必要性

（一）医学人文素质教育的相关概念

人文素质指在人文方面所具有的综合品质或达到的发展程度，具体表现有：高尚人格与职业道德、创新精神与探索个性、人道主义与仁爱精神、人

---

* 徐秋云，济宁医学院管理学院，副教授，研究方向为管理学。

际沟通与协作能力、学习能力、社会适应能力、个性修养等。医学人文素质教育是指通过医学人文社会科学知识学习、医学实践、言传身教、校园文化熏陶,结合学生个体自身的潜在性和发展性的特点,发挥学生主体内在潜能和发展动力,使医学生集"仁心"与"仁术"于一身,成为"又红又专"的医务工作者的教育。

(二)医学人文素质教育的必要性

医乃仁术,医者仁心。自古至今,人们往往把白衣天使、妙手回春、救死扶伤、悬壶济世、大医精诚等神圣的字眼用在医疗工作者身上。但是今天,少数人医德缺失、医疗违规等现象时有发生,看病贵、看病难已成为社会普遍关注的焦点。尤其是医患矛盾日渐突出,医患纠纷已成为影响社会稳定的问题之一。医学生作为未来的医疗工作者的主力,不仅要具有扎实的医学科学知识和技能,还要具备尊重病人、关爱病人、以病人为中心的服务理念,从伦理道德、人文关怀的角度去思考和认识医学,这是医学生将来踏入社会自身发展的内在需要,也是当代卫生事业发展的外在现实要求。

长期以来我国医学院校对医学生的人文精神培养力度不够,医学教育中存在重科学而轻人文的现象,医学人文教育还存在许多薄弱环节。复旦大学副校长王卫平指出:"医学教育只有呼唤人文回归才能完成还原医学本质;因此在医学教育中,加强人文教育刻不容缓,没有人文精神的医学将是人类的灾难。"[①]

二、基于医学人文素质教育的医院管理学教学方法

"医院管理学"是医学与人文社会科学交叉形成的边缘学科,在教学过程中要注意引导医学生采用人文理念和方法,正确理解医学的社会价值和人文价值,培养他们尊重生命和人权,了解广大民众对医学的真实需求,处理好医患关系。

济宁医学院管理学院自 2014 级公共事业管理专业开始开设医院管理学课程,在第五学期开设,此时学生已经学习了较多的基础理论知识,具备了一定的分析问题和解决问题的能力,此时进行教学方法改革,渗透医学人文素质教育,学生能够比较适应和接受。据对我校 2014 级和 2015 级学生

---

① 张德才、宋宇亮:《医学人文教育现状及面临的挑战》,《科技经济导刊》2016 年第 5 期。

调查得知,学生普遍对在传统讲授教学法之外采用一些增加提高学生参与度的教学方法比较感兴趣,印象深刻,感受颇深,心灵受到了触动,效果比较好。这些提高学生参与度的教学方法包括 LBL 教学法、PBL 教学法、CBL 教学法、RBL 教学法、角色扮演情景模拟教学法、参观调查教学法等。

（一）LBL 教学法

LBL（Lecture-Based Learning）教学法即传统的讲授教学法,是以教师为主体,以讲课为中心,全程灌输式教学,是目前应用最广泛的一种教学法。这种教学法的优点是教师容易控制教学进度,使学生在较短时间内获得大量系统的科学知识。但也存在以下缺点:教学互动较少,学生参与度底,学生学习的主动性、积极性不高,不利于开发其内在的潜力以及创造力,不利于学生人文知识良好习惯的养成。在医院管理学教学中,如果仅采用传统的满堂灌教学方法,医院管理学将会成为乏味、抽象难懂的课程,效果也会很不理想。因此在教学过程中应该有针对性地进行教学方法改革,适当采用一些提高学生参与度的教学方法,以调动学生学习的自主性和积极性,提高学生的综合素质和能力。

（二）PBL 教学法

PBL（Problem-based Learning）教学法又称以问题为基础的教学法,以问题作为激发学生学习的动力,老师提出问题,学生根据这些问题查阅资料,然后展开讨论,最后教师进行总结。与传统教学法相比,它在调动学生积极性,培养学生自学能力、人际交往能力、语言表达能力、创造性思维能力等方面,具有明显的优势,但是自学能力不强的学生可能会不太适应。在医院管理学课程中,绝大多数章节内容都可以运用 PBL 教学法。如医院战略管理章节,教师可以向学生提出以下问题:假如你是院长,你认为应该如何进行医院战略管理？医院质量管理章节可以提问:医疗质量的影响因素有哪些？如何提高医疗质量？医患关系章节,可以提问:医患双方的权利和义务分别有哪些？双方应如何维护自身权益？医患关系的影响因素有哪些？如何预防和正确处理医患纠纷？国家在这方面采取了哪些措施？

（三）CBL 教学法

CBL（Case Study Based Learning）教学法即以案例为基础的教学法,其核心是"以案例为先导,以问题为基础,以学生为主体,以教师为主导"的讨论式教学。此教学法能够提高学生的兴趣,调动学生的积极性。使用此方法时要注意案例的质量,选取的案例应满足以下条件:主题鲜明,客观真实,具有时代性和人文性,具有启迪性。在学生进行案例讨论环节时要注意保持学生的积极性,教师不随意发表自己的见解。在总结环节要避免做出过于绝对的总结,因为学生容易把教师看成是最终权威性意见的来源,而社会人文问题本身并非是非黑即白,同一问题可以有多种解释或者从多种角度来研究。总之,案例教学能够增强教学内容的生动性,激发学生学习的积极性,引导学生思考,开拓学生思路。

案例教学法在医院管理学教学中可广泛应用,例如在讲授医患关系、医疗纠纷、暴力伤医等热点问题,以及医院感染管理、护理管理等章节时,可引入一些历年发生的典型事件进行讨论。

(四)RBL 教学法

RBL(Resource-based Learning)教学法即基于资源的学习,这种教学法的步骤是首先给学生一个问题,然后让学生查找相关信息,最后进行小组讨论并汇报展示。在此过程中教师应正确引导学生查找资源的渠道和方法,减少盲目性,提高效率。这种教学方法能够锻炼学生的自学能力、独立工作能力、社会交往能力、团队协作能力等。

在医院管理学的 RBL 教学过程中,可以让学生充分利用互联网、图书馆以及实地调研等获取资源,比如在医疗管理章节,有学生剪辑了《心术》电视剧中有关手术室、病房及医护人员工作的视频情形,使学生对于医院医疗管理、医疗安全、医患关系等有了直观的感知,学生看后对于医患关系的起因、影响因素、预防与处理措施等印象特别深刻,对于医护人员的仁心仁术也非常敬佩和感动。对于医院药品管理章节中的药品回扣问题,学生也找到了大量相关视频等有关资料。对于临床路径的内容,让学生收集临床路径在各医院实施的新闻报道资料等,使学生更直观地了解什么是临床路径、临床路径的实施目的意义、实施流程、实施效果等。对于新一轮医药卫生体制改革、公立医院改革的热点问题,鼓励学生搜集国家发布的政策文件及专家的讲座和访谈资料,使学生了解当前医药卫生体制改革的前沿和焦点,激发学生学习的兴趣和信心,开拓学生的视野、启发学生思考。

(五)角色扮演情景模拟教学法

角色扮演情景模拟教学法是在教学过程中模拟一个真实的工作环境,由学生扮演其中某个角色,通过身临其境,亲身体验,认识和领悟教学内容。

这种方法可以使学生由被动变为主动,由配角变为主角,使课堂变得活泼、生动、形象,充分调动学生的学习积极性,挖掘学生的创造性,提高学生的创造能力、表达能力和合作能力等。

在医院管理学教学中,可以选择部分章节进行情景模拟教学,比如医疗管理章节,关于医疗管理的基本原则和门诊管理的特点、门诊就诊流程等,可以让学生进行分组角色扮演,剧本由学生自行编排,自由发挥,模拟完后进行讨论评价,哪些模拟好或不好,哪些地方遵循了医疗管理的基本原则,哪些就医流程好或不好,门诊人员的礼仪规范、沟通态度方面有没有问题等。通过情景模拟,学生可以轻松地掌握医疗管理的基本原则和医患沟通的技巧等基本内容。又比如在医患关系章节中关于医疗纠纷的成因和处理,可以举行医患纠纷模拟大赛,模拟结束后由教师及学生进行打分评出成绩。总之,通过角色扮演情景模拟,课堂教学效果显著提高,学生积极性增加,同时学生的人文素质也得到了提高。

(六)参观调查教学法

参观调查教学法是组织学生到现场进行实地观察、调查、研究和学习,一般由校外实训教师指导和讲解,参观结束后,写出书面参观报告。医院管理的载体就是医院,俗话说百闻不如一见,因此很有必要让学生亲自到医院去看一看,增强感性认知,如果条件允许,更要鼓励学生利用假期到医院医务部、病案室、医院感染管理科等职能科室见习。在医院管理学教学中,对于医院组织管理和医疗管理这两章节,可以组织学生到医院参观调查,让学生直观清晰地了解医院的组织结构、部门科室的设置,岗位人员的安排及其职责,门诊、急诊、住院诊疗布置特点、就诊流程等。对于医院文化这一章节,可以让学生到医院直观感受该医院的文化建设概况、医院文化的特点、医院文化建设中存在的问题,并提出建设性意见或建议。对医院公共卫生管理章节,可以让学生参观调查医院开展公共卫生服务的状况,如传染病管理、预防接种、慢性非传染病防治、健康教育等工作的开展情况等。对于医院物资管理这一章节内容,让学生到医院后勤部门进行参观、学习,让他们真正地体会到医院物资管理的相关工作内容、程序和注意事项等。另外可安排学生利用课余时间参与医院的病人满意度调查,医院的导医、咨询,医疗器材消毒、清洗、供应等工作。此方法虽占用了较多的课外时间,但学生的积极性很高,有学生认为其为毕业实习及就业相关工作顺利开展奠定了基础。

三、讨论

综上所述,教学方法各有利弊,在现有条件下,由于课时限制和考核评价机制的限制,目前医院管理学教学还是以 LBL 教学法为主,其他几种教学方法为辅。据对学生调查得知,教学方法改革对教学效果影响较大,学生对角色扮演、案例教学、参观调查、RBL 四种教学方法的接受度较高,这些方法不同程度地锻炼了他们的语言表达能力和人际沟通能力,为今后工作中更好地与病人沟通,与其他医护人员共事打下良好基础。在教学方法改革方面,欧美采取的教学方式和手段较为灵活,在医学人文学科教学中,发挥学生主体、教师主导作用,以案例为先导、以问题为基础,针对社会热点焦点问题,采取小组讨论、学术研讨、课外阅读等教学方式开展教学,多角度增强学生的认知和感悟,尤其强化医学生的沟通互动能力的培养,并把它作为培养学生的医德品质和素质的关键教学环节。因此,在当前我国重视医学人文素质教育背景下,我们应更好地进行教学方法改革,提升教学效果。

社会医学中蕴含的医学人文时代精神之探析

张雪文* 翟敏 田壮 李宁秀

【摘要】社会医学对人群的深切关注，对社会因素的密切关注，并把提高人群的生命质量和健康水平作为学科的终极目标，由此彰显了社会医学的兴起，是医学步入现代化与成熟化进程的重要标志，随着学科的逐渐发展成熟更加彰显了医学人文科学回归人类历史舞台的不可阻挡的必然性。因此社会医学在其发生、发展中均蕴含着丰富的医学自然科学与人文社会科学学科思想内涵。只有重视医学人文的回归，重视医学生医学人文的培养，才能使医学在保护人类健康、提高生活质量中发挥更大作用。

【关键词】社会医学；医学人文；时代精神

现代科学技术和社会经济的高速发展促进了医学卫生事业的发展，人类健康的水平不断提高。然而医学人文科学的发展却严重滞后并成为制约医学科学整体化、系统化发展的瓶颈，使卫生事业的发展危机四伏。一方面，医学科学技术发展冲破理性枷锁，医疗目的追求功利化与利润最大化；另一方面，过度注重自然科学和技术的应用，医学界逐渐忽视"以人为本"的核心思想，特别是受"生物医学模式"的影响，相当一部分医生只认识到疾病的生物学表现，而没有认识到社会、经济等人文因素对疾病的影响，疏离了医学科学中最为重要的温情守望与人道关怀，造成老百姓"看病难"与"看病

---

* 张雪文，济宁医学院公共学院社会医学教研室/四川大学华西公共卫生学院社会医学教研室，副教授，研究方向为流行病与全科医学。

贵"、医患关系紧张,袭击医生的事件常有发生。种种矛盾和消极影响引发了人们对医学领域科学与人文关系的思考与追问:为何在这个史上医学最发达、人均寿命最长的时代,大众对医疗的不满却仿佛也到了顶峰。医学科学到底是神奇的科技,行善的高贵力量,还是失控的怪兽?综观人类发展史,人与自然界共出现三次分离①,分别是科学与哲学、科学与宗教、科学与人文的分离。三次分离使医学科学被夸大,医学技术被过度崇拜,人们认为科学可以战胜一切,可以征服一切,从而产生了科学万能论,人成为技术的附属品,成为技术的奴隶,进而混淆了科学与医学、医学科学与医学人文应有的关系。医学科学与医学人文应以同等地位被涵盖在医学概念中,其中"医学科学"是指涵盖解剖学、病理学等学科为代表的医学知识体系层面的生物医学属性。医学人文是以医学伦理学、医学社会学、卫生法律法规等学科为代表的人文科学属性。二者在具体实践中紧密相连、不可分割,共同处于医学统一体中。一言以蔽之,医学、科学与人文三者之间的关系应如美国学者佩里格利诺所言:"医学位于科学与人文之间,包含了双方的许多特性。医学是一门最人文的科学、也是一门最惊艳的艺术,更加是最科学的人文。"②即人文让医学成为爱的产物,让医学升华为最温暖的科学。医学是被人文精神孕育的科学,抽去了人文精神,医学就没有了灵魂,就会迷失方向而误入歧途,从而违背了人类最初发明、发展医学科学的最初愿望。

人文科学,抑或称之为人文精神,本质上是对人类存在及发展的价值内涵和蕴含的意义外延的一种深切的关怀,是一种以活生生的富含思想的、具有主观能动性的人为对象,为中心的思想观念,以揭示人类社会的本质和发展规律为目的的科学,包括人的人格、理想、信念和道德等。由于医学作为一门学科体系,其是以人类生命的过程以及人类与疾病斗争过程为研究对象的一门学科体系,医学的研究对象是人。因此医学被认为是最富含人文主义关怀精神的一门学科,医生是富含浓浓人情味的职业艺术家。医学科学中蕴涵嵌入医学人文之精神,医学人文中凝结汇聚医学科学之维度,二者

---

① F. Hartmann, "Medicine Among the Sciences. On the Criticism of Separation of the Humanities and Natural Sciences", *Medizinische Klinik*, vol.57, 1962, pp.1268-1271.

② Albert Flores, "Ethics, Trust, and the Professions: Philosophical and Cultural Aspects", *Teaching Philosophy*, vol.17, no.2, 1994, p.179; E. D. Pellegrino, D. C. Thomasma, "The Good of Patients and the Good of Society: Striking a Moral Balance", *Public Health Policy and Ethics*, vol.19, pp.17-37.

水乳交融、张弛有度、合二为一是医学发展成熟的标志。在医学科学与社会科学、医学科学与人文科学相互融合、相互渗透的学科发展背景下,形成一门新的交叉学科——社会医学。

　　自 1848 年法国医学家儒勒·盖林(Jules Guérin)提出"社会医学"(social medicine)一词以来,迄今已有 100 多年的历史。社会医学不同于医学社会学,前者是医学的分支,而后者是社会学的分支,社会医学是适应大医学科学和社会大卫生的需求而形成的医学与人文社会科学及其他相关学科相互交叉、相互融合的边缘性学科,是社会发展的必然产物,也是科学发展的必然结果。社会医学的知识基础主要来自两个方面:一是医学科学,包括基础医学、临床医学、公共卫生与预防医学等;二是社会科学,包括社会学、人类学、经济学、伦理学、心理学、政治学、管理学等,站在医学和社会学两门非常成熟的"学科巨人"的肩膀上,社会医学勇于转变医学学科的固有思维模式,探索尝试从社会的角度研究医学科学和健康相关卫生问题,研究社会多层次多方位各种因素与个体及群体健康之间的相互作用并探索总结其规律,从而制定预防疾病、促进健康的大卫生、整体卫生策略和措施,提高个体和群体生命质量,完善升华健康的社会功能。随着科技现代化和生产社会化,社会因素对健康与疾病的作用被逐渐证明并加以重视。[①] 社会医学对人群的深切关注,对社会因素的密切关注,并把提高人群的生命质量和健康水平作为学科的终极目标,彰显了社会医学的兴起是医学步入现代化与成熟化进程的重要标志,学科的逐渐发展成熟更加彰显了医学人文科学回归人类历史舞台的不可阻挡的必然性。因此社会医学在其发生、发展中均蕴含着丰富的医学自然科学与人文社会科学学科思想内涵。

一、现代医学模式以及在此模式下产生的医疗卫生服务扩大化是社会医学学科产生的水之源,木之本

　　医学模式(medical model)是指一定时代背景下的人们对疾病和健康的认识,并指导医学科学的发展。由此可见,医学模式既是一个历史范畴,也是一种哲学观在医学上的反映并伴随着人们对于疾病与健康认识的不断发

---

　　① J. Kasper, J. A. Greene, P. E. Farmer, et al.," All Health Is Global Health, All Medicine Is Social Medicine: Integrating the Social Sciences into the Preclinical Curriculum", *Academic Medicine Journal of the Association of American Medical Colleges*, vol.91, no.5, 2016, p.628.

展而逐渐趋于更加综合完善。医学模式在其发展过程中的每一次演变,都蕴含着丰富的医学伦理智慧。对医疗卫生、科学研究和专业教育发展的影响巨大,随着医学的进一步发展,医学模式正处于由生物医学模式向现代生物—心理—社会医学模式(以下简称"现代医学模式")转变中。生物医学模式从微观和分子水平角度认为人体只不过是一部精密的机器,疾病则是某一部件出现故障和失灵,医生的工作就是修补和完善,忽视了以人为本,忽视了具有社会属性的人的社会因素、心理因素、对健康和疾病的多层次多路径影响而单纯从单一层面及生物学角度去理解健康的维持和疾病的发生与发展,从而影响其对健康和疾病的全面认识。而现代医学模式恰好弥补传统医学模式的这一弊端,为统一理解与思考人所固有的自然属性和社会属性提供了科学的方法[①],并在人类历史上首次实现还原论与整体论的融会贯通,促进了医学技术主义与人文主义的有机统一,为人文科学在医学领域的回归提供了有利的契机。现代医学模式转变的同时,与此相适应的医疗卫生服务也随之发生了四个方面的扩大,即服务内容从单纯治疗扩大到预防保健服务,服务层次从生理服务扩大到心理服务,服务范围从医院扩大到家庭和社区,服务范畴从医疗技术扩大到社会服务。医学模式的转变与医疗卫生服务的扩大,为社会医学的产生提供了社区背景、家庭支撑,提供了包括心理研究、社会适应研究的理论依据,因此,我们可以说,在此基础与医学时代背景下产生的社会医学是医学社会化的必然趋势。[②] 可以说医学模式的转变是社会医学产生的水之源,木之本。正如社会医学学科泰斗梁浩材先生所说:医学模式的转变是社会医学的灵魂。社会医学的产生亲证与力正了马克思主义关于人的学说的科学性。

二、社会医学所倡导的"整体健康观"符合医学人文科学的内涵

WHO 在《迎接 21 世纪的挑战》中指出:"21 世纪的医学研究应以人类健康而非疾病为主要研究对象与研究方向。"每一位正在从事医疗卫生工作的医务人员,以及正在医学院校攻读医学专业的医学生都曾许下"健康所

---

① G. L. Engel,"The Need for a New Medical Model:A Challenge for Biomedicine",*Science*,vol.196,no.4286,1977,pp.129-136.

② A. E. King,"Expansion of Medical Social Work into the Catholic University and Hospital",*Hospital Progress*,vol.28,no.8,1947,pp.254-257.

系，性命相托"的誓言，这一誓言既是对医师职业操守的要求，更对医学人文科学的内涵进行了简洁的表达与完美的阐释。传统健康观认为"无病即健康"，而整体健康观认为健康应包括四个要素：生理健康、心理健康、社会关系健康和道德健康。四种健康相互影响、密不可分。其中，生理健康是整体健康之基础，心理健康是整体健康之保证，而社会健康和道德健康则反映了人体整体健康之最高层次。[①] 由此可见社会医学倡导的整体健康观与传统健康观相比，更加关注心理健康、社会健康以及道德健康。医学人文科学肯定医学的本质是社会关系，强调医学应从人的社会性出发，认为健康要以和谐的社会关系为基础，构建信念、理想、人格和道德的健康。[②] 基于此，我们可以发现社会医学所倡导的健康整体观与人文科学的整体思想观念以及医学科学的整体化趋势是完全契合的。

三、社会医学更加关注社会因素对健康的影响，并通过社会病因学分析开出具有针对性的社会性的诊断处方

医学的服务对象是作为万物之灵的人类，医学的研究对象是人类的生命现象与生命活动。人不是孤立存在的，人是社会人，因此，医学有着区别于其他自然科学的特殊重要的社会功能。德国著名的病理学家魏尔啸认为医学是一门社会科学，政治是大尺度上的医学，我国生物医学工程学的奠基人黄家驷教授认为："人的健康与疾病，不仅受物质环境的支配，也受社会制度、经济条件、精神状态等影响。因此，医学与社会科学是密切相关的。"[③]因此，医学科学在发展过程中应该重视人的人文社会性。社会医学是医学科学与社会科学相互影响、相互融合、相互交叉的必然产物，其应用横断面调查、历史回顾性调查、未来前瞻性调查等多种研究方法，研究社会政治制度、文化思想因素、经济发展状况、行为与生活方式以及医疗卫生服务等诸多因素对人群健康的影响，同时运用学科特有的社会病因学方法对社会上现存

① C. P. Maccormack, "Holistic Health and a Changing Western World View", *Anthropologies of Medicine*, 1991, pp.259-273.

② Roseni Pinheiro, "Basic Health Care: The Point of View of Holistic Health Care Practices", *Revista Mineira de Enfermagem*, vol.9, no.2, 2005, pp.174-178.

③ N. Goldman, "Social Factors and Health: The Causation-Selection Issue Revisited", *Proceedings of the National Academy of Sciences of the United States of America*, vol.9, no.4, 1994, pp.1251-1255.

的流行的医疗卫生问题进行剖析分解,针对引起卫生问题的社会致病因素,采取综合性的社会防治措施,降低和控制并排除各种健康相关危险因素,同时制定有效的、因地制宜的社会保健处方,以促进个体和群体身心平衡,与社会进步、经济发展相互协调,相互促进,从根本上促进人群健康。随着人类社会的高速发展,社会医学对社会因素的关注必将促进医学人文社会化的进一步发展,而社会医学学科本身也会随着医学进一步社会化、人文化而发展兴盛。

四、社会医学把富含医学人文精神的"生命质量"作为重要研究课题

当今社会经济的飞速发展促使人们在延长寿命的同时越来越关注生命质量的提高,生命质量已成为衡量一个国家经济发展水平的关键指标、文明进步程度的重要标志。因此在有限的生命尺度内提高人们的生命质量成为社会医学学科研究的一个重要的具有探索意义的课题,通过对 WHO 定义的解读,生命质量的内容为不同价值体系或文化背景中的个体对与其生活目标、未来期望、界定标准及其所关心事情的有关生活状态的体验,包括身体、心理、独立能力、生活环境、社会关系、宗教信仰与精神寄托。生命质量的定义高度概括了生命质量应具有的三大特点,即主观性、多维性、文化特异性。[①] 这三大特点也要求生命质量的评价应该从人的生物属性出发,更加重视对人的社会属性的研究与探索,从多维角度反映个体的健康和群体健康的综合状况。随着生命质量研究的不断深入,生命质量研究所涵盖的内容更加丰富,随着研究对人社会属性与价值的探索,研究越来越迫切地需要医学人文科学的加入来促进医学对人的精神、心灵、情感、信仰、价值观的关注和重视,由此可见健康是生命质量的核心,而伦理则是实现理想生命质量与崇高生命价值的基石。社会医学是从社会的角度出发,社会医学专家学者通过翻译和自行研制的量表对人群生命质量进行评价,如国际上普遍认可的具有代表性的 SF-36 量表,共有 36 个问题,分为 8 个维度,分别从生理健康、生理职能、身体疼痛、总体健康、活力、社会功能、精神健康和情感职能

---

① Springer,"Quality of Life Research",*Urban Ecology*,vol.3,no.1,1994,pp.98-98.

对人群健康状况监测,以此为依据来提高人群生命质量以及健康水平。[①] 随着社会医学学科的完善和发展,人类生命质量的内容会更加完善,方法会更加科学,最终实现从多维度提高人群健康水平。

五、社会医学顺应医学模式的转变构建良好的医患关系

近年来,医患关系日趋紧张,这不仅严重冲击与扰乱着医疗服务市场的正常秩序,而且成为社会发展的不和谐音符。目前医方过度重视仪器、治疗等客观操作,忽视与病人的沟通交流,无意中把病人"物化",医患之间的信任度出现危机,患者不遵医嘱、拒绝治疗合作的情况不断发生,医疗纠纷与诉讼递增不减。[②] 原本受到社会尊敬与推崇的"白衣天使"般的医生职业逐渐失去昔日神圣不可侵犯的光芒与光彩。医患关系越来越紧张,侮辱暴力袭击医生的事件频繁发生,医生执业环境恶化,倒逼医务人员做出深刻地自我剖析与反思。行医是一门艺术,其以科学为基础,行医是一种专业,而非交易;是一种使命,而非行当;更是一种社会使命、善良人性和友爱情感的表达。[③] 因此,作为医生应该通过医疗活动从心理、技术、精神、情感上给予病人帮助、关爱、慰藉从而通过完成这种善良、友爱和使命交流,建立和谐的医患关系,有利于疾病的诊治。简言之,和谐有序的医患关系应该建立在丰富的人文修养之上。"医术"在我国的传统医学中被称为"仁术",晋代的《论医》中记载有"夫医者,非仁爱之士不可托也"。英国医学会(GMC)在培养医师的蓝皮书之《明天的医生》中提到,富有温度的人文社会科学运用到医学中可以培养临床医生与病人的交流沟通能力,以便使医生寻找更多样、更有

---

① W. J. J. r., M Kosinski, B. Gandek, et al., "The Factor Structure of the SF-36 Health Survey in 10 Countries: Results from the IQOLA Project. International Quality of Life Assessment", *Journal of Clinical Epidemiology*, vol.51, no.11, 1998, pp.1159-1165.

② H. Skirbekk, A. L. Middelthon, P. Hjortdahl, et al., "Mandates of Trust in the Doctor-patient Relationship", *Qualitative Health Research*, vol.21, no.9, 2011, pp.1182-1190.

③ M. E. Abbott, "The Evolution of Modern Medicine", *Canadian Medical Association Journal*, vol.12, no.3, 1992, pp.182-183.

效的方式方法促进病人的健康、减轻病人所患疾病和残疾的后果。[①] 社会医学学科顺应医学模式的转变,高度尊重整体人的大健康观念,在广泛吸收人文社会科学智慧的基础上,提倡针对不同患者选取相应模式,坚持医生责任发扬医学救死扶伤的精神,积极调动患者主动性,医患之间平等协作,共同实现最优化的医学目的,构建社会主义和谐社会,以重塑白衣天使的形象。

六、社会医学广泛吸纳社会学的研究方法进入学科体系

经过较长时间的学科积累与完善,社会医学已经形成一套广泛涵盖医学与社会学方法与内容的较为规范的社会卫生分析评价体系,学科以"社会诊断"和"社会处方"为基本思路,以社会卫生调查与分析方法为基础,以改善社会卫生状况策略措施为目的,在卫生领域发挥学科的强大生命力。《健康中国 2020》发展战略,便是应用社会分析和评价的典范。其中社会评价是指通过定性与定量相结合的社会调查与分析评价方法研究社会卫生状况,发现存在的问题,并提出改善社会卫生的有效可行的策略与措施;[②]而健康评价是指从群体的宏观评价到微观的个体评价[③],如通过利用评价健康和生命质量评价量表如 SF-36 汉化量表、生活事件量表、社会支持量表对个体以及人群的健康状况进行探索与评价;疾病评价是指对社会病如交通事故、意外伤害、青少年妊娠、性传播疾病和艾滋病的病因,疾病流行的影响因素,防治策略进行研究与评价等,其中疾病评价更是社会医学的研究重点。[④]

有人将人文精神和科学精神比作构建医学的 DNA 双螺旋结构,其中人文精神应该是起着主导医学的发展、驾驭医学的方向的重要作用。只有重

---

① Mike Roberts, "Producing Tomorrow's Doctor: The New Challenge for Today's Undergraduate Medical Curriculum", *Journal of Vocational Education and Training*, vol.56, no.4, 2004, pp.467-484; A. G. Wallace, "Educating Tomorrow's Doctors: The Thing that Really Matters is that We Care", *Academic Medicine Journal of the Association of American Medical Colleges*, vol.72, no.4, 1997, pp.253-258.

② H. S. K. Shahi, S. Mashayekhi, "Evaluation of Relationship between Social Support and Social Health of Tehran Citizens", *Review of European Studies*, vol.9, no.2, 2017, p.275.

③ M. P. Muehlenbein Health Assessment, *The International Encyclopedia of Primatology*. John Wiley & Sons, Inc., 2017.

④ G. Eknoyan, N. W. Levin, "K/DOQI Clinical Practice Guidelines for Chronic Kidney Disease: Evaluation, Classification, and Stratification-Foreword", *American Journal of Kidney Diseases*, vol.39, no.2, 2002.

视医学人文的回归,重视医学生医学人文的培养,才能使医学在保护人类健康、提高生活质量中发挥更大的作用。医学课程是实施医学教育的最主要载体,构建科学的人文素质课程体系刻不容缓。现代医学教育必须树立医学科学要与自然科学、社会科学互相融合渗透、相互融合的教育理念,同时必须组建以医学为基础而环绕人文学科的课程群。① "文医兼容、长于思辨"使学生深刻理解医学专业理论与实践中贯穿的人文修养,使学生享受到人文精神的美。知名青年小说家辛夷坞曾言:每个人心中都有一条塞纳河,它把我们的一颗心分作两边,左岸柔软,右岸冷硬;左岸感性,右岸理性。② 那么作为新时期的医学生,心中更应该有一条流淌着医学科学与医学人文的塞纳河,既要理性思维医学的缜密与严谨,又要感性关注病人的人文需求与渴求。如此,正如诺贝尔和平奖获得者史怀哲医师所说的那样:"一位伟大的医生一定是一位伟大的人道主义者,他不仅以他高超的技艺和人格力量在救助病人于困厄,同时他也在职业生涯中吸取着、享受着无穷的快乐和幸福。"③可见如果说医学是一卷璀璨的科学文化史,人文是这副画卷中不可缺少的色彩,重振医学人文,知难,行亦不易,而社会医学这门学科是勾勒医学科学史这一画卷的不可缺少的一支画笔。

---

① B.Dolan History, "Medical Humanities and Medical Education", *Social History of Medicine*, vol.23, no.2, 2010, pp.393-405.

② 参见辛夷坞:《山月不知心底事》,百花洲文艺出版社 2014 年版。

③ Middleton, Albert Schweitzer, "My Life and Tought: An Autobiography", *Theology*, vol.123, no.4, 2020, pp.294-295.

加强临床医学实习生人文教育的思考与探索

周婷* 苏伟 秦茂森

【摘要】现代医学模式的建立体现了医疗行业对人的终极关怀,然而在科技至上和医疗行业服务市场化的环境下,医务工作者对先进的医疗设备和医疗技术的推崇与依赖使其在很大程度上忽视了病人生命个体的存在,造成了医务工作者人文精神的缺失。本文围绕加强临床医学实习生人文素质教育的重要性、人文素质教育内容和教育途径等方面进行了思考与阐述,旨在探索加强临床医学实习生人文教育的有效途径。

【关键词】临床医学;实习生;人文教育

实习阶段是医学生培养临床技能和职业素质的黄金时期,医学生在学校期间通过课堂教学学习了系统的人文知识,在临床实习阶段正是将人文知识延伸到实践的过程。这一时期培养质量的高低直接影响到未来的医疗队伍的素质。[①] 所以,加强临床医学实习生人文教育对于培养其人文精神具有非常重要的意义。

一、加强临床实习生人文教育的重要性

(一)构建和谐医患关系的要求

著名医史学家西格里斯曾经说过,每一个医学行动始终涉及两类当事

---

* 周婷,济宁医学院公共卫生医学院,讲师,研究方向为医学人文与思想政治教育。
① 参见侯敏敏、吕莎、张健等:《医学生临床实习中存在的问题与对策》,《中国现代医学杂志》2009 年第 17 期。

人：医师和病员，或者更广泛地说，医学团体和社会，医学无非是这两群人之间多方面的关系。① 对于每一个医疗工作者来说，是否具有较强的沟通能力，与患者进行良好的沟通，对于是否达到理想的医疗效果起着至关重要的作用。良好的人文素质是建立和谐医患关系的基础，对于临床医学实习生而言，在实习阶段加强人文素质教育，自觉地把人文文化融入医学科学知识的发展，让医学人文修养与医疗工作有机的融合在一起，以精湛的医术为基础，与病患之间建立和谐的人际关系，对于以后其正式走上医疗岗位，做一名具有科学精神和人文精神兼备的医疗人才意义重大。

（二）新的医学模式的要求

生物—心理—社会医学模式强调医生要从生理和心理及其他社会因素等方面综合对病人进行治疗，主张医学是科学技术与人文精神的完美结合，这就要求医生除了拥有精湛的医术之外还要具备良好的人文素质。然而，随着现代医学技术的飞速发展，技术和资本逐渐代替了病患者的主体地位，造成了医疗实践中主客体的错位。对于高精尖的医疗器械和医疗技术过度追求，导致了人文精神在医疗行业中被边缘化的趋势。人文精神的缺失使医疗行为变得机械化，医生关注的是对于疾病的治疗，忽视了病人作为社会个体的存在，更谈不上对于病人从心理、社会等因素的关怀，显然，这是与生物—心理—社会医学模式背道而驰的。所以，为了培养适应现代医学模式的医务工作者，加强对医学实习生的人文教育尤为重要。

（三）培养新时代医疗人才的需要

医学生的人文教育是一个从知识传授到精神培育的过程，也就是说，对于医学生的人文教育，最终要达到的目标不是教而是育。医学生在课堂上所学到的人文知识只是一种系统化的理论，这种理论只是培养人文精神的基础，理论只有经过医学生实践内化为一个人的行动指引，才能形成一种精神。对于医学生而言，实习阶段正是将在课堂上所学的人文知识融入医学实践中的大好时机，利用与病人接触的机会，将人文知识潜移默化地融入日常的临床医疗工作中。只有在实际的医疗工作中才能让医学生真正体会到，医生不仅仅面对的是一种疾病，更重要的是要如何与患者进行交流，仅依靠精湛的医疗设备和医疗手段而没有对病人的人文关怀不是一场完美的

---

① 参见田喜慧主编：《老年医学伦理问题分析及应用》，中国协和医科大学出版社 2017 年版。

治疗过程。所以,对于医学实习生、医学生给予其人文方面的教育和引导,对于培养医学生的人文素养,培养新时代全方位发展的医疗卫生人才是十分重要的。

二、医学实习生人文教育的内容

(一)生命文化教育

生命是整个自然延续和一切社会活动的根本,要尊重每个生命的存在,只有爱护大自然中的一切生命,人类社会才能继续向前发展。医学生人文素养的形成离不开生命文化的教育。[①] 医学是自然科学和社会科学相统一的一门学科,医学是伴随生命从生到死全过程的一门学科,所以在医学人文教育中进行生命文化的教育,有利于学生正确认识生命,树立起敬畏生命、尊重生命的理念。

科学技术日趋高精尖发展使得先进的医学生物技术越来越多地运用在医疗行业,这就更需要用敬畏生命的伦理思想来教育学生,不断深化学生对生命个体的感性认识,使学生明白,一切的医疗救治行为都应该是以人为本的,只有敬畏生命才能恪守救死扶伤、挽救生命的古训,实现"除人类之病痛,助健康之完美"的终极目标。

关爱生命是生命文化的重要组成部分,也是医学人文教育的重要内容。医学的研究对象是生命个体,这个生命个体是兼具生物属性和社会属性的,所以,在进行医疗救治的时候要以关爱生命的态度为出发点。关爱生命的前提是以病人为中心,而不是以疾病为中心,医生在诊断治疗的过程中,不是将病人单单看成一个生物体,而是看成一个社会生命体,从生理疾病、社会因素、心理因素等各种因素交互作用的角度来进行医疗实践,充分考虑和顾及病人的主观感受,在治疗疾病的同时,给予病人温暖的关怀,从生理上和心理上治愈病人的痛苦,这也充分体现了医学是自然科学与人文科学相统一的本质属性。

(二)仁爱精神教育

集中国文化之大成者的儒家文化主张"仁者爱人",强调人要具有仁爱精神,传统文化中将医术尊称为"仁术",这表明中国传统医学的核心价值观

---

① 参见江文富:《开展生命文化教育培养良医大爱情怀》,《中国高等教育》2016 年第 1 期。

就是"仁爱"精神。仁爱思想不仅是中国崇尚的医学精神,在西方的医学人文中也占有重要的地位,《迈蒙尼提斯祷文》中写道:"启我爱医术,复爱世间人。"可见,无论是中国还是西方,都将"仁爱"作为医学的价值追求。在对实习生进行人文教育的时候,要注重仁爱教育,让学生明白,医生要有一颗仁慈的心,对病人关心爱护,还要有一颗慈悲怜悯的心,善于进行换位思考,理解病人的痛苦,同情病人的境遇,与病人进行有效地沟通,从而更好地为病人服务。

（三）医德教育

医德作为规范医疗工作者的行为准则,是对医学实习生进行人文教育必不可少的内容,良好的医德教育不仅可以培养新时代合格的医疗人才,还可以有效地促进医患关系的和谐。医德教育的内容可以简单地概况为以下几个方面:首先是不为名利的道德品质。我国传统医德强调为医者要无欲无求,也就是说,医生的眼中应该只有病人和疾病,没有功利之心,不受病人物质条件、身份地位的影响,一切医疗行为皆以病患的具体情况为主,才能"恃己所长"地治病救人。其次是认真负责的医疗态度。认真负责可以说是从事任何行业都要求具备的职业道德,医疗行业更是如此。因为医生所从事的是"健康所系,性命所托"的职业,同时,医学又是一个求证的过程,每一个环节都层层相扣,稍有不慎或者马虎就可能造成无法挽回的结果,所以,认真负责的职业道德显得尤为重要。最后是精益求精的钻研精神。《大医精诚》指出,医道是"至精至微之事",习医之人必须"博极医源,精勤不倦",对于现代医学而言,更需要具有学识渊博、技术精湛的医疗人才,所以在实习生教育过程中,应注重引领学生养成精益求精的钻研精神,在医疗学习和实践中不断地钻研,不断地提高自身的医疗技术,培养良好的医德。

三、医学实习生人文教育途径

（一）为实习生选择文化底蕴深厚的实习医院

许多医学院校在为学生选择实习基地的时候,关注的往往是医院的硬件设施、医疗水平等方面的因素,对医院的培养要求也集中在能否按照实习计划和实习大纲开展实践教学,而对于医院是否对学生开展人文教育没有过多的要求。其实,医院作为实习生教育的主要场所,对于医学生的成长和成才起着非常关键的作用。对于医学实习生而言,长时间在一所医院实习,不可避免地会受到医院各方面文化的熏陶和浸染,潜移默化地受到医学人文的教育。所以,医学院校在考察实习基地时,应当将实习医院的文化建设、医院对实习生人文教育的重视程度做为重要的指标来考察。优秀的医院文化、系统的医学人文教育、和谐的医疗环境对实习生的职业道德培养,人生观、价值观的培养具有良好的促进作用。

(二)为实习生配备人文素质高的带教老师

带教老师是实习生的职业导师和人生导师,是医学实习生人文教育的具体实施者。带教老师的职业能力、道德品质、人文素质等各个方面都会对医学实习生产生潜移默化的影响,一名优秀的带教老师,应该是学生思想作风和医德修养的引路人。[①] 目前,带教老师大部分是一线的临床大夫,平时工作任务繁重,没有时间与学生进行专业知识以外的沟通和交流,还有一部分带教老师对于以往以疾病为中心的医疗模式有着惯性的延续,过多地注重医疗专业知识和临床实践能力,自身就存在着的人文知识和素养"营养不良"的现象,根本无法对学生进行人文教育。针对这种情况,医院一方面要加强对带教老师人文知识与素养的教育,另一方面也要注重为学生选择职业能力和人文素养兼备的带教老师,使他们在对实习生进行专业知识和技能指导的同时通过自身的言传身教,让学生在实践中树立"以病人为中心"的职业认知,学会尊重与关爱病人、敬畏生命,从而培养高尚的医德。

(三)整合学校与医院两级教育力量

实习期的人文教育是学校教育的延伸,也是在学校所学的人文知识内化为学生人文精神的重要阶段。虽然实习生在实习阶段离开了学校,但是对于实习生的人文教育,学校不能全部依靠医院进行,而是要和医院搭建起互相交流、互相促进的桥梁,形成教育合力,共同进行。学校对于医学实习生的人文教育制定教学计划和教学任务,用来指导医院的实习教学;医院遵循学校的教学计划和任务开展人文教育实践,双方对于教学进展情况以及教学效果进行定期沟通,并根据教学效果调整教育思路和方法。学校和医院齐抓共管,是有效地开展实习生人文教育的有力保障。

[①] 参见田红艳:《临床护理带教老师对实习护生影响的调查研究》,《中医药导报》2010 年第 1 期。

(四)为实习生开辟人文教育第二课堂

医院临床实践是医学生人文教育的主要实施场所,但是如前所述,由于医院病号多,工作任务繁忙,对实习生的人文教育在时间上和内容上是很有限的。针对这种情况,医院可以积极为实习生开辟医院临床工作之外的第二人文教育课堂——社会实践,对实习生进行人文教育。例如,利用与卫生医疗相关的节日,如艾滋病日、爱牙日等到社区、街道进行宣传和义诊活动,组织学生跟随医院专家到敬老院以及贫困地区进行义诊活动等,让实习生在一系列的社会实践中,接触社会,接触病人,培养其关爱健康、关爱社会的观念,使其自身的人文精神得到升华。此外,还可以组织实习生参加医学人文讲座,邀请德高望重的老专家为实习生讲解自己的行医经验和医德感受,宣传大医精诚、大爱无疆的真实案例,通过榜样的力量让实习生在心灵上产生共鸣,从而更好地将人文知识内化于心,培养自身的人文精神。

(五)将人文素养考核纳入实习生考核体系

我国医学院校和医院对实习生的考核大多只涉及临床专业知识和操作技能方面,很少有对实习生的人文素养、职业道德等方面的考核。没有考核,形不成激励机制,这也是导致带教老师和实习生不注重人文教育,使人文教育流于形式的原因。为避免出现以上情况,可以将医学生的人文素养细化为一些具体的条目,例如医患沟通技巧、爱岗敬业、关心爱护病人等方面表现,纳入实习生实习成绩考核的体系之中,作为实习合格的重要考核标准,这样就能引起医院和带教老师、实习生的重视,行之有效地进行实习生人文素质的教育,达到良好的教育效果。

(六)充分利用新媒体教育平台

临床医学实习生是伴随网络成长起来的年轻一代,他们接受新生事物快,了解互联网,很多同学都是处于"无网不在""每日必网"的状态,针对这种情况,教育部门可以充分利用互联网作为教育平台,对实习生进行人文教育。例如通过班级微信群、QQ群、微博等多种手段,建立一个活跃的新媒体学习氛围,向学生传播正能量的视频、文章,搭建人文教育的交流平台,让学生之间、师生之间及时交流,让学习无时不在,形成老师与学生、"网上"与"网下"、现实与虚拟相结合的教育形式,营造出浓厚的新媒体人文素质教育氛围,培养更多的具备高人文素质的医学人才。充分利用新媒体教育平台进行实习生人文教育,既有助于摆脱传统教育呆板的学术气息,又有效地带动了学生学习的积极性,使教育活动达到事半功倍的效果。

实习生的人文教育是一个循序渐进的过程,只有牢固树立起实习生人文教育的理念,制定教育目标,开展多种形式的教育,才能真正地做到教育不流于形式,不限于口号,达到理想的教育效果,为我国的医疗事业培养出既有精湛技术又具有人文情怀的合格医疗人才。

(本文原载于《中国校医》2018年第11期,有改动)

孔子的生命意识与医学生人文精神之塑造

王汉苗*

【摘要】生命意识是人们对生命存在的感知与体悟,它决定着生命个体的行为选择。敬畏生命、同情弱者、生命不朽是孔子生命意识的主要内容。医学深受儒家文化的影响,孔子的生命意识,潜移默化地规范着医者的价值判断与行医行为。在医学回归人学、重建医学人文的呼声下,全面审视孔子的生命意识,对医学生进行尊重、关爱生命教育,坚定其为医学立德立功之信念,塑造其人文精神,对于促进医学的健康发展,具有重要意义。

【关键词】生命意识;敬畏;同情;不朽;人文精神

医学是技术,更是人学,技术求真,人学求善,故医学必须与人文相结合,才能达到其求真求善之目的。然而,在医学科技不断发展的今天,医学与人渐行渐远,忘却了它"总是随着人类痛苦的最初表达和减轻这份痛苦的最初愿望而诞生的"之初心①,背离了生命之本质,为人们所诟病。因而,认真审视生命,重举医学人文精神之大旗,才是医学健康发展的不二选择。孔子,中华文化的集大成者,其对生命的认识,富含深邃的哲理。作为未来的医务工作者,医学生应了解之并从中汲取智慧,以塑造人文精神,促进医学的人性化发展。

---

* 王汉苗,博士,济宁医学院管理学院副教授,研究方向为中国传统文化及儒学。
① 参见王一方:《敬畏生命——生命、医学与人文关怀的对话》,江苏人民出版社 2000 年版。

一、敬畏生命

人与自然浑然一体,实现"天人合一"是中国传统文化的基本精神。在此理念指导下,敬畏生命成为传统文化的重要内容。《周易·系辞下》云,"天地之大德曰生",指出天地最大的恩德,是使世间生命各得其所,生生不息。作为万物之灵的人们,更应该敬畏生命,保护生命,达到与万物为一体的境界。

敬畏生命,首先要珍爱生命。"贵生"是孔子生命意识的开启,他不仅主张要珍惜自己的生命,还要珍惜他人乃至自然界中其他生命体的生命,要心存善念,避免对其他生命体造成不必要的伤害。《论语·述而》有"子钓而不纲,弋不射宿"的记载。孔子用钓鱼而不是网鱼的方式捕鱼,从来不射猎归巢的鸟儿,他对动物都有如此深厚的珍惜之情,何况对人呢?

孔子对个体生命的珍重,发端于"孝"。《孝经·开宗明义》云:"身体发肤,受之父母,不敢毁伤,孝之始也。"孝乃为人之本,而保护好身体不受损伤,是孝之开始,并且,拥有完整之身,亦可在父母需要奉养之时,我们才能有能力侍奉他们。所以,当孟武伯问孔子何为孝时,孔子告之曰"父母惟其疾之忧"(《论语·为政》)。虽然对此句话学界一直有不同看法,但武伯谥"武",是其生平勇武、尚武可知。勇武、尚武,则必多生事,父母必常为之担忧,故孔子以此戒之之说是可信的。[①]

以孝立论,孔子所倡导的敬畏生命的方法主要是提升德性修养,在言谈举止中爱己爱人。在义利关系上,他认可"富与贵,是人之所欲也""贫与贱,是人之所恶也"(《论语·里仁》),肯定逐利避害是人之常情,但主张"以其道得之"。在立身行道上,他坚守"笃信好学,守死善道。危邦不入,乱邦不居"(《论语·泰伯》)。在择友标准上,他秉承"与善人居,如入芝兰之室""与不善人居,如入鲍鱼之肆"(《孔子家语·六本》)香臭自得的原则,近益友,拒损友,见贤思齐。在日常言行中,他深谙祸从口出之理,慎言慎行,主张"非礼勿视,非礼勿听,非礼勿言,非礼勿动"(《论语·颜渊》)。孔子从义利追求、立身行道、择友与日常言行的方方面面,提出了敬畏生命的方法,为我们提升修养、更好地保护自身提供了有益借鉴。

---

① 参见黄怀信:《论语新校释》,三秦出版社 2006 年版。

其次,孔子敬畏生命的意识,还表现在对他人生命的尊重上。《孔子家语·致思》记载了孔子与弟子子贡之间的一次对话:

> 子贡问于孔子曰:"死者有知乎?将无知乎?"
>
> 子曰:"吾欲言死之有知,将恐孝子顺孙妨生以送死;吾欲言死之无知,将恐不孝之子弃其亲而不葬。赐不欲知死者有知与无知,非今之急,后自知之。"

孔子深知,此问题必须慎重回答,若告之死者有知,则孝子孝孙可能会因送别死者而妨害了生者;若告之死者无知,则担心不孝子孙弃亲而不予埋葬,权衡之后,他劝子贡现在不要急于思考这个问题。这不仅是对死者的尊重,同样也是对死者亲属的尊重。其实,孔子的目的只有一个,即死者安之,生者幸之。

孔子不仅在日常生活中慎言慎行,以免给他人造成伤害,而且还时刻告诫弟子要"色思温,貌思恭"(《论语·季氏》)、"言忠信,行笃敬"(《论语·卫灵公》),做到"敬而无失,与人恭而有礼"(《论语·颜渊》)。他希望人们,无论做什么事,都要尽量做到将心比心,推己及人;不强人所难,以对方为主体,以尊重他人为原则,正确处理与他人的关系。

总之,孔子对生命的敬畏,为医学生人文精神的塑造提供了有益借鉴。贵生,是每个生命个体的终极追求。医学生一定要学好技术,精益求精,敢于担当起救死扶伤的重任;受人尊重,乃人之常情,备受病痛折磨的患者,心理非常脆弱,医务人员眼神、言语、行为上的稍有不慎,都有可能给他们带来伤害,这就要求医务人员将患者视为一个个活生生的生命、有着尊严要求的"人",保护他们的隐私、顺从他们的意愿、用良知抗衡技术与资本对医学的入侵;换位思考,将心比心,用一颗仁爱之心对待患者,"不管是权贵、还是百姓,老人还是小孩,医师都要尊敬,尽心尽力救治"[①]。只有这样,医学才会有人的温度,是不忘初心之医学。

雅斯贝尔斯认为,教育包括知识内容的传授、生命内涵的领悟、意志行为的规范等[②],教育不是文化与技能的简单传递,而是唤起心灵、培养高尚人格的伟大征程,而对生命的敬畏,正是"健康所系,性命相托"医学工作者德

---

① 张雁灵:《缺少人文精神的医生 也许走得快 但是走不远》,《中国医学人文》2017年第1期。
② 参见[德]雅斯贝尔斯:《什么是教育》,邹进译,生活·读书·新知三联书店1999年版。

艺双馨的内在要求与外在表现。作为医学院校,要积极担当起大学生敬畏生命教育主场域的责任,"发挥大学教师生命自觉引领作用,真正提升大学生生命自觉"[①],更好地理解生命、敬畏生命、最大限度地实现生命的价值。

二、同情弱者

生命中的弱者,无非是指鳏、寡、孤、独、废疾者,他们甩不掉孤独、不安、贫穷与无助,但他们仍然有其存在的目的与人格,任何人都无权把他们视为谋取个人私利的工具。因此,怜悯生命中的弱者,反映了一个国家的文明发展程度:只有文明程度发展高的国家,才会更好地对生命中的弱者进行人文关怀。并且,"诚信友爱的社会离不开对弱者的人文关怀;社会能否安定有序取决于弱者境况的改善"[②]。孔子致力于建立一个"天下为公"的大同社会,他对生命中的弱者有着无尽的人文关怀。《论语·乡党》记载:

> 厩焚。子退朝,曰:"伤人乎?"不问马。
>
> 朋友死,无所归。曰:"于我殡。"
>
> 见冕者与瞽者,虽亵,必以貌。

孔子生活在奴隶社会末期,奴隶完全没有独立人格,远不及马匹重要,但当孔子听说自家马棚失火后的第一反应是问是否有人受伤,而没有问马的损失情况。此处所指之人,恰是在马棚劳作的奴隶,是地位在马之下的人;朋友去世,无人收敛,孔子主动包揽起主丧之职;见到盲人,必以礼相待。马厩之人、无所归之朋友以及瞽者,都是生命个体中的弱者,面对他们,孔子总能感同身受,不做出伤害他们的行为。

无论在医学知识的掌握,还是在身体健康的维护等方面,相较于医务工作者,患者是绝对的弱势群体,而弱者就需要得到同情与关爱,这一点毫无疑问。然而,在医疗诉讼"举证责任倒置"的大背景下,部分医生为了减少误诊率、规避医疗纠纷中的责任,或受利益驱动、或应患者要求,会选择过分地依靠仪器,而忽略了望闻问切、诊疗经验先行的原则,从而给患者造成了不必要的经济负担,引发医患关系的不和谐。

作为医学生,他们未来的服务对象是弱者,因而,培养他们对弱者的同

---

① 刘永亮:《大学生生命自觉的道与育》,《教育评论》2017 年第 3 期。

② 胡玉鸿:《弱者权益保护:和谐社会内蕴的建设目标》,《法制研究》2014 年第 9 期。

情心,是医学教育不可或缺的内容。这就需要医学院校通过医学人文课程开设、教育教学实践等活动,引导医学生摆脱"金钱至上"的窠臼,形成正确的行医价值观,本着"遵循扶正祛邪、播种善因的基本原则,对医学生的价值观实施改造,为社会培育出温情的医学生,彰显医学自身的悲悯情怀"[①]。只有这样,他们在进入医疗领域后,才会"粗守仁义,绝驰骛利名之心"(《医说·医通神明》),才能改变刻薄寡恩的行医方式,将医疗活动从商业资本的侵扰中剥离出来,还医学之本真。

三、生命不朽

孔子贵生,并从"孝"出发,规范了人们立身行道的准则,以保养生命,但当其追求的"道"与"生"发生冲突时,则义无反顾地选择"谋道不谋食""无求生以害仁,有杀身以成仁"(《论语·卫灵公》)。这种浩然正气,促使一代又一代仁人志士,为了民族大义,在追求真理的道路上,不惜牺牲个人性命,永垂青史,这种生命不朽的生命意识,正是儒家知识分子孜孜以求的"三不朽"的永恒价值。《左传·襄公二十四年》记载:"大上有立德,其次有立功,其次有立言。虽久不废,此之谓不朽。"此语是鲁国大夫叔孙豹针对晋国范宣子"何谓死而不朽"之问的答复。叔孙豹指出,人活天地间,肉体的死亡难以避免,名与利不过是"当时则荣,没则已焉"(《史记·孔子世家》),只有树立起崇高德业、建立起不朽功业、著书立说,才能流芳百世,永远活在人们心中。这种生命不朽的理论,是在"自然状态下人的主观能动性无法干涉生命的穷达和长短"的情况下,"创造性地将不得不死的被动顺受转化为了对道德生活的主动选择"[②],成为儒家知识人生价值践履的重要选择。

孔子正是"三不朽"的真正践行者。他创办私学,倡导有教无类,培养弟子三千,身通六艺者七十有二人;他删诗述书,定礼理乐,将古代典籍传于后世;他创立儒家学说,以君子作为理想人格,构建大同社会……历史不断向前推进,孔子思想历经 2000 多年的积淀,历久弥新,并走出国门,走向世界,在和平时期,发挥着它永恒性普世性的价值。

儒家文化作为传统文化的主流,必将影响着其他文化的发展,包括医学

---

① 张功震:《医学生职业情怀教育的遮蔽与彰显》,《医学与哲学》2016 年第 9 期。

② 金紫微:《方孝孺人生哲学的立德特征》,《道德与文明》2017 年第 6 期。

文化。"儒家中和、仁爱、济世安民的思想和理念,在中医药领域有深刻的体现及独特的价值","医乃仁术,体现的正是儒家的仁,仁是医术的根本,医术是仁的先行"①。医与儒以"仁"为纽带,相辅相成,密不可分。作为儒家学说创始人的孔子,其生命不朽的生命意识也为医家所广泛认可,并深深影响着后世医者的价值选择。

有"外科鼻祖"之称的华佗,钻研医术而不求仕途,他因不愿长期留在曹操身边而被杀害;张仲景,乱世立志,为解脱人民疾苦而研习医书,著下了医学巨著《伤寒杂病论》,即便在其任长沙太守期间,也会在每月的初一和十五这两天,不问政事,打开衙门为百姓看病,留下了不朽佳话;中国妇产科学的主要开拓者、奠基人之一的林巧稚,为了妇女、儿童的健康事业,奋斗终生,春蚕丝吐尽,静悄悄长眠去,带不走的是人们对她高明医术、崇高医德与奉献精神的永久追忆……无论是古代还是现代,永垂青史在人间的"大医"数不胜数,他们都是屹立在广大医者心中永远的丰碑。

"大医",就是医学生成就自我的榜样。他们恰似一根根摩天大柱,支起了医学生的思维空间,规范着他们的价值判断与行为选择。然而,在重医学技能培养而忽视人文精神塑造的现代医学教育模式下,医学人才的培养质量却令人担忧。并且,"医学教育作为高等教育的重要组成部分,涉及医疗和教育两个重大的民生问题"②,若在培养质量上出了问题,培养出一批"无灵魂的卓越者",必将是整个民族的灾难。因此,如何帮助医学生摆脱世俗的羁绊,培养"不朽"的信念以献身于医学事业,留功名于后世,是摆在医学教育面前的一大难题,攻坚克难势在必行。

教育的根本不在于使人知其所未知,而在于按其所未行而行。作为培养医学生重镇的医学院校,塑造医学生人文精神最有效的方法,依然是坚持"以文化人,知行合一"。要紧跟医学教育改革的步伐,加强校园文化建设、加大医学人文课程建设力度、强化实践教学,使学生在医疗实践中,培养敬畏生命、同情弱者的情怀;通过对医学文化、医德思想以及德艺双馨医学人物的学习、反思与体悟,将其精神内化于心,从而在未来的医疗工作中,真正外化于行。

---

① 陈计智:《医儒互动为人类健康提供中国智慧》,《中国中医药报》2017 年 11 月 16 日。

② 刘学政:《深化课程模式改革 提升医学人才培养质量》,《中国高等教育》2016 年第 12 期。

四、结语

孔子的生命意识,是孔子对个体生命的德性、社会性的感知与体悟,以及在此基础上产生的对生命意义的追问与现实关切。他贵生而不贪生、尊生而同情弱者、重道德生命甚于生理生命,视生命不朽为最高道义追求。这些朴素而崇高的思想,恰为医学生医学人文精神的塑造注入了新的生机与活力。医学院校,培养的是未来的医学人才。人们对医学人才的期待,是德艺双馨的完美结合。因此,将孔子的生命意识引入医学专业教育,使医学生走进生命意识,培养生命意识,是提高人才培养质量,夯实医学健康发展的基础。

（本文原载于《济宁医学院学报》2018 年第 1 期,有改动）

临床医学专业培养视野下加强人文素质教育的探讨

程刚[*]   班博   李佳保   景爱红   陈东风

【摘要】本文主要探讨医学人文教育在临床医学专业培养中的重要作用,总结我校医学人文教育经验。培养临床医学生人文素质与科学素质同等重要。医学人文素质的教育需要循序渐进,医学人文素质的养成更需要不断实践,需要贯穿于医学生的在校学习和毕业后的成长过程。

【关键词】临床医学;人文教育

医学是蕴涵着人文精神的自然科学,医学教育模式的转变,需要医学与人文的完美结合,培养医学专业知识和技能精、人文素养高的复合型医学人才。医学人文教育是临床医学教育的重要内容,只有通过医学专业教育与人文教育的有效融合,才能实现完整的医学教育,培养德医双馨的临床医学生。

高等教育新形势要求对医学人才的培养要从以医学技术为核心的传统医学教育转移到综合全面发展的现代教育轨道上,培养合格的高素质人才。① 《本科医学教育标准——临床医学专业》要求:毕业生应具备自然科学、人文社会科学与行为医学、生物医学、公共卫生、临床医学等学科的基础

---

* 程刚,济宁医学院第二临床医学院,教授,研究方向为医学人文教育。

① 参见张桥:《对我国高等医学院校人文素质教育的思考》,《中国医学伦理学》2017年第9期。

知识和掌握科学方法,并能用于指导未来的学习和医学实践。[①] 在临床医学专业培养方案中除专业基础课和专业课以外,还包括医学社会学、医学伦理学、卫生法学、卫生经济学等交叉学科和其他人文社会科学类课程,设置这些课程是医学综合素质培养的重要内容。如何将医学人文教育与医学专业教育有机融合,一直是医学教育教学改革关注的热点,近年来,济宁医学院在这方面做了一些探索。

一、基于人文教育精髓,结合孔孟文化,加强医学生人文素质教育

基于五千年历史传承的中华传统文化和社会主义核心价值观,是人文教育的精髓,也是医学人文教育的基础。人文素质所体现的知、情、意、能,源于中华民族传统的仁、义、礼、智、信。中华民族优秀传统文化是涵养、培育社会主义核心价值观的重要源泉,而社会主义核心价值观中对公民个人层面的"爱国、敬业、诚信、友善"等要求,是做一个好医生的人格基础。

我国高等教育的临床医学专业是按"理科"标准招生,中学对理科生中华民族传统文明礼仪、道德规范等人文基础素质的教育培养不系统,特别是缺乏对敬畏和尊重生命理念的培养;而传统的医学课程设置以自然科学为主,侧重专业培养,对人文社会科学课程重视不够。有部分医学生学习目的不明、动力不足、功利主义、考试作弊、不尊重和珍惜生命、为人冷漠、缺少对他人的关心关爱等常见问题,均与人文素质教育欠缺有关。济宁医学院地处孔孟之乡,受孔孟文化熏染,长期与孔子研究院等联合开展中华文化研习等,用孔孟文化结合社会主义核心价值观,教育和引导学生,起到了很好的作用。

二、设置特色人文课程,促使医学人文素质成为临床医学生必备基本素质

良好的医学人文素质需要长期的学习和感悟,如果说专业学习有赖于理论传授和临床实践,人文理念的建立、职业精神的塑造和综合素质的提高则有赖于文化、环境的熏陶,长期、积极的生活积累和行为养成。我们在培

---

① 参见教育部、卫生部:《本科医学教育标准—临床医学专业(试行)》,《卫生部公报》2008 年第 12 期。

养方案中认真挑选设置了人文课程,同时要求专业课教师讲解时注意结合实际,帮助学生学习和感悟医学人文的作用。

医学人才需要具备高尚的道德基础,随着人才选拔的科学化不断深入,人文素质的基础应该是招收未来医生的一条重要参考标准,应注重考察新生的人文素质基础和道德观、价值观,有针对性地开展医学人文教育。国内许多院校已经做了一些有益的尝试,我们长期坚持开设爱心教育课、大爱讲堂、仁爱课堂等,在组建"圣地卓越医师班"时,也增加了对学生人文、心理等方面的测试,取得了一定成效。

三、采取多种方法,使得医学人文培养成为临床医学生的必修内容

"医乃仁术"是先贤对医学内涵的精辟总结,"善心""仁心""爱心"是从事医务工作的基本素质要求。现代医学人文精神依然是热爱生命、以人为本的精神,是医学的灵魂。医学人才需要自然科学、人文社会科学知识体系的整体培养,通过全面的学习和训练,成为其内在的主观意识和行动自觉,这种意识和自觉需要深厚的人文底蕴做基础。

医生职业精神处处体现了人文关怀的素质,有同情心和同理心,有对工作全身心投入的使命感和救死扶伤的责任感。医学生不仅要精通医学专业知识、理论和技能,更应具备良好的医学人文素质。医学人文是医学教育必不可少的内容,缺少医学人文的医学教育,不是完整的医学教育。济宁医学院通过几年的调整,在临床医学本科生培养方案中开设临床医学导论、医学心理学、医学伦理学、医学史、卫生法学、医患沟通学等人文课程,并不断修订完善,开设"大爱讲堂""校友论坛",组织参观学习孔子研究院,形成医学人文教育体系,坚持"三下乡"服务实践等活动,使临床医学生不断接受广泛、深厚的人文知识、社会科学、传统文化和大学精神的熏陶,培养人文素养。

四、参与临床实践,突出医学人文素质的重要性,建立和谐医患关系

近年来我国医患关系不和谐,屡屡发生恶性事件,医患双方均"伤痕累累"。究其原因,医方(医务人员或医院)对患方(患者及家属)人文关怀理念和行为落后于医疗技术的发展,是重要的主观因素之一。如医生只重视躯体症状,忽视患者的精神、心理需求;见"病",不见"人"(只注重诊治疾病,缺

少针对患者心理、行为因素的关注、了解和关爱);繁忙的临床工作,也使许多医师"惜语",缺少耐心、细致、必要的解释和安慰;医患沟通不畅,患者得不到正确的信息和指导,面对的是一大堆似懂非懂的检查单、报告单等,极易造成患者片面理解,情绪不稳定(甚至愤怒),对医生不信任,乃至一件小事亦可诱发严重的医疗纠纷。而医院和医务人员多认为自己为了患者辛苦工作,虽不能保证"笑脸相迎",但从无"恶语相向",为何得不到患者认同,感到十分委屈。

医生人文素养应当高于或至少等于患者人文素养,这样才有利于形成良好的医患关系。医生高素养是形成良好医患关系之要。① 医生要适应医学模式转变,要针对生物—心理—社会不同的情况为患者提供优质服务,在追求医疗技术进步的同时,应注意在医疗过程中体会患者的疾苦,为患者提供精神的、文化的、情感的人文关怀服务,这对改善医患关系、减少医患纠纷极为重要。

在临床实际工作中,医患共同与疾病做斗争,医生竭尽全力挽救生命,医患关系融洽,医患互相理解的场景比比皆是,医务人员良好的人文素质为医学教育提供了良好的素材,也提示了医学人文教育和人文素质培养是医学教育的必要内容;帮助医学生正确认识和处理临床工作中的医患关系,坚持患者利益第一,维护生命与健康的神圣性,是医学教育的重要任务。我们根据五年制本科生的特点,重视医生基本职业素质的培养,从新生入校开始,坚持"五年一贯"的临床实践,在毕业生临床技能考核中,增加沟通环节和人文素质环节的考核,促进学生的人文素质培养。但仍有许多亟待解决的问题,如学生习惯于用学习自然科学的态度和方法对待人文知识的学习,靠死记硬背概念或表演"过关",缺少发自内心的关爱等。人文培养需要从理论到实践,再到理念建立,需要持续不断的培养和提高。

五、医学人文理念应自然融汇在医学教育之中

医学人文教育是一个漫长而连续的过程,是启蒙于"人之初"素质教育的延续。医学人文教育不能只是临床前的教学,医学人文的内容必须融入

---

① 参见王辰:《医学是科学,更是人学》,《中国医学人文》2016 年第 10 期。

医学教育的全过程。① 医学人文教育的重点是要学会人文关怀,毕业后应该与职业发展相结合。医学教育并非是简单的专业理论学习和临床技能培训,更应培养理解患者,有良好的沟通能力、敏锐的洞察力及道德敏感性,能够针对不同的患者灵活运用科学和技能的"好医生"。医学人文精神应自然融入医学教育的方方面面,如学校层面应不断在教学、管理、服务中形成人文教育的氛围,教师应在各门课程中结合人文内容,而学生在学习过程中,结合临床实践,学会从人文的角度去发现、分析和解决问题。

将人文素质课程融入专业课程关键是要提高教师对人文教育重要性的认识。② 医学人文素质培养的最终目的,是提高为患者服务的能力,不是靠开设几门医学人文课程而能达到要求的,需要在医学专业教学中渗透人文教育,把人文教育与专业教育有效结合起来。提高学生医学人文素养,增强理论学习兴趣与效果,需要融入医学人文实践,以维护人的价值、感受、尊严为行为尺度,体现出以人为中心的精神,显现出人的优良品质与素养。③ 理论联系实际,医学人文课才能讲活、讲透、讲好,专业结合人文,医学专业课和临床实践才会更加生动,真正把人文精髓融入学生思想中,成为坚定的理念和优秀的素质。

培养临床医学生人文素质与科学素质同等重要。医学生人文精神的培育,需要医学院在师资队伍、课程体系、课堂教学、临床社会实践等环节围绕医学生人文教育此主题展开建设和设计,形成合力共同提升医学生的人文素养。④ 医学人文理念融入临床实际工作需要一个漫长的、内化于心、外化于行的过程,当医生真正在内心建立起以患者为中心的理念,其工作中自然会表现出关爱患者的人文精神。临床实践教学是医学教育的重要内容,是医学人文活动实践的前沿⑤,是医学人文精神继续巩固深化的过程。临床教

---

① 参见曾勇、Leslie J.、Sandlow、鲁映青:《医学人文教育:质疑、困难与出路》,《复旦教育论坛》2010 年第 6 期。

② 参见李凯军、崔荣军、胡江平:《新形势下医学人文教育面临的问题及对策》,《医学与社会》2013 年第 3 期。

③ 参见管园园、王锦帆、沈洪兵:《医学生医学人文实践能力培养探讨》,《医学与哲学》(人文社会医学版)2014 年第 9 期。

④ 参见纪超凡:《医学人文属性与医学生人文教育》,《中国医学人文》2017 年第 3 期。

⑤ 参见王锦帆、季国忠、卢长艳:《医学人文融入临床实践教学的探索》,《医学与哲学》(人文社会医学版)2013 年第 10 期。

师在医学人文教学中有很大的优势，人文关怀就在日常临床工作中，案例信手拈来，说服力强，临床教师的行为、经验教训都是影响医学生行医理念和行为的好方法。济宁医学院附属医院长期以来，围绕服务患者，改善医疗质量，建立和谐医患关系，形成了"大爱无疆"的服务品牌，坚持深入基层帮扶、进入社区服务、扶贫免费手术、单病种限价等，得到了患者、社会及政府的赞扬，我们组织临床医学专业学生长期坚持志愿者工作，在跟随老师工作和服务中感受、领悟、提高，把所学知识与服务结合，不断提高医学生的人文素质。

医学人文精神是人类挚爱生命、在医学活动中坚持以人为本的精神，是反映人类对生命根本态度的精神。具有医学人文精神的本质内涵，医学才能成为人的医学。[①] 医学人文素质教育需要循序渐进，医学人文素质的养成更需要不断地实践，需要贯穿于医学生的在校学习和毕业后的成长过程。《人文医学教育教学改革纲要》[②]的出台，对医学人文教育提出了目标要求，形成医学人文教育规范模式，我们要认真学习和贯彻《人文医学教育教学改革纲要》，认真探寻医学人文教育规律，为培养"德医双馨"的医学人才做出贡献。

（本文原载于《济宁医学院学报》2018 年第 1 期，有改动）

[①] 　参见刘虹、张宗明：《关于医学人文精神的追问》，《科学技术与辩证法》2006 年第 2 期。

[②] 　全国医学院校医学人文学院（系）负责人联席会议：《人文医学教育教学改革纲要》，《医学与哲学》2015 年第 7A 期。

高等医学院校立体化医学人文教育体系构建探索*

朱荔芳** 别明珂 毕于建 翟玉贞 崔文

【摘要】医学所具有的科学与人文的双重属性以及生物医学模式向"生物—心理—社会"医学模式的转化对医学人文教育提出了更高的要求。医患关系中出现的问题使我国高等医学教育工作者对医学教育中重医学、轻人文的现象进行了反思,认为应当更加关注对医学生人文素质的培养。济宁医学院在人文课程设置、人文内涵融合、教育平台和研究基地创建以及校园文化建设等方面,对构建全方位、立体化的医学人文教育体系,开展了较为深入的研究和探索,取得了一定的效果。

【关键词】医学院校;医学人文教育;体系构建;探索

医学是自然科学和人文社会科学高度结合的学科,其本质是科学与人文的融通。医学院校在教授医学生医学知识和技能的基础上,还要传授人文知识,培养医学生的人文关怀能力。"生物—心理—社会"医学模式重新引入人学的概念,对现代高等医学教育的人文内涵和医学生的人文素养提出了更高的要求。① 医患矛盾与日俱增的社会现实是信仰、道德和良知的负

---

* 本文为山东省教育科学"十二五"规划立项课题"医学院校英语教育与医学生人文素质培养"(2011GG003)成果。

** 朱荔芳,济宁医学院外国语学院,教授,研究方向为医学人文。

① 参见朱荔芳、陶丽君、朱敏等:《高等医学院校大学英语教学与医学人文教育的融合》,《中华医学教育杂志》2012 年第 4 期。

能量冲击,人文素质教育的缺失被认为是医患矛盾存在的根源。① 此外,医学人文对医学发展的引领价值也引起越来越广泛的关注。②

对医学院校人文教育现状的调查发现,目前仍然存在人文素质教育意识淡薄、人文师资力量薄弱、人文教育课程结构不够合理等问题③,这远远不能满足对高素质复合型医学人才培养的要求,无法在建立和谐医患关系、引领现代医学发展等方面发挥应有的作用。济宁医学院在医学模式转变和高等医学教育改革的大形势下,对济宁医学院的人文课程设置、医学专业课程人文内涵、人文学科的医学特色、人文教育实施过程以及研究基地和平台建设等方面进行了探索,以构建立体的、全方位的医学人文教育体系。

一、优化医学人文课程体系

医学人文教育的基本任务是对医学生传授人文知识、培养人文精神、培养医学思维、形成人文关怀能力;其纵深层面为培养医学生对人类健康的责任意识;其终极目的是塑造高尚完满的人格。科学合理地设置医学人文教育课程,是培养医学生人文素质的前提和基础。有研究表明,美国、德国的人文医学类课程占总学时的比例高达20%~25%,英国、日本的人文医学类课程占总学时的比例为10%~15%,我国的人文社会科学课程大约占总学时的8%左右。④ 而且,我国的人文社会科学课程是以思想政治课程为核心(约占人文课程总时数的86.21%⑤),这样的人文教育对培养医学生的人文素养既缺乏专业针对性,又不能很好地适应新的医学模式的转变,无法完成医学人文教育的基本任务。为了更好地培养医学生的人文精神,济宁医学院在原有相关课程的基础上,增加了医学相关人文科学课程的设置,建立了更为完备的人文课程体系。

---

① 参见陈克云、章艳珍:《基于构建和谐医患关系探究医学生人文素质教育》,《齐齐哈尔医学院学报》2016年第13期。

② 参见杨志寅:《医学人文对医学发展的引领价值》,《中华行为医学与脑科学杂志》2013年第7期。

③ 参见吕青波、刘翔、邵奇鑫等:《医学院校医学人文教育现状调查与对策分析》,《中国医学伦理学》2015年第6期。

④ 参见王国平、周银、钱亚芳:《加强和改进医学院校的医学人文素质教育》,《中国医学伦理学》2005年第5期。

⑤ 李秀宁、高超、刘翰楠等:《国内外医学人文教育课程设置比较研究》,《中国医药科学》2015年第17期。

首先,优化医学人文核心课程。在中国近现代史纲要、马克思主义基本原理概论、毛泽东思想和中国特色社会主义理论体系概论等意识形态课程,以及大学语文、大学英语、形势与政策、思想道德修养与法律基础、大学生职业发展与就业指导等通识课程的基础上,开设了医学史与医学导论、医学心理学、社会医学、医学伦理学、卫生法学、医患沟通学、行为医学、大学生心理健康教育等医学人文核心课程,均为必修课或Ⅰ类选修课(必选课)。

其次,从2014年开始,增加了人文Ⅱ类选修课(任选课)种类。针对学校不同专业的具体特点和实际需求,共开设了100余种人文Ⅱ类选修课,其内容涵盖教育学、哲学、文学、艺术学、法学、经济学、社会学、伦理学、宗教学等方面的学科群。学校各专业之间的选修课既有相同又有不同。一般来说,学校1学分的人文课程为16个学时,对不同学制和不同专业的学生有不同的学分和学时要求。例如,针对五年制临床医学专业开设了卫生经济学、卫生事业管理、行为与健康、健康教育学、医学生读论语、宗教与文化等近90门课程,要求学生修满12个学分;针对五年制护理学专业开设了护理健康教育学、护理与法、护理美学、跨文化护理、礼仪与沟通等70余门课程,要求学生修满10个学分;对精神卫生专业的学生开设了精神卫生法、情绪心理学、人际关系与沟通艺术、社会心理学、心理学与生活、心理影视赏析等80余门课程,要求学生修满12个学分。

最后,从2017年开始,学校引进26门Ⅱ类选修课的网络人文课程,方便学生不受时间、地点限制地进行自主学习,受到学生的欢迎。总之,济宁医学院开设了基于传统学科的人文社会科学课程、由人文社会科学和医学科学交叉产生的边缘学科课程以及多学科融合形成的综合类课程,构建了趋于科学的医学人文课程体系,为医学人文教育的实施奠定了基础。

二、在医学专业课程教学中融入人文教育

医学课程的教学不仅仅是传授医学知识和技能的渠道,更是培育高素质医学人才的平台。将人文精神融入每一门医学课程的教学之中,是济宁医学院开展医学人文教育的便捷有效的途径。在教学理念上,确立医学专业课向人性化、人文化的回归。学校建立生命科学馆,组织学生参观,进行生命教育。在临床医学教学中,融入了关爱、自主、知情、最优化等内容,以及伦理观、职业道德的教育。在解剖课教学中,以"大体老师"(亦尊称"无语

良师")对医学所做的无私奉献来教育医学生,培养他们的人道主义精神,加强医学生对健康、死亡及生存意义的理解。每学年组织新生参观校内的遗体捐献馆,让他们在医学生涯的起点就从内心深处感受对"大体老师"尊重的意义;每次医学解剖课前、后集体默哀一分钟,用心灵去哀悼眼前的整体或者离体的"大体老师";每年清明节组织医学生前往市遗体捐献者纪念碑,敬献花篮和挽联。在动物实验教学中,让学生理解、敬畏生命的真谛,学会理性对待包括人类自身和实验动物在内的生命形式,是医学人文教育值得关注的重要环节。

三、在社科人文课程中突显医学专业特色

医学教学中存在课程多、周学时多的现状,医学院校的社科人文课程应当突出医学特色,将实际的医学问题结合到人文课程中讲授,以提高医学人文教育的有效性。济宁医学院结合医学专业特点,对大学语文这一人文教育重要的基础学科进行了教学改革。从语言的角度,培养医学生严谨、科学的表达;从文学即人学的角度,在文学鉴赏中培养医学生对人性的理解,塑造其正确的价值观和人文情怀;从写作的角度,培养医学生的医学应用文表达和科研创新能力。例如,在中国古典文学部分,让学生强烈感受到屈原、杜甫、范仲淹作品中关注民生的忧患意识;让学生在对《红楼梦》人物解析中,将那些身心不健全的典型人物模拟为自己的患者,讨论其病因及诊治的方法;学习毕淑敏的《拯救乳房》时,讨论癌症患者对待生命的态度以及对待死亡的恐惧,作为医师应当如何给予悲悯和关怀。此外,济宁医学院还探索了大学英语教学与医学人文教育的融合,英语教育理念当完成工具型教育向人文型教育的转化,发挥大学英语学科优势,深挖教材人文内涵,并将医学人文教育延伸至专题讲座、外语文化节和学术交流活动等第二英语课堂。[①]"两课"教育是医学人文教育的重要内容和方向引导,二者可以相互补充、相互促进。医学人文教育、医学专业教育均离不开"两课"教育,而孤立的"两课"教育也不可能有的放矢地提高医学生的人文素质。济宁医学院充分发挥"两课"教育的导向和促进作用,关注现实要求,紧密联系当代医学生

---

① 参见朱荔芳、陶丽君、朱敏等:《高等医学院校大学英语教学与医学人文教育的融合》,《中华医学教育杂志》2012 年第 4 期。

的实际情况,增强"两课"教育的时效性、实践性和前沿性。上述举措改变了医学院校社科人文课程给学生的较为空泛的印象,引发了医学生强烈的兴趣和学习热情。

四、将人文教育贯穿高等医学教育的全过程

医学人文教育不仅是对医学生人文知识的传授,更是医学生人文情怀的养成和人文关怀能力的培养过程,非一朝一夕能达到。因此,高等医学院校的人文教育决不能仅限于低年级阶段性的教育,而应当贯穿于医学教育的全过程。济宁医学院在基础医学教学阶段、临床医学教学阶段、见习和实习教学阶段,做到医学人文教育不断线。医学人文的必修核心课程大部分开设在第1学期至第4学期,I类选修课多数开设在第5学期至第6学期,II类选修课则从第1学期至第8学期均有开设。由于医学是一门实践性和应用性较强的学科,临床医学实习阶段是在校生医学知识和人文知识结合并内化的最后阶段,也是强化医学生人文理念的关键时期。首先,济宁医学院在临床见习和实习阶段建立了"感触医疗"的实践教学模式,引导学生用理论知识分析典型案例,从医学、伦理学、社会学、心理学、法学等不同的角度,研究、解决医疗问题。其次,在临床教学中坚持以病人而不是疾病本身为中心,实施"爱心工程",提高医学生的医患沟通交流能力,促进他们对生命的关怀和尊重。此外,建立开放型社会人文实践基地,例如,学校开设了研究生"医缕阳光"志愿团服务基地,精心组织和实施卫生防治、健康科普宣传、医疗咨询义诊及医德医风调查等社会医疗实践活动,提高了医学生的社会责任感和服务意识,也为其未来的医疗职业做了技能和心理上的过渡。

五、建立具有地域文化优势的医学人文教育研究基地

济宁医学院位于孔孟之乡,具有独特的优秀传统文化和国学研究的地域优势。作为山东省首批"孔子学堂"中的优秀单位,济宁医学院坚持将践行社会主义核心价值观和弘扬优秀传统文化为主要目标,结合专业特色、依托学生社团,开展名师座谈、国学达人挑战赛、国学课堂、线上宣传等活动,在大学生中营造了热爱国学、学习国学的良好氛围。被团中央授予"青年之声国学教育示范基地"称号。此外,济宁医学院正式成立了医学人文素质教育研究中心,专门致力于医学生医德教育与人文关怀、中华传统文化与医学

人文素质培养、卫生管理与医学生创新创业教育三个领域的研究,运用教育学、管理学、文化学、心理学、思想政治教育学、伦理学等多学科交叉融合等方法,从中华传统文化、卫生管理、医学伦理、价值观培育、创新创业等多个视角,对医学人文素质教育进行了卓有成效的理论探讨与实践探索。我院于 2015 年被山东省教育科学研究领导小组定为首批山东省教育科学研究基地(以下简称"研究基地"),成为山东省高层次的医学人才培养、学术交流、科研创新的人文素质教育研究平台。近年来,研究基地在积极承担教育部、山东省或济宁市人文素质教育课题的同时,每年自设 5~8 项人文教育的专项课题进行研究,并主编出版《诚信修养概论》《大学生心理健康教育》《卫生法学》《医学伦理学》《护理伦理学》等 10 余部医学人文教育系列专题教材。基地在大学生人文素质的实践能力培养方面,依托山东省高校工委教育改革重点课题开展了"儒家经典诵读演说活动""济医杯我知与我行大学生辩论赛"等专项主题教育活动,强调学用结合,重在实践和养成。

六、加强"大爱讲堂"人文教育品牌引领下的校园文化建设

医学人文精神的核心是"爱",医学即仁学,大学育大爱。济宁医学院强化"大爱为基,育人为本,用大爱育人,育大爱之医"的人才培养理念,铸就以"大爱无疆"为品牌的医疗服务观,搭建了特色鲜明的人文教育平台——大爱讲堂,逐渐形成了以"大爱"为特色的校园文化。大爱讲堂自 2013 年创办以来,定期邀请国内外医学界和文化界的专家、学者以及服务于医疗第一线的杰出校友,分别以"如何成长为好医生""让爱为生命护航""道无术不成,术无道不久""医者仁心,大医怀仁"和"医学的责任"等为主题,举办了 20 余场报告会。"大爱讲堂"使"科学精神和人文精神是医学两翼"的理念深植于医学生心中,教育每一名大学生要关爱患者、关爱社会,怀仁爱之心,立大爱之志,用大爱支撑起医疗卫生事业的脊梁。"大爱讲堂"是济宁医学院结合医学发展特点和医学创新人才素质要求,推出的一项有利于医学人才培养模式创新、贯彻以德育人理念的重要举措,已经成为济宁医学院爱心教育的符号和标志,是重要的省级医学人文教育品牌。

医学人文教育以核心人文课程为主体,以结合专业特色的选修课程为辅助;医学专业课程融合人文内涵,社科人文课程突出医学院校特色;医学人文教育既可以在课堂上进行,也可以在医疗实践中开展,同时在大学爱心

文化的环境中熏陶;创建具有地域文化优势的人文教育基地,打造"大爱讲堂"之爱心教育品牌,济宁医学院构建了全方位、立体化医学人文教育体系。2015 年和 2016 年在第六届全国高等医学院校大学生临床技能竞赛和第三届全国康复治疗学技能大赛中,济宁医学院学生队分获总决赛二等奖和一等奖。此类比赛在考查医学生专业知识和临床技能之外,还侧重考查了参赛选手在医德医风、临床思维、团队意识、医患沟通、人文关怀等方面的综合素质和能力。可见,济宁医学院医学人文教育体系构建较有成效。

（本文原载于《中华医学教育杂志》2017 年第 1 期,有改动）

健康中国视域下加强医学生人文教育的思考

王德国*

【摘要】2016 年 10 月党中央、国务院制定发布了《"健康中国 2030"规划纲要》，规划部署了未来十五年健康中国建设。医学生作为我国未来医疗卫生事业的强大后备军和中坚力量，在健康中国的建设与发展中担当了极其重要的职责与使命。在推进健康中国建设进程中，加强与改进医学生医学人文教育，培养提升其医学人文素质素养，不仅能够很好地促进医学生自身的健康成长成才，而且必然能够很好地推进健康中国建设。本文结合健康中国建设，客观审视了我国当前医学人文教育的现状，从教师、学生、学校管理以及国家四个方面，深刻剖析了存在的问题，从而提出加强与改进医学生人文教育的有益对策。

【关键词】健康中国；医学生；医学人文教育

2016 年 10 月，中共中央、国务院制定发布了《"健康中国 2030"规划纲要》，为未来十五年健康中国建设发展指明了方向。[①] 在党的十九大报告中，习近平总书记再次以战略的眼光，强调部署了新时期的健康中国建设。[②] 医学生在健康中国建设中担当着极其重要的职责与使命。医学人文素质是现

＊ 王德国，济宁医学院马克思主义学院，副教授，研究方向为医学伦理学。

① 参见《"健康中国 2030"规划纲要》，2016 年 10 月 25 日，http://news. xinhuanet. com/health/2016-10/25/c_1119786029.htm.

② 参见习近平：《决胜全面建成小康社会　夺取新时代中国特色社会主义伟大胜利——在中国共产党第十九次全国代表大会上的报告》，《前线》2017 年第 11 期。

代医学生的必备素质。^① 加强医学生的医学人文素质教育,培养提升医学生的医学人文素质素养,不仅有助于医学生在校期间的健康成长,而且必然影响未来我国医疗卫生事业的发展和健康中国的建设发展。为了切实搞好医学生的医学人文素质教育,有必要结合健康中国的建设,在客观审视当前我国医学人文教育的现状、剖析其存在的问题的基础上,进一步探索加强与改进医学生医学人文教育的有益对策,以期更好地培养提升医学生的医学人文素质素养,更好地助推健康中国的建设与发展。

一、健康中国视域下加强改进医学生医学人文教育的重要意义

(一)有助于医学生更好地学习掌握医学人文知识,提升人文素质

在健康中国建设进程中,教师通过讲授医学伦理学、医学心理学、医学史等医学相关课程,将医学人文教育融于专业课程的教学中,使医学生掌握更多医学人文知识,养成良好的医学人文素养和高尚的医学人文精神,成为全面发展、德艺双馨的优秀医学专门人才。^②

(二)有助于更好地促进人民群众身心健康,助推健康中国的建设,提升我国的综合国力,展示中国良好的国际形象

依据《"健康中国2030"规划纲要》对健康中国建设做出的规划与部署,健康中国建设可谓是当前和今后十五年中我国社会建设发展的一项重大任务。医学生在推进健康中国建设进程中,担负着发展医学科学、传承医学教育、做好医疗卫生工作、更好地保护与促进人民群众身心健康的特殊职责与使命。加强医学生医学人文素质教育,培养提升医学生的医学人文素质素养,必然有助于更好地促进我国医疗卫生事业的改革与发展,有助于更好地维护与促进人民群众的身心健康,展示"富强民主文明和谐美丽"社会主义现代化中国的国际形象。

二、当前我国医学生医学人文教育现状及存在的问题

(一)我国医学人文教育现状

伴随着新医学模式及国际医学教育改革的深刻影响,我国高等医学教

---

① 参见卢柳衡、邓砚:《医学人文教育中医学生学习的改进研究》,《中国继续医学教育》2017年第2期。

② 参见陈娟:《我国医学生人文素质教育研究的现状和发展方向》,《经营管理者》2017年第1期。

育不断深化改革,医学人文教育在经历了从无到有、从不被重视到予以重视、从不发展到相对发展的发展历程,医学人文教育已经成了我国当代高等医学教育的重要内容,受到党和政府及医学界的普遍重视。在党和政府的积极支持下,在医学院校医学人文学者们的积极努力下,各高等医学院校重视医学生的人文素质教育与培养,启动医学人文课程教学,注重医学人文课程教育与学术交流,并取得一定成果。国家十分重视医学人文学科的学术研究与交流,中华医学会、中国医师协会等社会团体创建了医学伦理学、医学心理学、卫生法学等医学人文学科的国家级和省市级的学术组织,创办并发行了《中国医学伦理学》《医学与哲学》(人文社会科学版)等医学人文专业学术刊物,召开了"医学人文社会科学实证研究研讨会""医学人文如何走进临床"等学术研讨会①;开展医学人文学科国家级、省市级研究课题申报与研究,很好地促进了新时期医学人文教育,提高了教学质量与水平,为医学生和医务人员人文素养的培养提升奠定良好的基础。

(二)我国医学人文教育存在问题

1.教师对医学人文课程认识存在偏差

部分教师认为医学人文教育在医学教育体系中可有可无,思想上并未予以重视;把医学人文教育等同于一般文化素质教育,或等同于思想政治理论教育。部分教师认为医学人文教育终极目标是为了帮助医务实践者改善工作服务态度,提升医疗卫生服务的质量与水平。而医学人文教育的终极目标是深刻认识与把握"医乃仁术"的本质,明确医学的根本目的与使命,以便在医学实践中更好地尊重关爱生命及生命价值。因此,教师的认知偏差必然影响他们的教学质量与教学效果。

2.教师知识结构不合理,教学方法有待改进

大多数医学院校从事医学人文课程教学的教师,基本上是从事思想政治理论课教学的,其专业背景是马克思主义理论相关专业,或者是哲学、伦理学等相关人文社科专业;还有少部分教师是医学相关专业。因此,真正从事医学人文学科的教师可谓是凤毛麟角,教师的学缘结构导致教师自身知识结构不完善。在教学方法上,教师注重运用传统填鸭式满堂灌的教学,偏

---

① 参见张威、孙宏亮:《我国医学人文教育研究的现状及走向——近十年医学人文教育研究综述》,《医学与哲学》2017年第7A期。

重于课堂理论教学,忽视学生的主体作用,忽视教与学的互动,忽视实践教学的设计和实施,致使理论与实践、知与行分离与脱节,不利于医学生人文精神培养与践行。①

3.医学生对医学人文学科的认识不明确,学习功利化

医学生由于受教师对医学人文课程认知影响,加之学习功利化心理的制约,以至于他们普遍认为学好专业课就足够了,根本没必要学习医学人文课程。即使有些学生迫于辅导员、任课教师的课堂考勤到了课堂,但认真听课的学生也不多,抬头率不高,学生的认识与心态影响他们对医学人文课程的学习效果,教师课堂教学自然无法达到预期效果。

4.学校教学管理工作者对医学人文教育重要性认识不足

从教学管理上来看,医学人文课程在培养方案的设计中更多地将其设置为限选课或者专业任选课,这样的设置势必降低学生对这些课程的重视程度和学习热情。很多学校把医学人文课程放在大一、大二基础医学学习阶段集中进行,在专业课学习阶段和临床实习阶段不再设置相关的医学人文教育课程,致使医学人文教育缺乏序惯性。在教学管理中,他们忽视医学人文课程之间的内在联系,尚未注重对统一教学组织机构与教学管理机构设置与建设,致使教育无法形成合力。在教育对象上,只注重本科生、专科生教育,忽视研究生教育。在教学组织形式上,只注重课堂理论教学的计划与管理,忽视实践教学的规划与实施。由于受传统生物医学模式影响,各医学院校均普遍存在重技术、轻人文倾向,不仅造成医学人文的知识、素质与技能固有的价值没有受到应有重视,而且使医学生人文教育缺少了良好的社会生态环境氛围。

5.国家学位目录中医学人文一级学科的缺位

根据国务院学位委员、教育部 2011 年制定公布了最新版的《学位授予和人才培养目录(2011)》,尽管医学门类下的一级学科增加到 11 个,但并未设置医学人文二级学科。② 国家对医学人文学科定位尚不明确,导致医学人

---

① 参见张威、孙宏亮:《我国医学人文教育研究的现状及走向——近十年医学人文教育研究综述》,《医学与哲学(A)》2017 年第 7 期;陈默:《当前中国医学人文教育的困境与出路》,《医学教育研究与实践》2017 年第 3 期。

② 参见国务院学位委员会、教育部:《学位授予和人才培养学科目录(2011 年)》,2011 年 3 月 8 日,http://old.moe.gov.cn/publicfiles/business/htmlfiles/moe/moe_834/201104/116439.html. 2011-03-08/2011-04-11.

文学科不仅在医学学科中未予以充分重视,而且在相应的人文社会科学学科中也未有应有的地位。

三、健康中国视域下加强与改进医学生医学人文教育对策

(一)教师应自觉加强业务学习,改进教学方式、方法,努力提升教学质量与水平

应切实发挥好任课教师,尤其是哲学、社会科学专业的任课教师,在医学生人文素质培养中担任主导作用。任课教师积极主动地加强哲学、法学、心理学等人文社会学科知识的学习,以及临床医学概论、医学史、医学心理学等医学人文相关学科知识的学习,改善知识结构,增强教学工作的能力与水平;同时注重加强人格素养,凭借良好的人格魅力教育影响学生,使学生在潜移默化中受到教育。在实施医学人文教学过程中,任课教师须积极主动地加强对医学人文学科教学规律的研究与探索,深化对医学人文课程的教学内容、教学方法、教学形式、考试考核的改革与研究,积极运用多媒体教学、专题讲座、案例分析教学、情景模拟教学、PBL 教学、翻转课堂、慕课、社会调研等多种教学方法与形式,加强与改进教学,注重教与学的互动,提高教学的针对性、实效性、艺术性,增强教学的吸引力、说服力与感染力。

(二)医学院校应重视医学人文实践教学的规划与实施,做好医学人文实践教学

应注重人文教育的实践教学设计与实施,科学地规划实践教学计划、实践教学主题与学时。在实施理论教学时,依据教学内容,增设医学人文的见习环节,让学生随时深入医院见习,感受认识医学人文精神与人文价值。在学生临床学习与实习阶段,医学人文教学教师要与相关的临床教学医院合作,切实做好医学人文教育的理论教学与实习安排,组织好临床医学伦理查房,增加提升教学的针对性与实效性。

(三)医学院校应重视医学人文教育课程体系建设与师资队伍建设

在医学院校管理层面,首先应构建以医学专业课程为主导,以医学伦理学为核心,以医学心理学、医学哲学等为辅的课程体系,适当增加相应的学时与学分,同时增设相应的选修课,广泛开展人文素质教育,加强课程内容

整合①,为医学人文教育奠定良好基础。医学院校须更好地实施医学人文学科的教学,提升教学质量与水平,设置独立的医学人文学科教学研究机构,配备专门的师资,开展医学人文学科教育教学的专门研究,并加强医学人文学科独立管理机构的建设,组建医学人文研究中心、医学人文教学部等,整合医学人文学科的教学,更好地发挥医学人文学科协同育人的作用。医学院校应重视医学人文课程师资队伍建设,要充分利用好专职与兼职、校内与校外多方面的师资资源,并根据教师的不同情况,做出切实可行的培养计划;重视学科带头人和学科骨干的培养、引进,逐步形成高、中、初配置合理的团队机构;鼓励支持人文医学课程的教师积极参加国内外学术交流与培训,为他们提供更多提升与完善自我素质与能力的机会与平台,努力提高教师队伍的质量与水平。

(四)医学院校应注重校园文化建设,注重发挥各部门协同育人作用

良好的校园文化是对医学生进行有效人文素质教育的第二课堂。因此,在医学院校管理中,应注重学校文化建设,利用墙报、走廊画报、展览馆、校园的人文景观等,加强医学生人文素质教育,培养其医学人文精神。医学生人文素质培育、医学人文精神的锤炼,依赖于良好校园文化的熏陶,依赖于人文医学专任教师严谨认真教学,同时也依赖于通识教育课程、基础医学课程、临床医学课程等各方面专任教师的教育与引导。因此,在医学生人文素质教育中,应注重发挥各门课程任课教师协同育人作用,共同致力于医学生良好人文素质的培养、打造与提升。

(五)国家应重视医学人文一级学科的建设,做好专任教师的在职培训与学术交流

从国家层面来看,应加强和改进医学生人文教育,首当其冲的是要在国家学科目录上增加医学人文的一级学科,以便确立医学人文的学科地位,明确其培养目标,在此基础上,进一步探索做好医学人文一级学科建设的各项工作,推进医学人文一级学科的建设,夯实其学科建设的基础。② 同时,国家应重视对医学人文专任教师的在职培训,积极借助并发挥自然辩证法研究会、伦理学研究会等人文社会科学研究会的作用,切实做好对在职医学人文

---

① 参见陈飞:《医学教育中人文社会科学课程的整合》,《教育评论》2010 年第 5 期。

② 参见张威、孙宏亮:《我国医学人文教育研究的现状及走向——近十年医学人文教育研究综述》,《医学与哲学(A)》2017 年第 7 期。

有关课程教师的培训,促进其学习、研习新知,改善知识结构,提高教育教学能力与水平。同时要坚持请进来、走出去的对策,积极加强与国外相应学术机构与教育教学机构的国际培训、交流与合作,更好地推进我国医学人文教育教学的开展。

(本文原载于《济宁医学院学报》2018年第1期,有改动)

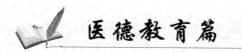

医德教育篇

儒家孝思想视域下的医学生责任意识培养研究

易琳琳* 李建军 毕于建 戈文鲁

【摘要】医学生是未来的医务工作者,肩负着守护人民生命健康的重大责任,其责任意识的培养尤为重要。儒家孝思想是道德修养的起点、社会责任意识的源头,将儒家孝思想之精华融入医学生责任意识培养的全过程,对医学生责任意识的提升具有非常重要的推进作用。

【关键词】儒家孝思想;医学生;责任意识

党的十九大报告提出我国实施健康中国战略,要求建立优质高效的医疗卫生服务体系,为人民群众提供全方位、全周期的健康服务。这就要求作为主力军的医务工作者要同时具备良好的职业素养与专业技术,要以高度的责任心来尊重生命,对患者负责。而当前媒体曝光的诸多医疗纠纷和医疗事故中,由相关医务人员责任心不强导致的占大多数,部分医务人员的责任意识还有待提高。医学生是未来的医务工作者,是实施健康中国战略重要的后备力量。医学生责任意识弱化,将很难在今后的医疗工作中自觉承担起"生命相托"的神圣职责。因此,借鉴儒家孝思想的教育理念,加强对医学生责任意识的培养,对提高我国医务人员的职业道德素质和服务水平,降低医疗责任事故的发生率[1],以及健康中国战略的顺利实施都具有非常重要的意义。

---

* 易琳琳,济宁医学院马克思主义学院,讲师,研究方向为医学人文教育。

[1] 参见张倩:《儒家"孝悌"思想中的责任伦理探究》,《赤峰学院学报》(汉文哲学社会科学版)2015年第9期。

一、医学生责任意识培养的重要性

中共中央、国务院颁布的《国家中长期教育改革和发展规划纲要(2010—2020年)》指出,要着力提高学生服务国家、服务人民的社会责任感。党的十九大报告也提出,加强思想道德建设,要注重强化社会责任意识、规则意识、奉献意识。可见,国家和社会的发展,离不开具有高度责任意识的人才,责任意识作为规范人们各种道德行为的主要标尺,已受到国家的高度重视。

医学生作为一个特殊的大学生群体,肩负着守护人民生命健康的重大责任。他们不仅要掌握扎实的医学理论知识和业务技能,更要具备为人类健康事业献身的高度责任意识和深厚的人文情怀。[①] 为此,各高等医学院校都十分重视对医学生的医德教育和责任意识的培养。调查显示,大多数医学生都能意识到对自己、对家人、对病人、对国家和社会所肩负的责任,责任意识的总体状况较好。然而,随着改革开放和社会主义市场经济的深入推进,信息网络技术的不断发展,不少医学生由于受到不同文化思想以及多元多变的社会思潮的影响和冲击,出现了不同程度的责任意识缺失的现象,主要表现在学医目的趋于功利化,职业道德趋于缺失化,社会责任趋于自私化,对待病人趋于淡漠化,自我责任趋于轻视化等方面。[②] 大学阶段是社会责任意识的成熟和定型阶段,因此,现实告诉我们,对医学生责任意识的提升刻不容缓。

孝是中华民族最古老的道德规范之一,是道德修养的起点、社会责任意识的源头。综观古代医学典籍,孝也是为医者应当具备的基本道德品质,是传统医德的重要组成部分。古代儒医就崇尚能"行孝"者方能"行医",能"行医"者必能"行孝",能"爱亲"者方能关爱病人的思想,非常注重对亲人、病人乃至对国家和社会的责任担当。因此,借鉴儒家孝思想的教育理念,对加强医学生责任意识的培养具有非常重要的推进作用。

二、儒家"孝"思想的内涵

儒家历来都强调责任,儒家的孝思想更是以责任伦理作为其出发点,或

---

① 参见李增光、韦勤:《关于医学生责任意识培养的探讨》,《中国医学伦理学》2016年第2期。

② 参见吴蓓、樊文娥:《医学生责任教育的多维透视》,《医学与哲学》(人文社会医学版)2010年第11期。

者说儒家孝思想本来就是和责任伦理融合而生的。① 明确儒家孝思想的内涵能够为医学生责任意识的培养提供重要的理论规范,其内涵主要体现在以下四个方面:

(一)珍爱生命,爱惜身体

《孝经》开篇即指出:"身体发肤,受之父母,不敢毁伤,孝之始也。"珍爱生命、爱惜身体是孝最起码的要求。我们每一个人的生命都是父母给予的,若不爱护身体,不珍惜生命,就会使父母伤心,就是对父母不孝,同时也失去了赡养父母的能力。孟子强调尽孝要"守身"也是这一含义。珍爱生命是医学最根本的目标,正如孙思邈所说,"人命至贵,有贵千金;一方济之,德逾于此"(《备急千金要方》),体现出古代名医们对生命的关爱和高度敬业的责任意识。

(二)善事父母

《尔雅·释训》曰:"善父母为孝。"善事父母是儒家孝思想在实践方面的具体要求,主要体现在孝养、孝敬、孝顺三个方面。

1.孝养

孝最基本的要求就是体现在对父母的赡养,《孝经·庶人章》曰:"用天之道,分地之利。谨身节用,以养父母,此庶人之孝也。"满足父母衣食住行的基本生活条件是作为子女的基本义务,然而物质的奉养仅仅是孝的最低层次的底线要求,也是其他孝行得以实现的前提条件。

2.孝敬

孔子对孝的内涵的解释更加广泛,提倡"敬亲之孝",孝不仅在于对父母的赡养,满足其物质需求,而且要敬重父母、关爱父母,满足其精神需求,这才是更重要的,否则与饲养动物家畜无所区别,正所谓"至于犬马,皆能有养;不敬,何以别乎?"(《论语·为政》)孔子还指出,真正的孝敬是发自内心的,对待父母应和颜悦色,言语谦顺,与父母和睦相处,相互理解,否则也是不孝。孝敬是孝道最高层次的要求。

3.孝顺

《孟子·离娄上》曰:"不顺乎亲,不可以为子。"孟子认为,顺从父母不违背父母的意愿是对父母行孝的重要要求之一。但当父母之意与社会道义发

---

① 参见赵守政:《当前医学生责任感的现状、问题与对策》,山东师范大学硕士学位论文,2008年。

生冲突时,儒家也不主张对父母一味盲从。子曰:"事父母几谏,见志不从,又敬不违,劳而不怨。"(《论语·里仁》)孔子认为,面对父母长辈有过错时,作为儿女也不能不讲原则地顺从,而是应当委婉谏诤。这也是孔子孝思想中体现出的积极因素。

善事父母是个人对家庭责任意识的体现,也是个人对他人、对国家民族的社会责任产生的基础。

(三)博爱众人

孔子把孝纳入仁的理论体系中,认为孝是实践仁的最具体最直接的行为要求,孝顺父母、尊敬兄长,这是仁的根本。正如《论语·学而》有云:"孝悌也者,其为仁之本与。"仁爱首先要求爱亲,在家要孝顺父母,出门在外要尊敬师长,进而由爱亲推及博爱无血缘关系的众人,亲近有仁德的人。正所谓"泛爱众,而亲仁"(《论语·学而》)。孟子也认为孝行在爱亲的基础上还应该进一步得到升华,在敬爱自己父母的前提下,要将孝扩大到社会上的所有老者。所谓"老吾老,以及人之老"(《孟子·梁惠王上》),正是体现出了孟子所提倡的这种"博爱"的孝道思想。《孝经·天子章第二》也提出:"爱亲者,不敢恶于人;敬亲者,不敢慢于人。"同样也是提倡要以敬爱自己亲人的心去对待他人,善待家人的同时也要善待其他社会成员。这一思想也正是为医者应当具备的对待病人、对待社会的责任意识的体现。

(四)以医为孝

"为人子者不可不知医",以医为孝的思想是许多儒生走上学医道路的重要原因。孙思邈在《备急千金要方》中谈道:"君亲有急不能疗,非忠孝也。"张仲景也将"上以疗君亲之疾"(《伤寒杂病论·自序》)作为自己学医的动机。综观历史,因孝知医进而以医为业者甚多,其中还产生了不少著名的大医、圣医。隋朝时期的医家许道,正是在年幼时因母患病而习医,博览经方,遂精医术,成为名医。他认为:"人之尝视膳药,不知方术,岂谓孝乎?"(《友渔斋医话》)这也正是为医者由孝行医,从子女对父母身体健康保障的责任转变为行医者对其他病人的生命健康保障责任的体现。

三、儒家孝思想融入医学生责任意识培养的有效措施

当前在校医学生多为"95后",家庭生活条件优越,部分医学生由于在成长过程中受到家长长期的溺爱娇宠,不自觉地掩盖了他们关爱他人、关爱社会的能力,心理承受能力较弱,对父母依赖性较高。① 很多学生在家不做家务,不知道体谅父母的艰辛,遇事只顾自己,很少顾及父母长辈的需要和感受,缺乏家庭责任感;在外更是个人利益至上,关爱社会意识薄弱,助人互惠倾向明显,呈现出一定程度的孝思想缺失的现象,缺乏对他人、对社会的责任意识。

儒家孝思想提倡珍惜生命、爱惜身体、善事父母、博爱众人,从对自己、对家人负责,扩展到对他人、对社会负责。儒医提倡以医为孝,避免了功利化的行医目的。因此,将儒家孝思想的精华融入医学生责任意识培养的全过程,可以增强医学生的责任意识,提升医学生的人文情怀。为此,医学院校可以从以下六个方面做出尝试。

(一)加强儒家孝思想在课堂教学中的融入

习近平总书记在全国高校思想政治工作会议上强调,高校课堂教学是高校思想政治工作的主渠道。在医学生医德教育的相关课程中应加强儒家孝思想的渗透,将儒家孝思想的经典内容融入课程内容的讲授中,将儒家孝思想贯穿医德教育教学的全过程。比如在"思想道德修养与法律基础"课的讲授过程中,对于道德观教育、爱国主义教育、人生观教育、价值观教育等章节,教师可通过诵读讲解蕴含儒家孝思想的名句,讲述传统儒医以医为孝的生平事迹、行医精神等方式融入儒家孝思想的内容,这样既丰富了课程教学,又紧密结合了实际,既提升了思想政治理论课的实效性,又达到了对医学生进行责任意识培养的目的。

(二)加强儒家孝思想的教育资源库建设

学校除了在思想政治理论课程及医学专业课的课程教学中融入儒家孝思想的精华内容外,也可以专门增设如"孝经""二十四孝""弟子规"等以儒家孝思想为主要内容的选修课程,也可以在图书馆增添一些以宣扬儒家孝思想为主题的相关书籍,鼓励学生积极阅读,帮助学生了解儒家孝思想的基本知识。学校还可以利用校园网为学生提供儒家孝思想的学习交流平台。

医学院校还可以借助特殊的专业优势,建立生命科学馆,将医学知识的学习与人文教育融合在一起。通过各类人体器官、遗体的陈列,让医学生在

---

① 参见姜良杰、周爽:《"90后"大学生社会责任意识培育路径创新》,《华北电力大学学报》(社会科学版)2017年第1期。

学习人体解剖知识的同时,感受到生命的价值,从而感恩父母,感恩社会,感恩为医学事业做贡献的人,以此激发出医学生对亲人、对将来的患者们的责任意识。

学校还可以利用所在地区的资源优势,设立以儒家孝思想为主题的实践教学基地,组织学生开展实践教学活动。孔子、曾子、孟子是儒家孝思想的主要代表人物,学校可以组织学生参观孔府、孔庙、孔林、曾庙、孟府及孟庙等蕴含孝文化的地方,身临其境了解圣人的孝行孝德,增加医学生的行孝意识,培养医学生的责任感。

（三）注重开展以儒家孝思想为主题的社会实践活动

真实的社会生活才能使大学生在观察和感受生活中培养责任感,大学生只有躬亲参与到实践中才能真正体会责任,最终转化为自觉责任行为。[①]学校注重开展以孝文化为主题的情景教学和社会实践活动,可以为医学生认识和了解社会,亲身感受孝思想,体验责任感提供窗口。

学校可以组织学生观看《感动中国》等,此类节目中以孝道、孝行感动中国的道德模范的事迹,激发学生的行孝意识;在思想道德教育的课程教学中开展传承儒家孝思想为主题的实践教学活动,指导学生进行儒家孝思想相关典籍的诵读,并根据诵读的内容,开展孝德孝行故事的情景剧表演,使学生通过亲自参与节目的准备与角色扮演,体谅父母的辛苦,主动行孝。学校还可以开设感恩课堂,让学生在课堂中讲述自身行孝的经历,以自省自身的孝德孝行;可以给学生布置任务,如按时给父母打电话问候,在家为父母分担家务,定期为父母进行基本的健康检查,为父母制定健康方案等,督促学生行孝;在母亲节、父亲节、教师节、感恩节等节日开展座谈、演讲、征文等形式的活动,给学生表达内心的感恩情感提供平台。医学院校可以发挥专业优势,组织医学生到福利院、干休所等地方做义工,或者定期组织医学生下乡义诊、参加"无偿献血"等活动,使医学生在实际的行动中感悟孝,增加感恩意识和责任意识。

（四）注重开展以儒家孝思想为主题的校园文化宣传活动

加强校园文化宣传教育,组织开展以儒家孝思想为主题的多种形式的

---

① 参见王允端:《论新媒体环境下加强大学生责任意识的教育引导——基于部分高校调查数据的实证分析》,《思想理论教育导刊》2016 年第 11 期。

校园文化宣传活动,做到润物无声。学校可以通过在宣传栏、文化墙粘贴有关儒家孝思想中孝子行孝的感人故事的宣传画,使学生了解一些传颂千古的行孝事迹;还可以举办一些以儒家孝思想为主题的专题讲座、学术报告、学术沙龙等,宣传儒家孝思想及古代儒医中的孝德典范,营造校园孝德学习的氛围,潜移默化地将儒家孝思想深入到学生内心深处,从而不断提升医学生的责任意识。

(五)注重营造感恩的家庭氛围

良好的环境可以使人在不知不觉中受到感染和熏陶。家庭是子女成长的主要场所,良好的家庭氛围可以帮助子女更好地成长。父母的言谈举止是对子女最好的教育。父母在生活中相亲相爱、互相尊重,孝敬老人、尊重长辈;在工作中积极进取、乐于奉献;在与他人交往时,有情有义、知恩图报;在与子女相处时,亦师亦友、平等民主,以自己的行动展现儒家孝思想的内涵,营造感恩的家庭氛围,诠释家庭责任的担当,从而以榜样的力量潜移默化地引导并影响子女,增强子女的感恩意识和责任意识。

(六)建立以孝行孝德为主的责任行为奖惩制度

要使医学生责任意识的教育发挥实效,必须把责任教育制度化、规范化、具体化,建立科学可行的以孝行孝德为主的责任行为奖惩制度。对于医学生中出现的负责任的良好行为,学校应给予宣传和表扬;对于不负责任的行为要严格给予惩罚和批评教育,从而培养医学生对责任感的敬畏之心。[①]

学校可以根据教育过程中以儒家孝思想为主题开展的责任意识培养的各个方面的内容和要求,构建以孝德孝行为主的医学生责任意识与行为的考核指标,从对儒家孝思想的学习与认知、课堂活动中的表现、家庭生活中的孝道孝行、社会实践中的孝德孝行等几个方面进行考核,可以采取学生自主评价、同学之间相互评价、家长评价、教师评价以及社会实践基地评价等相结合的方式,最终根据不同的比例计入总评中,激励医学生自觉的学习儒家孝文化、践行孝道,不断提升自身的责任意识。

（本文原载于《医学教育研究与实践》2018 年第 3 期,有改动）

---

① 参见门薇、高大红:《大学生责任意识教育探析——以医学生为例》,《继续医学教育》2016 年第 12 期。

孔子的"仁爱"思想与"医者仁心"

张鹏[*]

【摘要】孔子提出的"仁爱"思想,与古希腊希波克拉底提出的"为病家谋幸福"相一致。本文以林巧稚事迹为例,阐述医生的"亲亲""泛爱众""亲仁"层层递进的仁爱思想。

【关键词】孔子;医生;仁爱

公元前400多年的春秋战国时代,孔子提出了"仁爱"思想,同时代的墨家有"兼爱"的论述;唐代的韩愈也有与"仁爱"很相近的"博爱之谓仁";亦说博爱是舶来品,是18世纪法国资产阶级革命时期提出的口号,如英国的《人权宣言》等都曾提到。孙中山领导的辛亥革命亦曾提到博爱。"仁爱"与"博爱"都是爱,有区别,有共融,最终是大美无言,大爱无疆。

"仁爱"思想在长达2500多年的历史中,一直是中华民族文化生活的最高指导原则。"仁"是孔子的思想核心,子张问"仁"于孔子,子曰"能行五者于天下为仁矣……恭、宽、信、敏、惠"(《论语·阳货》)。《论语》以讲"仁"为主,据统计,其中"仁"字出现在所有20篇中的16篇,不同篇章中的"仁"具有不同的含义,而其出现的次数,共计有110次之多,就是说,《论语》中,平均十几个字中就出现一个。"仁"在孔子的思想中的重要性略见一斑,是儒家的基本概念,甚至可以把孔子的思想概括为"仁学"。同时代,约2400年以前希腊伯里克利时代,西方医学奠基人、被尊为"医学之父"的希波克拉底,向医学界发出的行业道德倡议书,是从医人员入学第一课要学的重要内

容，无论至于何处，遇男或女，贵人及奴婢，我之唯一目的，为病家谋幸福……请求神祇让我生命与医术能得无上光荣。① 中西方文化中关于"仁爱"的表述不尽相同，但道理相通，都是把万物当作关怀的对象，把"仁爱"当作道德的基本原则。

"仁爱"思想渗透于生活的各个方面。

《论语》中，樊迟曾三次问"仁"，最经典的一次：樊迟问仁，子曰："爱人。"仁者是充满慈爱之心，满怀爱意的人。孔子讲"立爱自亲始"，"君子务本，本立而道生。孝弟也者，其为仁之本欤！"（《论语·学而》）仁爱亲人是"仁爱"的第一要义。据史书记载，张仲景大家庭二百余人因为瘟疫而死者十分之七，痛定思痛，潜心研究伤寒病的诊治，终于写成继《黄帝内经》之后，又一部最有光辉影响的医学典籍——《伤寒杂病论》，其在自序中指出，要具有"精究方术"和"爱人知人"的精神。可见"爱人"强调人性的正面，建立在突出和尊重人格的基础上。

樊迟问仁，子曰："仁者先难而后获，可谓仁矣。"（《论语·雍也篇第六》）就是仁人对难事，做在人前面，有收获时，他得在人后，这可以说是仁，这就是现代的雷锋精神。注重人格的独立和道德的自主，人们实现了道德上的自律，就实现了真正意义上的个人自由，"仁远乎哉？我欲仁，斯仁至矣！"（《论语·述而》）是由道德自律达到心灵自由的一种道德个人主义，这种道德强调一种在移情基础之上的人际互爱，个人不是向外寻求相对于他人（物）的自由，而是向内寻求相对于自己的自主。不是我想干什么就干什么，而是我不想干什么就可以有"不干什么"的自由。

林巧稚在协和医院门诊看病，鼓励平民百姓不要挂她的专家号，告诉他们"挂我的普通号，同样是我给你看病"，以恩惠之心宽厚他人，是由爱亲人而后把爱延及到周围人的广博之爱。"泛爱众，而亲仁。行有余力，则以学文。"（《论语·学而》）广泛地仁爱众人，能够做到亲爱众人与亲人。既以平等心，做到对人、对事保持一视同仁，就是孟子说的"亲亲而仁民，仁民而爱物"，"老吾老及人之老，幼吾幼及人之幼"。林巧稚教育妇产科所有的人，救活一个产妇、孕妇，就是救活了两个人。这就是"修己以敬、修己以安人、修

---

① 参见［古希腊］希波克拉底：《希波克拉底誓言　警诫人类的古希腊职业道德圣典》，綦彦臣编译，世界图书出版公司2004年版。

己以安百姓"的大智慧。"里仁为美",常与有仁德的人在一起,耳濡目染,会受到仁德者的影响,互相关心、互相帮助。诺贝尔和平奖获得者特蕾莎修女说,我们做不了什么伟大的事情,但是我们可以用伟大的爱去做小事情。①清代袁枚说:"苔花如米小,也学牡丹开。"大爱无疆就能走得更远。

孔子说的"仁爱",不仅是一般血缘群体的基本准则,更是儒家思想的普适价值。他的"己欲立而立人,己欲达而达人"(《论语·雍也》)和《黄帝内经》的"天覆地载,万物悉备,莫贵于人"一致,就是医学人道主义的核心内容,特别是在医患关系中表现出来的同情、关心病人,尊重、维护病人的人格权利与利益,珍视病人的生命价值,懂得关爱他人,知人痛痒,容忍他人。实行"仁"的重要原则,是对于人的关怀、关注与热爱。如果能够尊敬、敬重他人,"己所不欲、勿施于人",做到忠恕与诚信,用自己的心去推测别人的思想感受,达到推己及人的目的,也就做到了"仁"。

"万婴之母"的林巧稚说"关爱是医生给病人的第一张处方",同于中国唐朝孙思邈在《备急千金要方》中提出的"先发大慈恻隐之心","见彼苦恼,若己有之",从内心对病人有同情心,以感同身受的高尚品德去对待。林巧稚说:"我们不仅要解除病人身体的痛苦,更要解除他们心灵上的痛苦。"

中国社会学和人类学的奠基人之一费孝通先生指出,孔子最注重水波纹向外扩张的"推"字。我们先是发现自身之美,然后是发现、欣赏他人之美,再到相互欣赏、赞美,最后达到一致与融合。这就是孔子的仁爱思想,"各美其美"就是"亲亲",暗含了对人的独立价值的肯定。"美人之美"就是推己及人的"泛爱众",暗含了对别人的尊敬、诚信和宽容心。"美美与共,天下大同"。

大美无言,大爱无疆。美到极致,就不是言语能表达出来的;爱到无疆,就是不分边界的爱,众生平等的、最高的爱。适用于任何方面、任何种类,无论何人都能感受到。

---

① 参见康雨佳:《奥斯卡大片中的价值观》,中国电影出版社 2017 年版。

《黄帝内经》敬业思想及其当下教育价值

【摘要】《黄帝内经》敬业思想具有三个维度,即职业理想、职业技能和职业态度。这三个维度互为补充,自成一体,代表一个完整的中医敬业思想体系。其中,具有"上工"的职业理想是核心,具有理论联系实际和善于医患沟通的职业技能是实现途径,具有慎重、从容的职业态度是外在表现。探析《黄帝内经》的敬业思想,发掘其在医学生敬业思想教育中的时代价值,能够进一步促进社会主义敬业观的培育和构建。

【关键词】黄帝内经;敬业;敬业教育

敬业是中华民族的传统美德。早在先秦时期,我国的敬业思想就已经萌芽并不断丰富和发展。孔子主张做事一定要尽心尽力,并提出了"执事敬""事思敬"以及"修己以敬"的敬业观。《黄帝内经》(以下简称《内经》)作为我国最早的医学著作,其蕴含的人文思想价值日益受到学界的关注。近年来,《内经》医学的独特文化内涵被不断发掘和整理。其中,《内经》敬业思想作为其整个人文思想的有机组成部分,在《内经》人文思想体系中占有重要地位。这一思想的指导原则是"非其人勿教,非其真勿授"(《素问·金匮真言论》)。在这一指导原则下,《内经》敬业思想又形成了职业理想、职业技能和职业态度三个维度。可以说,《内经》在这三个维度上的职业理想观、职业技能观和职业态度观决定了其敬业思想的基本风貌。而作为传医的两个基本要求,《内经》追求"其人"与"其真"的鲜明态度表明了其敬畏医学事业

---

* 陈海华,济宁医学院马克思主义学院,副教授,研究方向为思想政治教育。

的价值取向。本文拟以这三个维度为基础来系统梳理《内经》的敬业思想，探析并发掘其当下教育价值。

一、具有"上工"的职业理想是《内经》敬业思想的核心

职业理想是"自己未来所从事的职业希望达到的一种预期目标"①。具体到医学领域而言，就是要做最高水平的医者。《内经》把医者称为"工"，并把"工"分为三类，即"上工""中工"和"下工"。这三类"工"具有明确的划分标准。《灵枢·邪气脏腑病形》阐述察色、按脉、问诊等诊法的重要性时指出："能参合而行之者，可以为上工，上工十全九；行二者，为中工，中工十全七；行一者，为下工，下工十全六。"意思是把察色、按脉、问诊三种诊法配合起来进行诊断的，称为上工，上工能够治愈十分之九的疾病；运用两种方法进行诊断的，称为中工，中工能够治愈十分之七的疾病；仅能够运用一种方法进行诊断的，称为下工，下工可治愈十分之六的疾病。可见，《内经》"能参合而行之"的"上工"观，表明其倡导医者一定要有做"上工"的职业理想。为了把医者的这种职业理想落到实处，《内经》还从掌握医理和博学多才两个方面提出了具体要求。

（一）掌握医理是成为"上工"的基础

《素问·灵兰秘典论》认为："至道在微，变化无穷。"这里的"道"是指医理，也就是医学道理。意思是医学道理极其微妙，变化没有穷尽。可以说，一个致力于以"上工"为职业理想的医者，应该深入学习医理，只有如此才能了解医学的本源。《素问·徵四失论》又具体指出："道之大者，拟于天地，配于四海，汝不知道之谕，受以明为晦。"意思是医理微妙高深，能和天地相比，能和四海相配。如果医者没有掌握医理，即使老师把医学知识讲授得再清楚做学生的也会依然糊涂。可见，掌握医理是学医、行医的基础。对于医理的重要性，《素问·方盛衰论》还强调："道甚明察，故能长久。不知此道，失经绝理，亡言妄期。"意思是只有医理高明了，才能取得长久的疗效。反之，如果没有掌握医理，往往就会在诊断时违反医理，乱谈病情，乱下结论。基于对掌握医理的重视，《素问·徵四失论》批评了不认真学习医理、掌握医理的行为，认为"是故治不能循理，弃术于市"。意思是说治病如果不能遵循医

① 张继延、万勇华：《试论职业理想及其实现途径》，《学校党建与思想教育》2010年第35期。

理,就不会为人们所信任。因此,掌握医理是非常重要的,这是成为"上工"的基础。

(二)博学多才是成为"上工"的必由之路

综观《内经》全书,其具有"文简、意博、理奥、趣深"的突出特点。之所以如此,是因为《内经》具有一个突出的导向,那就是要求医者应该掌握广博的知识,从而为今后的行医诊断打下坚实的基础。《素问·气交变大论》和《素问·著至教论》提出了医者应该"上知天文,下知地理,中知人事"的观点,要求医者一定要博学多才,掌握多方面知识。《素问·示从容论》提到黄帝与雷公在谈论医道时,夸赞雷公已经能够"览观杂学,及于比类,通合道理"。在这里,《内经》实际上是托黄帝之言要求医者要广泛涉猎多方面知识,学会多种思维方法,才能通晓医理,从而在临证诊断中游刃有余。《内经》对博学多才不仅有正面倡导,还从反面提出了警示。其批判了不认真学习以及不追求真才实学的行为。《素问·徵四失论》专门讨论了医者临证中易犯的四种过失。其中,"受师不卒,妄作杂术"就属于第二种过失。也就是说,从师学习医术还没有达到毕业的要求,却在这时就急着行医,其结果一定会乱搞一套。同时,《素问·方盛衰论》还强调指出:"受师不卒,使术不明。不察逆从,是为妄行。"意思是如果没有跟着老师从头到尾地学医,没有掌握医术的精髓,在临证时就不能辨别顺逆,结果就会不得章法,胡作非为。

医者通过认真感悟医理,广博学习多方面的知识,就会逐渐成为一名"能参合而行之"称为"上工"。《内经》对这种"上工"的职业理想之所以如此重视,是因为《内经》已经认识到了医者的重要性,认为医者爱岗敬业,能够"上以治民,下以治身,使百姓无病"(《灵枢·师传》),也就是能够实现个人最大化的自我价值和社会价值。当前,我们开展医学生敬业思想教育,也应该首先强化其"上工"的职业理想。通过结合时代要求,树立医学生新时代的职业价值观。通过系统化的职业理想教育,使他们认识到其所肩负的时代责任和使命担当,从而使其在未来的治病救人事业中实现自我价值和社会价值的有机统一。

二、具有精湛的职业技能是《内经》敬业思想的实现途径

敬业不能只停留在理想层面,还要转化到技能层面上。如果说职业理想是敬业的指南针,那么能力层面是做到真正敬业的实现途径。① 一个敬业的医者,一定会把职业技能看得很重,从而不断提高自己的医疗技术水平。《内经》把医者所拥有的职业技能称为"术",认为医者要拥有精湛的医术,必须掌握两种基本能力,即理论联系实际的能力和以患者为中心的医患沟通能力。

(一)要具有理论联系实际的能力

《灵枢·官能》提出要"法于往古,验于来今"。意思是医者应该取法古人的医术,并善于在临床实践中来检验这些医术的适应性。这里,《内经》针对职业技能实际上提出了这样一个观点,即医者要有理论联系实际的精神,要具备理论联系实际的能力。理论联系实际之所以重要,是因为《内经》已经认识到气候、环境和人体的情况千差万别,行医诊断稍有不慎就会误诊误治。因此,要想"临事以适道术",就必须把学到的医理和实际相结合。《灵枢·官针》还要求医者在针刺时,要根据九针的不同性能,针对不同的病情而选用适宜的针具,该篇指出:"故用针者,不知年之所加,气之盛衰,虚实之所起,不可以为工也。"意思是医者在运用针刺法时,如果不懂得一年四季的气候加临于人体的具体情况、正邪气的盛衰、虚实证的形成,就不能称为合格的医者。可见,《内经》能够把患者所处的环境和人体的具体情况相互结合起来进行综合诊治,已经充分认识到了理论与实际相结合的重要意义。

(二)要具有以患者为中心的医患沟通能力

《内经》把"上工"有时也称为"良工"。《素问·汤液醪醴论》指出:"今良工皆得其法,守其数,亲戚兄弟远近,音声日闻于耳,五色日见于目,而病不愈者,亦何暇不早乎?"这句话是说,作为"良工",如果掌握了医道,拥有了高超的医术,再加上与患者关系亲密,像家人一样,一般的疾病都会治好的。除非是患者的疾病治疗晚了。可见,《内经》已经认识到以患者为中心的重要性,把医患沟通能力看成和掌握医理一样重要。《灵枢·师传》还具体提出,医者治疗要"入国问俗,入家问讳,上堂问礼,临病人问所便"。也就是说进入一个国家要问明当地的风俗,进入一户人家要问明这家的忌讳,进入一间厅堂要问明人家的礼节,医者来到病人的跟前也要问明病人对怎样治疗才能觉得舒适。可以说,"临病人问所便"的观点是《内经》强调医者要注重

---

① 参见王永磊:《我们的核心价值观·公民篇》,黄山书社 2016 年版。

医患沟通能力的最明确表达。

值得一提的是,除了上面两种能力之外,《内经》还认为医者应该掌握总结归纳的能力、取象比类的能力等。但是,理论联系实际的能力和医患沟通能力是《内经》认为医者应该掌握的最基本的职业技能,其他技能都是这两种技能延展、迁移的结果。从《内经》敬业思想出发,落脚于当前医学生敬业思想教育,我们也应该致力于医学生职业技能的培养和提升,其中尤其是要注重医患沟通能力的培养问题。因为我国高等医学教育注重临床实践技能的训练,"却相对忽视了人文素质教育和沟通能力培养"[①]。医患沟通表面是态度问题,其实质是能力问题。只有具备善于同患者沟通的能力,才能使"医术"有用武之地。

三、具有良好的职业态度是《内经》敬业思想的外在表现

一个人为人处事的态度是其价值观的外在表现。是否具有良好的职业态度,是患者及其家属判断医者是否敬业的最直观的标准。"中医学是一门兼有自然科学属性的人文学科。"[②]医者面对的"不仅仅是患者的身体健康权,还要针对患者的人文情感"[③]。因此,在治疗过程中,《内经》强调医者一定要具有良好的职业态度。而这种良好的职业态度体现在两个方面:一是要慎重,二是要从容。

(一)要具有慎重的态度

慎重行医的思想贯彻《内经》的始终。其代表性的词汇就是"谨""谨察"以及"审察"。《内经》强调,医者在行医时,一定要专心致志,慎之又慎,最好是达到"专意一神,精气之分,毋闻人声"(《灵枢·官能》)的治疗境界。意思是要全神贯注地给患者诊疗,要达到没有私心杂念,甚至连身旁的人发出的任何一点声音都听不到。《内经》还认为,气的阴阳和谐是身心健康的保证。治病的根本在于养气和调气。所以,《内经》提出,在临证诊断时感到经气已经到来时,应该慎重掌握,不失时机,但必须要做到"如临深渊,手如握虎,神无营于众物"(《素问·宝命全形论》)。意思是要像面临深渊一样谨慎,又要

---

① 李玲、宋九林、杨诗源等:《医学本科生医患沟通教育满意度调查》,《中国循证医学杂志》2013年第4期。

② 马凤岐、王庆其:《先秦文化与〈黄帝内经〉的人文精神》,《中医杂志》2014年第24期。

③ 李奎刚:《医学人文视域下医学生职业精神培养的探索》,《西北医学教育》2016年第5期。

像手中捉着老虎那样坚定有力,集中神志,不为其他事物所干扰。"神无营于众物"成为此后历代医者慎重行医的基本判断标准。任何一位医者,在行医治疗时一定都要根据具体病情区别对待。要么先治本再治标,要么先治标再治本,要么标本兼治,但只有谨慎地观察病情的轻重,即"谨详察间甚"才能达到十全的疗效。

(二)要具有从容的态度

《内经》认为行医诊断一定要淡定、从容,并据此提出了"治数之道,从容之葆"(《素问·徵四失论》)的观点。意思是从容不迫地行医诊断是医者最为难得宝贵的态度。《素问·示从容论》特别强调了从容不迫行医诊断的重要性,该篇认为:"明引比类、从容……是谓至道也。"也就是说,医者在行医诊断时,不仅要懂得引物比类等多种诊断方法,还要具有从容不迫分析疾病的态度。因为这是行医诊断的根据,也是最高明的道理。《素问·疏五过论》专门论述了五种行医的过失,认为医者的这五种过失都是由于所学医术不精深,又不懂得从容掌握患者的具体情况等原因造成的。据此,该篇提出了"从容人事,以明经道……诊必副矣"的观点,认为医者只要在行医诊断时,从容掌握患者的具体情况,遵循诊治的常规,一定能够实现精确治疗。

医学生在校期间正是职业态度形成的关键期。在这一时期,树立其人本意识,借鉴《内经》职业态度观,培养其慎重从容的职业态度非常重要。尤其是在医患关系紧张的情况下,良好的职业态度是消除医疗纠纷不可或缺的要素之一。可以说,加强医学生敬业思想教育,端正其职业态度,不仅"直接关系到将来为患者服务的质量和水平"[①],还是强化医学人文建设,促进和谐社会建设的需要。

总之,"中华民族有着深厚的文化传统,形成了富有特色的思想体系"[②]。《内经》敬业思想就是中华民族传统思想文化在中医学领域的具体体现。《内经》敬业思想的三个维度互为补充,自成一体,代表着一个完整的中医敬业思想体系。其与我国当前社会主义敬业思想有明显区别,又有相通之处,值得我们学习和借鉴。习近平在坚定文化自信的论述中,提出了"要深入挖

---

① 覃红:《医学生"以人为本"职业态度调查及分析》,《医学与哲学》(人文社会医学版)2009年第 8 期。

② 《习近平谈治国理政》(第 2 卷),外文出版社 2017 年版,第 340 页。

掘中华优秀传统文化蕴含的思想观念、人文精神和道德规范"①的要求。因此,我们探析《内经》的敬业思想,就是要"发现中医的精华和真谛"②,发掘其在医学生敬业思想教育中的时代价值,深化认识中华优秀传统文化尤其是中医文化与社会主义核心价值观的辩证关系。通过对其进行创造性转化和创新性发展,进一步促进社会主义敬业观的培育和构建。

---

① 参见习近平:《决胜全面建成小康社会 夺取新时代中国特色社会主义伟大胜利——在中国共产党第十九次全国代表大会上的报告》,《前线》2017 年第 11 期。

② 邢华平:《中华优秀传统文化融入中医院校思想政治教育探析》,《医学教育研究与实践》2017 年第 6 期。

课程化:临床医学生医德教育实效性提升的必由之路[*]

贺庆功[**]

【摘要】 医德教育必须要前移到临床本科阶段。然而,临床医学生医德教育却存在教育目的异化、教育内容碎片化和考核试卷化的问题。临床医学生医德教育课程化可以使得医德教育教育目的知识传授和医德养成相统一、内容系统化和考核多元化。临床医学生医德教育课程化需要从构建理论教育和临床实践一体化的临床医学生医德教育目的体系、统一的临床医学生医德教育教学内容体系和多元化的医德教育考核体系等方面来提升医德教育的实效性。

【关键词】 临床医学生;医德;教育;课程化

医德问题已经成为当前中国社会一个非常严重的问题。每当出现医患矛盾和医疗纠纷时,人们往往认为医生的医德缺陷是造成矛盾和纠纷的主要原因。姑且不论人们的这种指责是否正确,对于医生是否公平,但医生的医德问题确实引起了很多医患矛盾和医疗纠纷。这一点毋庸置疑。因此,加强对医生的医德教育被认为是解决医患矛盾和医患纠纷的重要途径。然而,一些医生的医德观念已经形成,再加上他们工作繁重等原因,对医生的医德教育难有很好的效果。基于此,医生的医德教育应该前移,移到临床本科教育阶段。对于临床医学生医德教育,袁羽西等认为医学生医德教育只

　＊　本文为安徽省高等教育振兴计划高校思想政治教育综合改革计划 2017 年"名师工作室(辅导员)"项目(Szzgjh1-2-2017-14)成果。

　＊＊　贺庆功,蚌埠医学院马克思主义学院,副教授,研究方向为思想政治理论课教学改革研究。

有在社会主义核心价值观引领下,才能培育出高尚的医德。这直接关系到未来我国医学事业的发展和行业的医德方向。① 尹瑞法等提出了医疗机构与医学院校进行合作,构建一体化的德育体系。② 罗光强等认为,目前医德教育的教育规范与医疗实践之间存在断裂、核心语词的花瓶化问题,需要将医德教育由单一的美德教育转变为系统的医德教育,并提出医德教育的目标是内容系统化,关键在于教育核心语词的可操作性转换的实现。③ 李占则在比较了欧美国家的医德教育后认为,我国的医学生医德教育要增加人文教育和延长医德教育期限等。④ 这些研究都从某个方面揭示了医学生医德教育存在的问题,也提出了很多很好的意见和建议。然而对于临床医学生医德教育中存在的教育目的知识化、教育内容碎片化以及考核形式试卷化等问题没有进行深入探讨或只是涉及其中的某些方面。这直接影响了他们提出的解决医德教育问题对策的科学性和实用性。因此我们必须要加强临床医学生医德教育研究和深化临床医学生医德教育教学改革,让高尚的医德思想自临床本科阶段就在他们思想中扎下根。

通过研究,我们认为,将医德教育课程化是医德教育改革的一个很好选择。所谓临床医学生医德教育课程化,就是除了要继续加强已经开设的医学伦理学等课程以外,还必须要将医德教育的教学目的与教学内容等常规化和专业化,在整个临床医学生学习阶段建立起一个完整的医德教育课程体系。临床医学生医德教育课程化并非是要增加新的课程,而是要利用课程作为教学核心,有明确的教学目的和系统的教学内容以及严格的教学考核来进行行之有效的医德教育。也就是在不改变现有的总体教学结构和教学学时的情况下,通过调整理论教学和临床实践教学的学时和内容来逐步将医德教育融入临床医学生整个教育过程,提升临床医学生医德教育的实效性。

---

① 参见袁羽西、冯跃林、詹阿兰:《社会主义核心价值观视域下医学生医德教育探索》,《重庆医学》2017 年第 15 期。

② 参见尹瑞法、陈士福、郁辉等:《医德教育的体系融合:医疗机构与医学院校德育合作初探》,《中国医院管理》2016 年第 6 期。

③ 参见罗光强、王晓敏:《从单一到系统:医德教育模式的现代转型》,《大学教育科学》2011 年第 1 期。

④ 参见李占则:《医德教育国际比较与经验启示》,《人民论坛》2015 年第 2 期。

一、临床医学生医德教育存在的问题

(一)临床医学生医德教育目的知识化

临床医学生医德教育主要是通过一套系统而完整的医疗卫生职业价值观念和行为规范的教育、引导和体验来实现,从而使得这些价值观念和行为规范被临床医学生所接受、认同,并在以后的医疗卫生活动中实践。因此,临床医学生医德教育是一个包含着道德知识、行为规范和情感认知以及实践活动在内的综合体。然而,在现实中,临床医学生医德教育目的在理论教学阶段是医德知识的灌输,而在临床阶段则是医疗技术规范的讲授。在临床医学生的医德教育中,理论课教师讲授的大多是道德知识、与医疗卫生有关的理论原则以及国家医疗卫生相关政策法规等。这几乎就是一种知识灌输。在临床教学阶段,绝大部分带教医生会详细讲解医疗技术规范问题,几乎不会涉及患者的权利以及医生在医疗过程中的道德选择问题。如果带教医生发生过严重医患纠纷,在带教过程中他会经常给学生讲怎么去保护自己以防范患者给自己找麻烦,至于其中的伦理道德问题则会有意或是无意避开。临床医学生医德教育的目的到底是什么,必须要明确而不能有任何的含糊,更不能是一些政治正确而没有任何实际内容、空洞的、标语式的教育目的。因此,医德教育目的知识化,未能切合临床医学生思想观念的实际,也回答不了临床医学生对医德地关切。这往往会出现临床医学生想要听的医德内容老师没有讲;老师讲的医德内容由于大而空,学生不愿听。医德教育目的异化为知识灌输,严重影响了医德教育的实效性。

(二)临床医学生医德教育内容碎片化

在英美等西方国家,临床医学生医德教育是贯穿于包括临床医学生入学考试、面试在内的医学教育全过程。美国很多医学院校都会在申请入学的学生通过入学考试之后再有一个面试的过程。面试官在面试中除了考查学生是否已经掌握了一定的专业知识外,还会重点关注申请入学学生的学医动机、人际交往、责任心和献身精神、社会背景等。[①] 我国临床医学生在参加统一高考之前不需要申请入学资格,也不需要参加面试,录取的唯一标准

[①] American College of Physicians,"The Role of the Physician and the Medical Profession in the Prevention of International Torture and in the Treatment of Its Survivors", *Annals of Internal Medicine*, vol.122, no.122, 1995, pp.607-613.

就是分数是否达到所报考医学院校的录取分数线。临床医学生入学后，医德教育基本集中在高校思想政治理论课和医学伦理学课堂教学过程之中。高校思政课的主要职责是传播马克思主义理论。对于伦理道德方面的知识，由于专业等方面限制，思政课教师基本不讲或是讲得很少。临床医学生医德教育实际上只剩下医学伦理学以及在临床教学过程中少量的医德教育。由于没有临床医生的参与，医学伦理学也大多是一些伦理道德知识和医疗卫生政策法规的讲授。而在诸如宾夕法尼亚大学医学院的医德教育中，需要学生在"医生在现代社会中的道德困境""医学和法律"等在内的15门课程中至少选修其中两门课程。在欧美等国家临床教育过程中德育也是非常重要的教育内容。例如美国犹他大学医学院在教学医院设立病房伦理小组，每周会将临床诊疗过程中遇到的医学伦理难题和面临的道德问题集中起来进行讨论，参加讨论的学生可以获得15个学分。不仅如此，医学院还会每月组织学生讨论医生在各种工作环境下遇到的伦理道德问题。[①] 我国临床医学生医德教育在前期的理论学习之后就基本结束，后期的临床实践学习就进入技能化和操作化的过程，没有专门的医德教育。因此，我国的临床医学生医德教育内容处于碎片化。

（三）临床医学生医德教育考核形式试卷化

考核是教学过程的重要一环，也是检验教学效果的基本手段。对于临床医学生医德教育来说也是如此。临床医学生医德教育不同于医学知识教育和专业技能训练。医德教育是将医学精神和医德观念内化于临床医学生的心，外化为临床医学生以后所从事医疗活动的具体行为之中。因此医德教育考核不同于其他的专业课程，无法通过试卷、技能考核来评价学生的学习情况。医德本质上是一种思想教育。对于思想教育来说，效果如何并非表现在这个学生的学习成绩好坏。有的学生学习成绩非常好，但是你要让他主动去帮助和关心别人那是不可能的。因此，如何对医德教育进行考核是一个非常大的难题。然而，我国很多医学院校临床医学生医德教育的考核基本就是一张医学伦理学试卷。教师根据学生的答题情况给一个具体的分数。这很难考核出临床医学生实际的医德观念和临床诊疗过程中面对伦理问题和道德困境时的选择。

---

① 参见［美］理查德·哈什：《道德教育模式》，傅维利译，学术期刊出版社1989年版。

二、课程化对提升临床医学生医德教育有效性的价值

(一)医德教育课程化后知识传授和医德养成相统一

我们通过医德教育要将临床医学生培养成什么样的人,这是必须要明确界定的。医德教育课程化后,需要明确医德教育的教学目的,并将全部的医德教学相关课程由一个统一的教学目的来统领。临床医学生医德教育是要培育和提升大学生德育素养,为将来临床医学生更好地从事医疗卫生服务奠定基础。因此,临床医学生医德教育必须要将理论知识讲授和医疗实践相结合,通过医疗卫生具体的实践,尤其是通过一些医德高尚的医生案例来实现医学生医德养成。医学生医德养成后,能够将医德知识内化于心,外化于行,达到医德教育的最终目的。

(二)医德教育课程化后教学内容的系统化

临床医学生医德教育是一个系统工程,要贯彻于临床医学生教育全过程。由于临床医学生医德教育既涉及前期的理论教学又涉及临床教学,教学时间长,教学内容分散而庞杂。因此我们在进行临床医学生医德教育时,设计系统化的教学内容就非常有必要。医德教育课程化是要利用课程教学思想来实现医德教育系统化、专门化,以此来解决医德教育内容的碎片化,医德教育理论和实践相脱节等问题。医德教育课程化就是要在统一的教学目的指导下,构建系统化的医德教育内容,从而整合分散在思想政治理论课、医学伦理学教学中的医德教育,并填补在临床教学阶段的医德教育空白。

(三)医德教育课程化后教学考核的多元化

临床医学生医德教育课程化以后,对于医德的考核可以多元化,而不是仅仅只有一张医学伦理试卷。医学生医德教育考核课程化以后,可以在统一的医德教育目的之下将医德考核分布于不同的工作过程中,既有定性的考核又有定量的考核。医学生医德教育定性考核主要分为两个部分:一是对医学生的日常行为表现做出一个道德评价,主要在每学期由辅导员教师在班级中进行;二是临床实习和见习过程中,临床医生以及护理人员等组成的考核组对于医学生临床实习表现进行评价,其中要包含医学生在临床过程中的伦理表现,包括对患者的态度和表现,对医务工作的积极性、主动性以及面对医德困境时的道德选择等。医学生医德考核的定量考核主要是通

过医学伦理学、医学法规等方面的课程以及临床医生和护士对医学生临床医德表现打分进行定量考核组成。

三、临床医学生医德教育课程化的实现路径

（一）构建理论教育和临床实践一体化的临床医学生医德教育目的体系

1.医德教育贯彻于思想政治教育、人文医学以及医学专业课程的教学过程

对于思想政治理论教育，尤其是"大学生思想道德修养与法律基础"这门课，必须要针对1995年以后出生的临床医学生思想特点和学习实际，尽量选取和医学有关的真实案例进行教学。例如，在讲授人生的价值这个问题时，我们完全可以选用宋巍医生的事例来说明人生的价值和意义所在。2016年5月31日在上海长海医院进修的34岁宋巍医生突发脑干出血于2016年6月15日晚病逝，最终家属遵照其捐献器官的遗愿，将其肝脏、肺脏、肾脏、角膜以及皮肤组织捐献出来救治了6个患者，实现了他生治病救人，死亦贡献出自己，诠释救死扶伤的医生天职。[①] 对于人文医学和基础医学以及临床医学理论课来说，要将人文理念和道德精神融入知识的讲解过程中，以防技术主义泛滥，未来医生成为治疗疾病的"冰冷的机器人"。

2.医德教育内化于临床教学

对于教育，我们最为推崇的是言传身教。在临床医生带领临床医学生查房、临床诊治以及病例研讨时，关心患者、将患者利益放在最高位，以自己高尚的医德去教育临床医学生，感化医学生，从而为其将来从事医疗卫生服务有一个高尚的医德奠定基础。很多医学大师的学生回忆自己的老师时都是自然或不自然地将老师们的高尚医德放在首位，并坚定自己从医学事业，为解除人们病痛而奋斗终生的决心。由此可见，医德的言传身教具有较大的影响力。医德高尚的医生培养出来的医生医德应该是高尚的。而一个医德败坏的医生注定培养不出具有高尚医德的医生。从另一个角度来说，每一个人都会成为不负责任医疗体系的受害者，即使是医生自己和其家属也是如此。因此，学校和实习医院应通力合作，要把医德教育纳入实习计划。[②]

---

① 参见宋喜群、颜维琦:《医生宋巍》,《光明日报》2016年6月18日。

② 参见吕庆建、毕于建:《构建全学程医德教育模式的思考》,《济宁医学院学报》2014年第5期。

(二)构建临床医学生医德教育统一的教学内容体系

1.国家层面应该制定和出台医德教育相关文件,并对医德教育的内容给出指导性意见

教育部应该和国家卫计委联合出台《完善高等学校临床医学生道德教育指导纲要》,并把纲要内容融入高等医学教育的课程和教材体系之中。临床医学生医德教育内容既要涵盖中国优秀医学伦理道德思想,也要涵盖世界医学伦理道德思想,更要突出马克思主义伦理道德思想。临床医学生的医德教育一定要结合我国传统医德思想来进行。我国是一个有着悠久文化的国家,涌现出了很多医德高尚的医生。这些医界大德从神农尝百草到杏林春暖,再到孙思邈、李时珍这样的国医圣手。他们悬壶济世的事例以及对于医德的精彩论述是我们进行医德教育最为宝贵的教学资源。"不为良相便为良医"是我们古代圣贤的理想追求,也应该成为我们现代临床医学生的追求。我们除了介绍和讲述西方医学伦理道德思想,强化临床医学生医学宣誓的严肃性以及将医学誓言融入临床医学生学习和生活的场所外,还必须突出马克思主义伦理道德教育。这关系到培养什么人的根本性问题。马克思主义道德观是人类社会最高的道德观,是追求全人类自由和解放的道德观。将马克思主义伦理道德观融入临床医学生医德教育中去,就是要培养临床医学生为人类医学发展事业的献身精神以及全心全意为人民群众健康事业贡献自己力量的信念。各高等医学院校在国家出台的医德教育指导纲要的基础上组织本学校教师编写相应的教学大纲和教学指导意见,并在学校范围内将医德教育的内容融入教学课堂。

2.医德教育要融入临床医学生教育全过程

首先,在理论知识学习中提高临床医学生的思想政治理论水平,培育临床医学生的基本医学伦理道德观念。习近平总书记在全国高校思想政治教育工作会议上指出:"满足学生成长发展需求和期待,其他各门课都要守好一段渠、种好责任田,使各类课程与思想政治理论课同向同行,形成协同效应。"[①]临床医学生的医德教育属于思想教育的范畴,要想满足学生成长发展的需求和期待,仅有思想政治理论课和医学伦理学这两门课程是不够的。

---

① 《习近平在全国高校思想政治工作会议上强调　把思想政治工作贯穿教育教学全过程开创我国高等教育事业发展新局面》,《人民日报》2016 年 12 月 9 日。

医学各门学科也必须要守好自己的一段渠,种好自己的责任田,在进行专业知识讲授时将各种医学伦理思想和职业道德观念融入教学过程中,使得这些医学课程与思想政治理论课、医学伦理学课程教学同向而行,形成医德教育的协同效应,提高临床医学生的思想政治理论水平和培育他们的基本医学伦理道德观念。其次,临床实践教学注重专业技能训练的同时,培养临床医学生的职业态度和良好的医患沟通能力。临床教学和规培过程中要根据医德教育指导纲要加入医德教育内容。"纸上得来终觉浅,绝知此事要躬行。"我们进行医德教育的目的是要大学生有高尚的医德,并用实际行动去践行高尚的医德。习近平总书记说:"所有知识要转化为能力,都必须躬身实践。要坚持知行合一,注重在实践中学真知、悟真谛,加强磨练、增长本领。"[①]临床带教老师通过现场教学,在教授临床医学生专业医学知识和技能的同时,将医生应该遵守的伦理道德一并向临床医学生传递,让他们在接触临床的初始阶段就能够知道作为医生的道德底线,树立起患者利益至上的职业观念。当前医患矛盾频发,医疗暴力事件层出不穷。这里面有复杂的社会原因和经济原因,但最主要的原因还是医患之间沟通不到位,医患之间不能换位思考。临床带教老师在向学生传授医疗知识和临床技能的同时,应该教会学生如何与患者沟通,如何去感受患者的痛苦。只有在医德教育大纲的统领下,医德教育融入临床医学生培养的全过程,医德教育才不会走形式以及出现碎片化问题,医德教育才会有实效。

(三)构建临床医学生医德教育多元化的考核体系

1.传统的试卷考核

理论知识考核,这主要表现在像"医学伦理学"这样的课程。理论知识的考核不能仅是知识点的重复和默写,而是要在考核理论知识的同时,设定具体医学伦理场景,让学生根据已有知识来分析问题和提出具体的解决问题的办法。学生考试成绩不应仅仅包括试卷成绩,还应该包括学生的平时表现。平时表现的成绩一部分来自教师根据班级教学总体表现以及每个同学在教学过程中回答问题、完成作业、迟到早退、遵守课堂纪律等情况给出,另一部分来自同班同学的评价。试卷考试分数、教师给的平时成绩以及同学评价的权重应该根据每个学校的教学和传统进行设定,服务于教学需要

---

① 习近平:《在知识分子、劳动模范、青年代表座谈会上的讲话》,《人民日报》2016年4月30日。

和提升临床医学生医德水平的需要。

2.大学生的年度评奖评优考核

德智体美劳一直是我国对学生表现的综合评价。在大学中,学习是大学生的主要任务,学习成绩也是考核大学生表现的核心指标。但是,学习成绩从来都不是衡量学生好坏的唯一标准,古今中外莫不如此。对于临床医学生来说,年度评奖评优考核在重视大学生学习成绩的同时,也要对大学生的思想道德状况,参与校、院系和班级活动情况以及公益心等进行考核,与大学生学习成绩一起构成综合评定成绩,评奖评优以及入党等都要以此作为依据。

3.临床医德教育考核

目前,对于医德教育来说,学校的医学伦理学、思想政治理论课等都涉及医德教育。这部分只要有一个统一的教学纲要,再加上每学期若干次的教师集体学习或研讨就可以做到课程化的要求。临床教学阶段的医德教育,由于没有专门的医德教育课时或是内容设置,医德教育主要渗透在临床医疗实践活动过程中,取决于带教老师个人对于医德教育是否重视以及是否有能力将医德思想和精神传递给临床医学生。基于此,在临床医学生出科考试时,需要加入医德考核的内容。带教老师要对临床医学生医德状况做出全面和合理的评价,并和试卷考试成绩一起作为临床医学生出科考试成绩。带教老师对医学生进行思想道德评价的主要依据是实习、见习或是规培的学生是否能为患者着想,尽自己的可能为患者及其家属提供帮助,是否对患者态度冷漠,工作作风粗暴,以及如何处理涉及伦理问题的事件等。

（本文原载于《济宁医学院学报》2018 年第 1 期,有改动）

儒家文化与医德认知状况的调查与分析[*]

赵敏[**]　倪守建　张秋梅　秦茂森

【摘要】通过对儒家文化与医德认知状况的调查，对当前儒家文化及医德认知状况进行评估与分析，探讨医德存在问题的原因，提出提升医德的措施及儒家文化融入医德教育的建议。

【关键词】儒家文化；医德；医德认知

一、问题的提出

作为一名优秀的医务工作者，应同时具有精湛的医术和高尚的医德，既"精"又"诚"是对每一位医务工作者的基本要求。当前我国医务工作者的总体医德状况是好的，无论是非典前线、抗震救灾等急难险重情况下，还是人民群众的日常医疗卫生保健方面，都涌现出许多无私忘我、甘愿奉献、兢兢业业的白衣天使，他们为守护百姓的健康、为祖国的医疗卫生事业做出了贡献。

然而，当前市场经济的冲击、商品社会的形成、价值追求多元化的加剧之下，少数医务人员也表现出与救死扶伤的人道主义不相称的思想与行为，医务人员的医德成为人们诟病较多的问题，也一定程度上影响了良好的医患关系的形成，并影响到医学的健康与社会的和谐发展。因而，如何改革与创新医德教育，使医德教育具有更加鲜明的时代性和适应性，以顺应社会发

　＊　本文系山东省教育科学"十二五"规划课题"基于儒家文化视角的医德教育创新研究"（2013GZ012）、山东省社科规划课题"中华传统文化融入社会主义核心价值观培育研究"（15CSZJ）成果。

　＊＊　赵敏，博士，济宁医学院教授，研究方向为思想政治教育。现任齐鲁师范学院党委副书记。

展和人们思想观念的变化,成为广大教育工作者和医务工作者不得不认真面对的重大课题。

儒家文化作为中国传统文化的精华,对传统医德有着深远的影响,规范着古代医德的发展方向,并形成了儒医相通、儒医互尊互重的现象,"医乃仁术"可以说是中国古代医德发展历程中形成的核心道德理念。儒家"仁"的思想,体现了对他人的爱护、体谅和关怀,"仁"作为医德的精神实质,具有普遍的人道精神,也体现了医者对病人的关爱之情。当前,医学科技迅猛发展,医疗技术日新月异,对疾病的研究也日益深入,同时,医院的医疗设备也越来越先进,医疗环境也得到极大的改善。然而,在医学现代化发展的当下,患者就医的满意度却大大降低,医患关系也越来越紧张,一个最根本的原因就是"技术"取代了"仁术",繁复的仪器检查取代了医患之间面对面的交流,从而导致医患之间缺少真诚的情感和最质朴的信任。因而,在当前的社会情势下,将儒家文化融入医德教育,将有力地指导医德建设,促进医学本性的回归。

二、调查问卷的设计与实施

(一)调查对象

为了把握和分析当前医德及医德教育的现状与特点,济宁医学院"基于儒家文化视角的医德教育创新研究"课题组于 2014 年 4 月至 2014 年 6 月,分别对医学院校的医学生、医院的医护人员、患者及其家属进行了问卷调查,共发放问卷 1850 份。其中对山东省内济宁医学院、潍坊医学院、泰山医学院、滨州医学院等四所医学院校的医学本科生进行抽样问卷调查,本次调查,医学生共发放问卷 1000 份,回收 980 份,其中有效问卷 972 份,问卷回收率为 98%,有效率为 99.2%。同时,还对济宁医学院的近十所附属医院及教学医院,包括济宁医学院直属附属医院、济宁市人民医院、济宁市精神病院(岱庄医院)、济宁市第二人民医院、日照市人民医院、济南市第三人民医院等医院的医院管理人员、医护人员进行了问卷调查,共发放调查问卷 550 份,回收 520 份,其中有效问卷 507 份,回收率为 94.5%,问卷有效率为 97.5%。此外,为增强课题研究的客观性和有效性,课题组还对济宁医学院附属医院、济宁市人民医院就诊的患者及患者家属进行了有针对性的问卷调查,调查共发放问卷 300 份,回收问卷 300 份,300 份问卷均为有效问卷,问卷回收率和有效率为100％。这次调研内容全面,调研对象覆盖面广且具有较强的代表性,从而大大提高了调研结果的客观性和准确性。

（二）调查内容

一是医德医风的内容及对当前医德医风的评价;二是对医患关系及其信任问题的调查;三是医德建设及其途径的调查;四是了解影响医德的相关因素及对在校医学生医德的评价;五是结合当前高校及医院实际,了解当前医德教育的必要性及其教育建议;六是对儒家文化及儒家文化与医德关系的调查。

三、调查结果分析

通过调查发现,医德问题成为当前普遍关注的重要问题,大部分被调查者对医德认知的主体价值取向是积极与肯定的,但也存在理论认识与实践相脱节的问题,而在对儒家文化及儒家文化与医德关系的认识上较为片面和模糊,具体分析如下:

（一）高度关注医德医风,但从对医德医风的评价上看,当前的医德医风还存在诸多问题,与理想状态的医德品质尚有较大差距

从调查结果来看,有超过90％（医学生为94.6％,医务人员为91.5％）的受访者对医德医风表示高度关注（见表1）。

表1　您关注医务人员的职业道德问题吗

	人数（人） 医学生/医务人员	百分比（％） 医学生/医务人员
A.关注	687/361	70.7/71.2
B.有时关注	232/103	23.9/20.3
C.很少关注	47/37	4.8/7.3
D.几乎不关注	6/6	0.6/1.2

在受访者对当前医德医风的总体评价上,有24.3％的医学生选择了"一般,多数较为冷漠,向'钱'看齐",而医务人员中,有高达19.1％的人选择了这一选项,另外,还有3.8％的医学生和3.2％的医务人员选择了"个别人员道德败坏,素质低下"（见表2）。

表2 您对目前医务人员医德医风的总体评价是什么

	人数（人）医学生/医务人员	百分比（%）医学生/医务人员
A.很好，多数做到了救死扶伤不为利益的医者仁心	210/209	21.6/41.2
B.较好，多数能够尊重患者并以生命为第一位	489/185	50.3/36.5
C.一般，多数较为冷漠，向"钱"看齐	236/97	24.3/19.1
D.个别人员道德败坏，素质低下	37/16	3.8/3.2

在具体的诊疗过程中，无论是医学生还是医务人员，普遍认为当前大部分医院都存在像"开大处方""诱导患者做各种不必要的检查""滥用药""医药购销中收受回扣""收受红包"等失德现象（见表3）。

表3 您认为目前医院普遍存在哪些医德医风问题（多选题）

	人数（人）医学生/医务人员	百分比（%）医学生/医务人员
A.开大处方	455/202	15.6/17.4
B.诱导患者做各种不必要的检查	563/214	19.3/18.5
C.滥用药	480/205	16.5/17.7
D.医药购销中收受回扣	463/149	15.9/12.9
E.医疗卫生服务中开单提成	383/133	13.1/11.5
F.收受红包	390/126	13.4/10.9
G.其他	179/129	6.1/11.1

从患者（家属）对当前医德医风状况的调查来看，有38.7%的患者（家属）认为当前社会的医德医风"一般"，另外，还有8.3%的患者（家属）认为当前社会的医德医风"差"（见表4）。

表4 您觉得当前社会上的医德医风怎样

	人数（人）	百分比（%）
A.好	159	53.0
B.一般	116	38.7
C.差	25	8.3

医德医风事关行业的整体形象,对医德医风的评价也反映了当前的医德状况,因而,无论对于医学院校还是对于医疗机构来说,必须认识到医德教育的重要性,切实加强医德建设。

(二)普遍认为当前医患关系比较紧张,医患关系有待改善

医患关系是医疗活动中最基本、最重要的关系。对于目前医患关系整体情况,调查结果显示,有33.0%的医学生和29.7%的医务人员认为当前医患关系"不和谐",另外更有21.9%的医学生和27.0%的医务人员表示当前医患关系"很紧张"(见表5)。

表5　您认为目前医患关系整体情况如何

	人数(人) 医学生/医务人员	百分比(%) 医学生/医务人员
A.和谐	135/79	13.9/15.6
B.较和谐	303/140	31.2/27.7
C.不和谐	321/151	33.0/29.7
D.很紧张	213/137	21.9/27.0

导致医患关系紧张的原因,有60.9%的医学生认为是"医务人员态度不好,难以沟通",而医务人员中,也有接近40%的受访者认同这一观点。在对患者的调查中,有31%的受访者认为"医务人员态度不好,难以沟通",此外,还有19%的患者(家属)表示医生"不尊重患者隐私",调查表明,受访者在医患关系的理念上更为看重医德,医务人员的医德是影响医患关系的重要因素。

(三)普遍认为医学院校应当加强医学生的医德教育,但对医德教育的满意度较低,希望改进当前医德教育的内容、途径、形式和方法

调查数据显示,分别有65.8%的医学生和68.4%的医务人员认为高等医学院校进一步加强对医学生的医德教育"很有必要",另外有22.9%的医务人员和24.1%的医学生认为加强医学生的医德教育"有点必要"(见表6),在对医德教育的重要性认识方面,医学生与医务人员的观点基本一致。

表6　您觉得医学高等院校有必要进一步加强对医学生进行医德教育吗

	人数（人） 医学生/医务人员	百分比（%） 医学生/医务人员
A.很有必要	640/347	65.8/68.4
B.有点必要	234/116	24.1/22.9
C.无所谓	69/38	7.1/7.5
D.没必要	29/5	3.0/1.0

但是，在对具体的医德教育上，受访者并不认同当前的医德教育内容和形式等，如25.2%的医学生和25.2%的医务人员认为，当前医德教育的"教育形式枯燥、内容陈旧、缺乏活力"，有23.7%的医学生以及25.9%的医务人员认为教师在授课过程中更多注重"对书本内专业知识的传授"，而忽视了对将来从事医疗工作的医学生医德的要求，其余的受访者则表示医学生"平时到医院实践太少，带教老师对于医德的要求不高"（见表7）。

表7　您认为当前医德教育存在什么不足（多选题）

	人数（人） 医学生/医务人员	百分比（%） 医学生/医务人员
A.更多注重课本内的专业知识的传授	602/325	23.7/25.9
B.平时到医院实践太少，带教老师对于医德的要求不高	710/317	27.9/25.3
C.医学生对于医德方面的培养缺乏主观能动性	583/295	22.6/23.5
D.教育形式枯燥、内容陈旧、缺乏活力	650/316	25.2/25.2

当被问及应当从哪些方面加强医德教育时，受访者的意见大多集中在"加强医德教育课程""在授课内容中进行医德方面的挖掘""重视临床实践过程中的医德教育"等，可见，医学生和医务人员都非常期待改进医德教育。

（四）虽然认同医德的重要性，但大多对医生失德的行为采取较为宽容甚至无所谓的态度，而且在临床实践中，存在着重视医技忽视医德的情况

在被问及"如果身边医生有失德行为的态度"时，有44.2%的医学生和

45.4%的医务人员选择了"给予机会,宽容看待",另外,还有高达20.1%的医学生和15.6%的医务人员表示"习以为常,平静看待",而选择"大力批评,绝不姑息"的医学生仅为26.4%,选择此项的医务人员为27.2%,其余的则选择"事不关己,高高挂起"(见表8)。

表8 您知道身边有医生失德的行为,您会怎么做

	人数(人)	百分比(%)
	医学生/医务人员	医学生/医务人员
A.大力批评,绝不姑息	257/138	26.4/27.2
B.给予机会,宽容看待	430/230	44.2/45.4
C.习以为常,平静看待	195/79	20.1/15.6
D.事不关己,高高挂起	90/60	9.3/11.8

而在面对"您认为现在的医生是医技重要还是医德医风更重要"这一问题时,有38.5%的医学生和42.2%的医务人员选择了"医术"更重要。可见,对医德的理论认识与学习和临床实践存在脱节现象,还有很大一部分医学生和医务人员只注重理论知识的学习和专业技能的训练,而对医德医风在诊疗过程中的重要作用认识不足。

(五)对儒家文化缺乏应有的了解,对儒家文化与医德的关系认识模糊,但有学习儒家文化、提高医德的愿望

在对儒家文化知晓情况的调查中,仅有半数的调查者[医学生为50%,医务人员为53.3%,患者(家属)为50.3%]表示对儒家文化"了解一些",而其余的调查者中大部分表示对儒家文化了解很少或不了解(见表9)。

表9 您了解儒家文化吗

	人数(人)	百分比(%)
	医学生/医务人员/患者	医学生/医务人员/患者
A.不了解	138/60/39	14.2/11.8/13.0
B.了解很少	316/152/98	32.5/30.0/32.7
C.了解一些	486/270/151	50.0/53.3/50.3
D.很想了解但不知道怎样了解	32/24/12	3.3/4.7/4.0

在对儒家文化与医德关系的认识上,仅有 23.8% 的医学生和 26.2% 的医务人员认为"儒家文化是医德的源头活水",而持儒家文化与医德"没有关系"观点的医学生则达到 13.8%,医务人员为 14.6%(见表 10)。

表 10　您认为儒家文化与医德有关系吗

	人数(人) 医学生/医务人员	百分比(%) 医学生/医务人员
A.没有关系	134/74	13.8/14.6
B.应该有关系	548/254	56.4/50.1
C.难以确定	59/45	6.1/8.9
D.儒家文化是医德的源头活水	231/133	23.8/26.2

当被问及"什么是儒医"时,有 26.4% 的医务人员和 37.1% 的医学生表示"不知道",表示对儒家文化"大体了解一点"的医务人员有 27.4%,医学生仅有 17.7%。

表 11　您知道什么是"儒医"吗

	人数(人) 医学生/医务人员	百分比(%) 医学生/医务人员
A.不知道	361/134	37.1/26.4
B.听说过但不清楚	371/184	38.2/36.3
C.大体了解一点	172/139	17.7/27.4
D.很想知道	68/49	7.0/9.7

当然,通过调查我们也发现,大部分受访者还是有学习儒家文化以提高医德的意愿的。如,当面对"如果学习儒家文化会提升自身各方面素质,您愿意学习它吗"这一问题时,分别有 89.7% 的医学生和 86.6% 的医务人员表示"愿意",另外还有部分受访者表示需要有合适的途径来了解和学习儒家文化。

四、当前医德问题的原因探析

(一)医疗卫生体制存在一定缺陷

从调查结果来看,当前医德医风不良的原因中,无论对于医学生还是对于医务人员来说，"医疗卫生体制"问题都是排在第一位的，可见，医疗卫生体制不健全是医德医风问题产生的深刻根源。

中国的医疗卫生体制虽历经改革，但最终都没有改变医疗卫生行业市场化的本质，而市场化的核心表征即是医疗行业的逐利性。诚然，当国家把本该由政府来承担的属于公共产品的医疗机构推向市场之后，公共医疗机构（医院）即变成了自负盈亏的经济单位，为了自身的生存和发展，医疗机构（医院）必然把赢利作为其追逐的首要目标，市场化运作也必然导致医疗单位的考核方式以效益为前提。为了追求经济效益，争创业绩，医疗卫生机构的社会服务功能大大弱化，医院需要医生为其创造经济效益，甚至为此鼓励"高额收费治疗"，因而，多安排住院、多开检查项目的治疗方式大行其道，有些医生不顾病人的实际病情而进行重复检查，多开药、乱开药、开大处方①，甚至有些医生从昂贵的医疗器械中抽取高额"回扣"……本该是救死扶伤的白衣天使被"市场"迷住了双眼，同时也丧失了高尚的职业道德。

（二）不良社会风气的影响

当被问及"您认为医德医风不良的影响因素有哪些"时，有 20.1％的医学生和 21.9％的医务人员选择了"整体社会风气不好"，可见，社会环境以及整体的社会风气是医德医风问题产生的重要影响因素。

当前我国社会正处于深度转型时期，社会经济体制深入变革，社会结构不断变迁，科学技术迅猛发展，西方社会思潮不断涌入，人们的价值观念也趋于多元，传统的社会价值体系受到冲击，而植根于大众健康利益又受制于整体社会价值观念的医德也必然受到冲击。社会环境与整体的社会风气与医疗卫生行业的行风互动交织，医疗机构的服务理念发生变化，无疑会影响到医务人员的思想观念和价值取向，从而出现一些医德失范现象，对医疗卫生事业发展与社会和谐建设带来消极的影响。

（三）医德教育不力

当前，医学院校在医学生的医德教育方面存在许多不足。一是医德教育课程体系不完善，教育内容偏窄。当前医学院校的医德教育课程主要是医学伦理学，正常开设的思政课中体现了一些医学特色、加入了医德内容，

---

① 参见黄壮国、方小衡：《医德医风存在的问题及对策研究》，《中外医疗》2009 年第 17 期。

但整体上课程建设不成体系,甚至存在以思想政治教育替代医德教育的状况,较少含有医师职业精神培育等内容。二是教育方法较单调,效果不好。医学伦理课、思政课教学方法较单一,很多时候与医学生将来从事的医疗职业脱节,很难引起学生的兴趣与共鸣,使医德教育流于形式。三是医学生在实习环节对对医德教育不够重视。在调查中,医务人员和医学生都把"平时到医院实践太少,带教老师对于医德的要求不高"列为医德教育存在不足的首要原因。

(四)医院文化建设不足

医院文化是一个医院持久发展的决定性因素,对医务人员的医德医风能够产生潜移默化的影响。虽然目前大部分医院都在致力于建设医院文化,但总体效果并不理想。一是医院文化建设缺乏自身的特色与个性,口号空洞泛化。如有些医院提出的"质量建院,科技兴院""院兴我荣,院衰我耻"等,既缺乏鲜明的个性和明确的标准,也不能反映医院的管理风格和价值取向,难以在医务人员中产生价值认同和情感共鸣,也无法实现医院的激励和凝聚功能。二是知行不一,流于形式。虽然大部分医院提出了自己的价值观和发展理念,但也仅是停留在意识层面,并没有切实可行的保障措施,更没有将之转化为全体医务人员的实际行动,即便有的医院管理者要求医务人员去遵守,但当某些医院制度或规范与自身利益冲突时,往往又将自身置于共同遵守的制度之外,缺乏表率作用。

(五)部分医务人员素质不高,自律性较差

近年来,医疗纠纷不断,医患关系紧张,其中一个很重要的原因就是部分医务人员整体素质不高,缺乏自律性,主动为病人服务的意识较差,在医疗过程中,不严格遵守诊疗和操作规范,对患者的合法权益重视不够,有时言语生硬,态度冷漠。在对病人(家属)的调查中,关于医务人员的负责程度,仅有 11.5% 的受访者选择了"很认真负责",而有 42.6% 的受访者选择了"不负责",其余则为"一般负责"。当问及"您认为目前医务人员的工作热情和工作责任心如何"时,则有超过 60% 的受访者认为"有待提高"。可见,提高医务人员的医德素质,加强自律性极其必要。

五、对策建议

（一）进一步健全完善医疗卫生保障体系，注重体现公共卫生服务的公益性

医德失范、医德滑坡、医患冲突，根本上还是医者与患者双方利益博弈的结果。由于我国医疗卫生体制还有待进一步健全和完善，有些保障措施及法规难以一步到位，无形中助长了部分医务人员的道德越轨。因而，必须建立健全医疗卫生保障体系。首先，应将目标定位于人人享有基本医疗服务，在国家公共卫生服务体系中着眼于满足广大人民群众的基本医疗服务需求，使公共医疗卫生回归其公益性质，体现公共卫生服务的可获得性、可行性和可负担性。其次，加大公共医疗卫生的投入力度，承担起政府应当承担的责任，改变"以药养医"的模式。再次，整合优化当前的医疗卫生资源，实现医疗卫生服务资源配置的有效性与合理性。最后，改革医务人员工资政策，提高医务人员技术和服务在工资待遇中的比例。

（二）将儒家文化融入医院文化建设，打造"精诚仁和"的医务人员核心价值观

医院文化是医院软实力的核心，好的医院文化不仅能够使医院的传统精神得以彰显和升华，而且能够使全体医务人员形成吃苦耐劳、敬业奉献的职业精神和救死扶伤的崇高使命感，提升医务人员的医德水平。作为中国传统文化精髓的儒家文化，其核心思想是"仁"，几千年来中国医者都信守"仁者爱人""大医怀仁"的医德准则，儒家文化中的"仁爱、中庸、重道、诚信、注重礼仪"等价值理念与当前医院规范医疗服务、加强医德医风建设、构建和谐医患关系、营造温馨的就医环境、塑造完善的医院文化息息相通。因而，借力儒家文化有助于丰富医院文化的内涵，开拓医院文化建设的新思路。

一方面，医院应当借鉴儒家文化，打造"精诚仁和"的医务人员核心价值观。"精诚"是就医术以及治病救人的态度来讲，包含有"精通医术，治病救人"之意，如唐代名医孙思邈在其所著《备急千金方》中对"大医精诚"的思想做了详尽的论述，"精"即医者要有精湛的医术，因为医道是"至精至微之事"；"诚"即要求医者要有高尚的医德，要有"见彼苦恼，若己有之"之感同身受的心。医之"精诚"的结果是"仁和"，清代喻昌在《医门法律》中说，医，仁术也。仁人君子必笃于情，笃于情，则视人犹己，问其所苦，自无不到之处。①可见，只有心存仁爱之心，才能将医学真正变成济世活人的"仁术"。因而，医院应当致力于打造具有浓厚"精诚仁和"氛围的医院文化，并以之使医生始终保持一颗悲天悯人之心，践行"仁者爱人"的思想，以博爱的胸怀、高尚的医德去爱医术、爱病人。

另一方面，医院应当通过多种途径和方式，创造良好的儒家文化学习的环境和氛围。要将外化的理念内化为医务人员的医德自觉，必须通过理论学习、实践活动、榜样宣传等多种形式，以循循善诱地感召和启迪全体医务人员理解医院的核心价值理念，在医院中要加强人文培训项目，将儒家文化作为培训的内容，通过学习儒家文化，能够营造浓厚的医德教育氛围，提高医务人员的医德水平。

（三）医学院校要积极构建儒家文化与医德教育相融合的平台，促进医学生良好医德的形成

第一，要发挥课堂教育的主渠道作用。从调查情况来看，分别有28.2％的医学生和29％的医务人员希望学校开展与儒家文化相关的课程，通过课堂教学来了解儒家文化。因而，医学院校一方面应当完善课程设置，充实教学内容，编写具有时代气息又能反映儒家文化优秀成果的专门教材；另一方面，应当创新儒家文化教育的手段和方法，增强儒家文化教育的吸引力，在教学中，应使用通俗易懂的语言、活泼新颖的形式、具体生动的事例等来启发学生的思考，将儒家思想与当前医患关系的实际相结合，让医学生对儒家文化形成形象的认知，从而提高教育的效果；此外，要加强教师的儒家文化素养。教师是儒家文化的传播者、培育者和践行者，儒家文化的教育效果如何，关键在于教师的儒家文化素养水平，因而，医学院校必须加强对教师（包括专业课教师、思想政治理论课教师、医学伦理学授课教师）的儒家文化教育与培训，以提高课堂教育的教学效果。

第二，开展丰富多样的具有儒家文化特色的校园文化活动。校园文化是一种潜在的精神文化氛围，对医学生的医学道德具有潜移默化的深刻影响。通过校园文化进行儒家文化的教育和宣传，也是医学生易于接受的途径和方式。在调查中，有36.3％的医学生和33.7％的医务人员希望在课外

---

① 参见姚志彬主编：《春暖杏林——医德医风名言录》，广东教育出版社2012年版。

通过一些精彩的讲座、学团活动等来了解儒家文化。因而,医学院校应当依据现实状况,采取积极有效的措施,将儒家文化融入校园文化之中,对医学生的兴趣、爱好以及娱乐方式进行正确的引导。一是要营造浓厚的校园文化氛围。将儒家文化中的经典语录制作成标语牌、横幅、宣传画等,悬挂于教室、图书馆、食堂、宿舍走廊等,或将儒家思想凝练成警语等,制作成校园道路中的路牌或镌刻于校园景观中,让医学生在学校生活中的每一个场景,每一个细节都能感受到儒家文化的熏染。二是开展丰富的儒家文化教育活动。如可以打造学校儒家文化教育方面的品牌活动,邀请著名的学者到校为医学生做儒家文化方面的讲座、报告会,或举办有关儒家文化的文化月、文化周等,引导医学生就儒家文化的有关问题进行讨论和辩论,或开展儒家经典诵读活动和相关征文大赛,使医学生在潜移默化中养成好读书、读好书的习惯,使其在不知不觉中受到儒家文化的教育和熏陶。

（四）传承弘扬儒家文化,优化社会风气,提升医学生和医务工作者医德修养

当前社会市场经济条件下,人们的价值观多元化,过分注重经济利益忽视道德与责任的状况也对医学生和医务人员产生了不良影响。在全球化、文化多元化的影响日益显著的今天,政府和社会应以高度的文化自信与文化自觉意识,加强对民众及医学生和医务人员的优秀传统文化教育,引导他们传承弘扬儒家文化,以"仁、义、礼、智、信"的传统美德应对过分追逐经济利益的不良风气,并注重对医患关系、医德医风现象正面宣传、理性分析、积极引导,使社会形成医者与患者、民众相互理解、相互尊重的良好氛围。

医学生和医务工作者要自觉传承弘扬儒家文化的仁爱精神,主动提升医德修养。用现代的眼光来看,儒家文化是人文主义的,儒家文化的精神内核在于弘扬人的道德价值,提升人的德性。而人的德性的提升,重在自我修养与完善,如孔子说:"为仁由己,而由人乎哉?"（《论语·颜渊》）也就是说,一切的仁爱与善行必然是自身努力修养的结果。医学生和医务工作者须加强儒家文化的学习和熏陶,不断完善自我,提高自身的道德修为,经由自觉的内心实践,自觉传承儒家文化的仁爱情怀,而不能依靠外在的条件与压力。儒家追求人格的完整与道德的完善,在方法上讲求"慎独""自治""克己""内省",通过自我反省、自我检查不断调整自己的行为和思想以使之合乎道德伦理规范。可见,儒家文化无论对医学生、医务工作者,还是对社会

中的每一个人来说，都是不可或缺的精神追求，特别是在当下社会整体道德水平有所下降的大环境下，自觉学习儒家文化，关注精神世界，具有精神追求，具有强烈的道德责任感是一名医学生、医务工作者乃至一个社会具有道德的十分必要的前提条件。①

（本文原载于《山东青年政治学院学报》2015年第3期，有改动）

---

① 参见曾广乐：《道德与神圣》，宗教文化出版社2008年版。

核心价值观教育篇

社会主义核心价值体系融入医学生医德教育的伦理诉求

王立榕*　王德国　张秋生

【摘要】医德修养和医德品质是医务人员必备的思想品质,是和谐医患关系的道德前提。以社会主义核心价值体系为指导,把社会主义核心价值体系融入医德教育中,是帮助医学生树立崇高的医德理想、明确医德追求、继承医德传统、锤炼医德品质和提升医德修养的重要途径和方法。

【关键词】社会主义核心价值体系;医德教育;医学生;伦理诉求

医务人员的医德修养和医德品质是医务人员必备的思想品质,更是和谐医患关系的道德前提。特别在医患关系紧张的今天,加强医务人员医德修养的重要性也日益备受关注。作为医务人员的接班人和中坚力量的在校医学生,正处于思想道德价值观的可塑时期。值此,把社会主义核心价值体系融入日常医德教育中,是帮助他们树立崇高的医德理想、明确医德追求、继承医德传统、锤炼医德品质和提升医德修养的重要途径和方法。

一、医学生医德教育现状的伦理分析

随着高等教育改革的深入,医德教育改革也随之深入并取得明显效果。医德教育的理论体系不断得到充实和完善,医学生对医德修养也更加重视,临床一线也涌现出大批医德典范。但我们必须清醒地认识到,医德教育的

---

*　王立榕,济宁医学院马克思主义学院,副教授,研究方向为医学伦理学。

现状与现时代的需求仍存在着较大差距,如果用社会主义核心价值体系的标准来衡量,加强医学生的医德教育更显任重而道远。

医学伦理教育的缺失主要表现为利己主义思想严重,缺乏道德责任感和"敬畏生命"的伦理意识。造成这种局面的因素有很多,从主观因素看,医学生在严峻的就业形势下,为了应付考研、就业等,只注重专业知识的学习,而轻视"靠医术服务,靠医德奉献"的高尚医德的养成;另外,某些临床指导医生,缺乏对生命的人文关怀,缺少对患者的耐心、同情心、责任心,甚至出现收受红包、吃回扣等医德滑坡现象,对实习医学生为人处事的态度与行为产生潜移默化的影响,直接造成了医学生"仁爱之心,博施济众,济世救人的天职观"的缺乏和"同情—同感的情感机制与患者实现心灵的交融,这是形成共同体伦理性精神的个体性因素和条件"的缺失。① 从客观因素上看,目前各医学院校普遍对人文素质教育重视不够,除"两课"外几乎不设置人文素质教育类的必修课,文哲史艺等公选课占总学时的比例少之又少,致使部分医学院校医学教育与人文教育的严重失衡,这不但抑制了医学生的创造力和想象力,而且使他们的同情心、道德感得不到有效启迪。从医院管理的伦理维度看,医院管理需要坚持功利性与人文性的统一,但当前医疗服务机制的重功利、轻人文的趋势,使医学生的医学人道主义精神的有效发挥受到抑制。

二、社会主义核心价值体系融入医德教育的伦理内容

(一)马克思主义指导思想是医德教育的灵魂

社会主义核心价值体系的灵魂是马克思主义的指导思想。马克思主义指导思想中的"人本理念"又为医德教育提供了坚强有力的支撑。医学作为一门直接关系人类生命健康的科学,其基本任务就是拯救人类生命。所以,自古以来就有"人命生死所系""医乃仁术"之说。作为新时期一名医德高尚的医务人员,必须时时刻刻对病人怀有仁爱之心,这与马克思主义指导思想中的"人本理念"是相通的。所以,马克思主义指导思想构成了现时期医德教育的灵魂。

(二)中国特色社会主义共同理想是医德教育的宗旨

中国特色社会主义共同理想为医德教育目标的树立提供了宗旨,为医

---

① 参见孔宪峰:《人文素质:医学伦理教育的基点》,《中国医学伦理学》2010 年第 5 期。

学生的医德理想把握了方向。医学生树立远大的理想并践行理想是成就医疗卫生事业的重要动力和源泉。正如《医学生誓言》所讲的："我决心竭尽全力除人类之病痛,助健康之完美,维护医术的圣洁和荣誉,救死扶伤,不辞艰辛,执着追求,为祖国医药卫生事业的发展和人类身心健康奋斗终生。"①

（三）民族精神和时代精神是医德教育的目标

以爱国主义为核心的民族精神和以改革创新为核心的时代精神,为每个中国人的工作提供了指导方针和作风要求。作为医学院校而言,医德教育也应贯彻这一要求,把民族精神和时代精神作为医德教育的重要目标,加强培养医学生热爱医疗卫生事业,愿意在本职岗位上诚实奉献和在医疗专业技术上刻苦钻研、精益求精、打破陈规、勇于创新的精神。②

（四）社会主义荣辱观是医德教育的依托

"八荣八耻"的社会主义荣辱观是每一位合格公民应遵守的基本道德规范,也是每一位合格公民在新形势下必须养成的文明健康、积极向上的生活方式和基本理念。而医德教育本身作为一种道德规范的教育,承担着回答医务人员应该做什么、不应该做什么、哪些是善、哪些是恶等基本道德问题的任务。因此,社会主义荣辱观理所当然地成为医德教育内容的重要标杆和价值依托。

三、社会主义核心价值体系融入医德教育的伦理对策

（一）高举指导思想,加强医德教育

马克思主义指导思想是社会主义核心价值体系的灵魂,它吸收了人类一切文明成果,集科学性、时代性和人民性于一身,为社会主义现代化建设提供科学的世界观与方法论的指导。在当代中国,坚持马克思主义的指导地位就是始终不渝地坚持邓小平理论、"三个代表"重要思想和科学发展观,就是始终不渝地坚持中国特色社会主义理论体系。我们只有坚持马克思主义科学理论的指导,才能把握社会主义主流意识形态的方向和灵魂;才能引导医学生树立正确的从医价值观、从医道德观和从医发展观;才能消除资本

---

① 李昌恩、徐玉梅:《社会主义核心价值体系与医学伦理学——中国医学伦理学与生命伦理学发展研究之三》,《中国医学伦理学》2012 年第 3 期。

② 参见陈翔:《社会主义核心价值体系融入医学生医德教育的对策研究》,《中国医学伦理学》2012 年第 4 期。

主义意识形态、利己主义、享乐主义、拜金主义对医学生的思想侵蚀,从而保障社会主义医学全心全意为人民的身心健康服务的宗旨。在马克思主义思想指导下,加强医学生的医德教育应从以下几个方面着眼:首先,医学院校要加强和重视马克思主义理论课的课程设置与实践基地建设,除了传统的"两课"外,还要多设置一些受学生欢迎的"马克思主义中国化""马克思主义在中国"等选修课程;每学期组织学生 2～3 次到各教学实践基地展开马克思主义思想教育,促使其马克思主义指导思想在理论与实践的融合中得到升华。其次,不断提升马克思主义理论课教师的专业素养和觉悟水平,进一步生动教学内容和丰富教学手段,充分调动医学生的学习热情,并通过教师的知识传授和言传身教感染他们。最后,加强医学生在实习期间的马克思主义思想教育。实习指导教师的思想教育是课本理论与社会实践完美结合的有效方式,让医学生以正面、积极面理解社会问题,传递正能量,加深对社会主义的认同。

（二）树立共同理想,明确医德追求

社会主义共同理想是社会主义核心价值体系的主题。共同理想是社会进步的助推器,是一个国家、一个民族的目标追求。现阶段社会主义的共同理想是在中国共产党的领导下,坚定不移地走中国特色社会主义道路,早日实现中华民族的伟大复兴。改革开放以来,随着我国社会主义市场经济的日益成熟和深入发展,各种经济成分、就业方式、组织形式和利益关系等日益多样化,价值观念的多样化也日益凸显,在全社会成员中树立共同理想已成为共同的追求。作为医学生应该在社会主义共同理想的指引下,树立崇高的医德理想,坚持自己的医德信念,明确自己的医德追求。首先,树立全心全意为人民的身心健康服务的宗旨,这既是医学生崇高道德境界的体现,也是其要追求的崇高的道德理想和毕生的医德追求。其次,理想的实现与崇高医德的追求离不开实践,更离不开勤勤恳恳、兢兢业业。医学生在校期间应努力学习医学知识,丰富专业知识的储备,加强医德修养,为做一名合格的医务工作者做好充分准备。最后,医学院校的医德教育工作者应积极指导医学生树立社会主义医德观,严格要求他们不仅要守住道德底线,更要修炼高尚的医德情操;不仅能背诵医德规范条文,更要在实践中将其内化为自身德性。[①]

（三）继承医德传统，开拓时代精神

社会主义核心价值体系是与时俱进的理论体系，它不但秉承了优秀传统文化，而且借鉴和吸收了其他国家的文明成果，充分体现了民族精神与时代精神的有机融合。作为当代医学生，在社会主义核心价值体系的引领下，既要继承优秀的医德传统，又要紧抓时代的脉搏、开拓进取，不得不说这是一项艰巨的任务。首先，要加强传统医德教育，帮助他们把"济世救人，仁爱为怀""精勤不倦，博及医源""清廉正直，淡泊名利""尊重同道，谦虚谨慎"等医德精神升华为奋发向上的实际行动。同时，在创新是当今时代本质特征的前提下，要重点引导他们形成自立自强意识、竞争合作意识、民主法治意识、公平正义意识以及开拓创新的时代精神，来促进我国整个医疗卫生事业的健康发展。[②]

（四）牢固价值依托，提升医德修养

"八荣八耻"的社会主义荣辱观是社会主义核心价值体系的依托，它不但明确了构建社会主义和谐社会的道德目标，而且集中体现了社会主义公民应遵守的基本道德规范，这也为当代医学生提升医德修养、锤炼医德品质提供了价值依托。首先，医学院校要帮助医学生多渠道投入医学实践活动，通过"三下乡"服务、社区医疗卫生服务、志愿服务等形式投身于为人民的身心健康服务的实践中去，实践证明这是提升医德修养的有效途径之一。其次，医学院校要通过典型人物的先进事迹、采取多种医学生易于接受、乐于接受的形式，对他们进行"八荣八耻"教育，引导他们修养、立志、博学、奉献和正确处理义利关系，树立正确的价值观、道德观、发展观，培养爱岗敬业、以人为本、开拓进取、精益求精、乐于奉献的医德品质。

四、结语

在当前新的形势下，把社会主义核心价值体系融入医德教育中，加大以社会主义核心价值体系为指导的力度，把社会主义核心价值体系切实融入

---

① 参见陈翔：《社会主义核心价值体系融入医学生医德教育的对策研究》，《中国医学伦理学》2012 年第 4 期。

② 参见董文明：《把社会主义核心价值体系融入医学生医德教育的思考》，《成都中医药大学学报》（教育科学版）2012 年第 2 期。

到医德教育的方方面面。在此基础上,帮助医学生树立崇高的医德理想、明确医德追求、继承医德传统、锤炼医德品质和提升医德修养已成为把社会主义核心价值体系融入医德教育的题中之义。

(本文原载于《济宁医学院学报》2014 年第 5 期,有改动)

儒家优秀人文思想融入高等医学医德教育的对策研究[*]

高启达[**]　李建军　毕于建

【摘要】中华民族历来重视传统美德的传承和教育,儒家人文思想最具代表性,是人类历史上唯一没有中断过的文化思想。针对当前我国高等医学院校普遍存在的"人文缺失"问题,本文试图将儒家优秀人文思想融入高等医学医德教育体系当中,进而提高医学生的医德水平,改变思维方式,增强医患沟通能力。

【关键词】儒家;人文思想;高等医学教育;对策

一、引言

党的十八届三中全会召开后不久,习近平总书记对山东省进行了视察。其间,习近平总书记专程到曲阜,就儒家优秀文化发表了重要讲话。习近平总书记用简洁朴素的语言深刻阐述了中华优秀传统文化的历史地位和重大作用,充分肯定了孔子及儒家思想是中华民族传统文化的重要组成部分,使其在新的历史条件下发挥积极作用。儒家人文思想是春秋战国时期最具代表性的思想道德学说,孔子、孟子是这一时期最有影响力的人物,他们对先前朴素零散的中华美德进行了系统总结,形成了以"仁爱"为核心,"仁义礼

* 本文是 2013～2016 山东省教育科学规划课题"卓越医生培养中医德教育贯穿医学教育全学程的模式研究"及 2013～2018 济宁医学院计划项目"卓越医生培养中将医德教育贯穿医学教育全学程的模式研究"的报告之一。

** 高启达,济宁医学院,讲师,研究方向为医学人文。

智信"为纲目的思想道德规范体系，后经几千年儒家经典人物的丰富发展，形成了治国、安家、修身、养性一系列的思想学说，受到我国封建统治阶级和士阶层的高度重视，逐渐形成全社会的道德共识。

儒家思想认为"医乃仁术""大医精诚"，一语道破医学与人文思想密不可分的关系。我国医科院院士刘培德提出，人文精神是医学的核心，医学的使命就是对人从生到死全过程的关爱和尊重。[①] 作为医生培养摇篮的高等医学院校承担着为国家培养医疗卫生人才的重任，应当高度重视对医学生的人文思想的教育。中国医师协会"医患关系调研报告"显示，在频发的医疗纠纷中，因技术原因引起的不到 20%，其他 80% 均缘于服务态度、语言沟通和医德医风。[②] 医患本来应该是为了去除病痛走到一起的合作关系，为什么演变成了对立关系，这与目前部分医疗工作者人文思想缺失不无关系，如何提高医学生的医德水平，改变思维方式，加强沟通交流能力，是当前高等医学教育者必须重视和要解决的当务之急。

二、儒家人文思想与医德教育的关系

所谓医德是指医务工作者在医疗过程中所表现出来的一种自身道德修养和职业道德修养的综合体。医德教育就是按照社会主义医德要求，对医务人员施行的有目的、有组织、有计划的系统影响，培养和塑造其医德情感，训练其医德行为，强化其医德责任感。《中国医学教育改革和发展纲要》提出："医学研究与服务的对象是人，在医学教育过程中必须加强文、理、医渗透和多学科交叉融合，把医德和医术培养结合起来，加强综合素质培养。"众所周知，医学服务对象既然是人，在其研究和施行过程中就不得不考虑人的因素。因此，医学绝不是一门纯粹的自然科学，人文社会属性应是其内在的规定，医学人文是其不可分割的组成部分，而不应当作医学的补充。[③]

我国是世界上文明发达最早的国家之一，具有优秀丰富的人文思想。研究表明，以"仁义礼智信"为核心的儒家思想最被人们了解和接受。习近平总书记视察曲阜的讲话更把儒家思想推进了一个新高度。随着经济社会的不断发展，公众对健康服务的需求越来越强烈，进而对医务工作者医疗过

---

① 参见张佐主编：《口腔临床实践指导》，阳光出版社 2017 年版。
② 参见陈逸萍：《加强医学生医德医风教育的调查与思考》，《宜春学院学报》2007 年第 4 期。
③ 参见刘俊荣：《关于医学科学与医学人文整合的哲学反思》，《学理论》2010 年第 33 期。

程的医疗技术水平、服务品质以及道德修养、心理品质期望值就越高。儒家思想从其产生起就与医学有着密不可分的联系,孔子早就提出"人而无恒,不可作巫医",孟子认为医者"无伤也,是乃仁术也",深受儒家思想影响的隋唐名医孙思邈在《诸记·论大医精诚》中指出:"故学者须博及医源,精勤不倦,不得道听途说,而言医道已了,深自误哉。"儒家思想倡导"仁义礼智信",医学讲究博济苍世,治病救人,医学与儒家思想相结合是必然趋势。

三、目前高校医德教育现状

20世纪50年代初,我国沿用苏联的高等教育体制,把综合大学改为专业学院,造成目前我国大多高等医学院校为独立建制,成为单科性的高等医学教育,长期以来重视自然科学,而忽视人文科学的教育和发展。加上我国高考制度长期实行文理分科,致使理科的医学生普遍存在重理轻文,忽视人文素养教育的诟病,造成人文素养"先天不足""后天失调"的现象。

虽然近年来随着高等教育改革的深入,党和国家越来越重视素质教育,也取得了一定的进步,高等医学院校相继开始人文课程,如医学伦理学、医学社会学等,但大都没有很好地与医学教育相融合,存在医学与人文分离,人文是医学的补充,重学习轻实践,人文教育走形式的误区,势必造成当前医学生普遍存在"人文缺失"的问题,对医学人文精神和医患双方的权责利没有全面深刻的认识,特别在实习过程中表现出的对患者的冷漠、不尊重,缺乏对生命的敬畏,医患沟通能力差等现象,使得医德教育效果不明显,未走出传统生物医学教育模式的怪圈。哈佛大学校长博克曾强调,为了增强未来医生为病人服务的能力,必须"对以前被忽视的知识领域,如医学伦理学、心理学预防医学等,给予较大的关注","这些学科能给学生留下深刻的印象并能对他们的行为产生影响,因此无论如何也要把他们综合进临床医学"。[①] 要改善当前医学生"人文缺失"现状,将儒家优秀人文思想有机融合到高等医学教育过程中,提高医德教育水平和效果势在必行。

---

① 参见袁贵仁:《落实教育规划纲要 服务医药卫生体制改革 开创医学教育发展新局面——在全国医学教育改革工作会议上的讲话》,2011年12月13日,http://news.xinhuanet.com/edu/2011-12/13/c_122413234.htm。

四、儒家人文思想融入高等医德教育的对策

(一)确立人文教育目标

教育目标是指教育活动主体通过整合教育资源,经过一系列教学活动所要达到的目的和结果。医学人文教育目标就是通过教育活动最终培养出医学人文精神的人才。结合国内外医学教育理论和实践,2008 年,教育部、卫生部在其联合下发的《本科医学教育标准——临床医学专业(试行)》中提到:"本科临床医学专业教育的目标是培养具备初步临床能力、终身学习能力和良好职业素质的医学毕业生。"2011 年,教育部原部长袁贵仁在全国医学教育改革工作会议上提出,医学教育就是着力培养具有高尚医德、精湛医术、丰富人文素养、强烈社会责任感和较强创新精神的医学人才。[①] 这基本上明确了高等医学教育的总体目标,即培养具有医学科学精神和人文精神,有一定实践和良好职业道德的人才。

救死扶伤、诚实守信、关爱病人、敬畏生命应该是医学人文精神的核心和灵魂。儒家丰富的人文思想涵盖了所有这些人文精神,并且对医学教育具有很好的指导和教育意义。首先医学生应具有高尚的思想道德和人道主义精神,儒家强调"医乃仁术""仁者爱人",提出"人命至重,贵于千金""天覆地载,万物悉备,莫贵于人",体现了对人的尊重和关爱;儒家主张"国无德不兴,人无德不立""德不孤,必有邻",告知人们立身树德的重要性。在诚信方面,儒家提出"言必信,行必果""人而无信,不知其可也"以及"大医精诚"思想。在平等交往和与人行善方面,儒家主张"己所不欲,勿施于人""夫仁者,己欲立而立人,已欲达而达人""老吾老以及人之老,幼吾幼以及人之幼"。其他方面,儒家思想主张"义""礼""智",在医患沟通、依法行医、爱岗敬业、追求卓越等方面都提出了独特的见解和指导思想。可见,儒家丰富的人文思想对指导医学生成长为德艺双馨的医疗人才,实现医学人文教育目标具有重要的价值。

(二)构建人文课程体系

课程是实现高等教育目标的主要载体和核心环节。人文课程体系建设

---

① 参见《袁贵仁在全国医学教育改革工作会议上的讲话》,2011 年 12 月 6 日,https://jwc.jsu.edu.cn/info/1297/6211.htm。

的好坏直接关系到医学人文教育的成败。把儒家人文思想有机融合到整个高等医学教育体系当中去，就要把握好人文课程体系设置的各个环节。

一要把儒家思想融入人文课程体系构建的理念中去。医学人文教育的核心理念就是要培养学生良好的人文素养和高尚的医德医风。济宁医学院根植于孔孟之乡，沐浴时代新风，秉承"明德仁爱、博学至善"的理念，传承儒学文脉、践诺大爱情怀，以培养富有"仁爱"思想的德艺双馨医学人才为己任，为国家和地方培养出数以万计济世救民的专业人才。这不能归功于学校一贯重视学生的人文精神的培养，把医德医风教育贯穿于对学生的全程教育当中，其附属医学更是践行"大爱无疆"的大医精诚理念，成为全国医疗行业的排头兵，深受百姓好评。

二要把握好儒家人文课程体系构建的原则。人文课程体系的构建是一项系统工程，必须把握好以下三个原则。首先是科学性原则，人文课程的设置要正确处理好与医学专业课程的关系，医学院校应以医学专业课程为核心，人文课程的安排和组织不能冲淡医学医技培养的主题，要科学规划医学专业课程与人文课程的教学地位、教学环节、课时安排、考核评价办法和标准，做到科学统筹，合理安排。其次是创新性原则，要正确处理好儒家人文思想与中华优秀传统文化，社会主义道德新风尚尤其是日益倡导的社会主义核心价值观教育相结合，要摒弃讲传统文化易犯的"只见树木不见森林"和"简单复古"的错误，不断赋予儒家传统文化于时代内容，古为今用，推陈出新，努力实现传统思想的创造性转化、创新性发展。最后是协调性原则，人文课程设置要正确处理好与其他相关课程的关系。专家建议在设立医学人文学一级学科基础上，创设医学哲学、医学伦理学、医学社会学、医学法学、医学史和医学心理学六个二级学科。将儒家优秀人文思想贯穿于公共课、医学基础课、专业课和实践教学课，增加儒家人文思想在教材和课程中的内容和分量，使其"进课程、进教材、进课堂、进头脑"，贯穿于整个大学教育的全程。

三要抓好儒家人文课程体系的构建实施过程。把儒家人文思想融入医学教育的全过程，课程体系的构建具体应根据高校医学人文课程体系和大纲，主要从公共课、医学基础课、医学专业课和实践教学课加以组织和实施。

第一，公共人文课程方面，济宁医学院设置了社交艺术、公共关系学、中国传统道德概论、医学人文学导论、孔子的智慧、演讲与口才、让爱为生命护航等,这些课程主要帮助学生树立正确的世界观、人生观、价值观,要把儒家优秀人文思想渗透到这些科目当中去,培养学生逐渐从人文角度了解医学、走近医学,增强了学生追求"仁心妙术"治学信念和"为大众谋健康"的社会责任意识。

第二,医学基础课方面,济宁医学院开设的相关课程有医学伦理学、社会医学、卫生法学等,主要培养医学生的医学人文基本素养,在社会人文环境下研究和学习医学相关基础知识和技能,教育学生避免进入"见病不见人"和"以疾病为中心"的误区,深刻理解医学知识的社会意义和价值。

第三,医学专业课方面,针对高年级医学生开设,如医学心理学、人际沟通学、健康评估、卫生事业管理、中医学、面试礼仪等,学生开设学习临床专业课程,如内科学、外科学、口腔医学、儿科学等,开设见习和实习等实践学科,让学生全面学习医学专业知识。人文课程要教授学生综合运用社会、心理、人际、沟通等知识和手段,深刻理解各种疾病发生发展的原理,全面了解患者生理、心理、家庭和社会需求,提高医疗技术和水平。

第四,实践课程方面,使儒家人文潜移默化地进入医学生的头脑,内化为行动意识,还要抓好实践教学环节。除了实验、操作、见习和实习课程中教师注意把人文思想迁移和渗透到教学过程中外,还要抓好大学制度、大学文化、第二课堂、主题活动和重大节日纪念日活动等载体,使以儒家文化为代表的传统文化深入人心,变成自觉行为。济宁医学院非常重视利用丰富的儒家文化资源和载体,对广大学生进行思想品德教育。一方面,学校采取"走出去、引进来"的举措,依托地处孔孟文化聚集区的区域优势,在曲阜"三孔"、邹城"三孟"、孔子研究院及其尼山文化遗产资源区开辟儒家文化教学实践基地。同时,学校开设"大爱讲堂",每学期聘请儒学大师、德高望重的权威专家和学者来学校开展人文知识讲座,收到良好效果。另一方面,学校充分利用校园环境和设施,营造儒家人文教育氛围。学校在图书馆设立"仁学阁"、制作论语道旗、悬挂文化名人名言标牌,以校训和儒家圣贤命名桥梁道路等,利用网络、报纸、广播等媒体,宣传传统文化,使学生身处学校就能感受到浓郁的儒家文化氛围。60年来,济宁医学院为国家和社会培养出数以万计的医德双馨的医学人才,涌现出了如"医坛红烛"王春祥、"让群众看得起病的院长"武广华、"最美乡村医生"张波等一大批优秀校友。学校老书记于叔奎逝世后不设灵堂、不开追悼会、不搞遗体告别仪式、不接受花圈,并将遗体无偿捐献给学校用于教学和科学研究,用实际行动诠释了仁爱情怀,使广大师生深受教育。

(三)注重医学人文师资队伍建设

教师是实现人文医学教育目标的核心。没有良好的师资队伍,一切教育活动都是空谈。注重医学人文师资队伍建设,应从以下两个渠道入手。

第一,建立知识结构合理的专业教师队伍。目前高等医学专业教师知识结构存在两方面问题。一方面,很多高校的一线人文教师大都来自综合院校的文史哲专业毕业生,虽然有些医学院校成立了人文学科的相关院系部,但也是人文、医学相对分离,造成大多数人文专业教师不懂医学;另一方面,医学专业教师受如前所述的客观原因影响,存在"人文先天不足"的缺陷,虽然有些医学教师通过后来攻读人文专业学位后从事人文学科专业或兼职教学,但人文功底未必深厚。目前医学人文教育缺乏高素质、知识结构合理的复合型人才。这就需要学校积极创造条件,加强人文与医学专业教师的交流、培训,采取专兼职搭配、内培外引、校内校外资源相结合的举措,充分利用各兄弟院校、人文教育馆和基地、附属医院、社会贤达等教学资源,使人文教师队伍结构趋于协调合理,科学持续发展。

第二,充分重视思想政治辅导员的作用。优秀思政辅导员在工作中运用儒家人文思想的必要性是其工作特点决定的。辅导员是大学生日常思想政治教育和管理工作的组织者、实施者和指导者,也是大学生健康成长的人生导师。这就对辅导员的自身专业素质和工作能力提出了较高的要求,提高辅导员的人文素养,可对医学生的人文精神培养起到潜移默化、润物无声的效果。要求医学院校辅导员在工作中一方面要认真学习、熟练掌握医学和人文专业知识,另一方面要把儒家人文思想应用到对学生的思政教育和管理工作当中,本着"以人为本""全面育人"的精神,关心学生、教导学生,用自己的个人魅力,做好学生们的良师益友,让儒家人文思想的光芒处处闪现在高等医学知识的海洋里。

中华优秀传统文化融入大学生社会主义核心价值观教育探析[*]

中华优秀传统文化融入大学生社会主义核心价值观教育探析[*]

倪守建[**]　陶圣叶　赵敏

【摘要】就内在规定性而言,将传统文化融入大学生社会主义核心价值观教育是一种价值引导,其本质在于以传统文化为依托和切入点,为大学生成长成才提供正确的方向指引,从而保障大学生正确价值观的形成。在具体的实施过程中,应当坚持传承与创新相结合的规律,内化与外化相统一的规律,目的性和导向性相一致的规律。

【关键词】传统文化;核心价值观;内涵;本质;规律

在当前这样一个多元而开放的时代,高校如何有效地开展社会主义核心价值观教育,是高等教育工作者不容忽视的重要问题。充分发掘中华优秀传统文化的精华,把握传统文化融入大学生社会主义核心价值观教育的本质与规律,对于促进大学生认同、接受和践行社会主义核心价值观具有重要的意义。

一、中华优秀传统文化融入大学生社会主义核心价值观教育的内涵

受文化多元化、自由主义思潮及功利性价值观等的影响,大学生中的奢侈、虚荣、功利的倾向不容忽视,这也为大学生社会主义核心价值观培育带来了阻力和困难。反思大学生价值观中的矛盾和困惑,在大学生所遭遇的

---

　*　本文系 2015 年山东省社科规划项目(15CSZJ)、2014 年山东省研究生教育创新计划项目(SDYC14008)、"十三五"山东省高等学校科研创新平台——医学人文素质教育研究基地研究成果。

　**　倪守建,济宁医学院,副教授,研究方向为思想政治教育。

价值世界的冲突和危机中,以传统文化为载体,对于引导和促进大学生树立正确的价值观,是一种有益的尝试。

以中华优秀传统文化为载体对大学生进行社会主义核心价值观教育,一方面能够使大学生接受传统文化的濡养,感受到传统文化的魅力,对传统文化所蕴涵的价值理念易于理解和接受;另一方面也能够使大学生在更深刻的层次上理解社会主义核心价值观,并自觉地将其作为自己的精神追求和人生价值。就内在规定性而言,将传统文化融入大学生社会主义核心价值观教育,并不仅仅是传统文化作为经验知识进行简单的授受,而是一种价值引导,即通过汲取传统文化的价值精髓,以实现传统价值的传承,并能使大学生在传统文化的学习过程中,理解、体悟并认同和接受社会主义核心价值观。当然,大学生真正能够认同和接受社会主义核心价值观,并最终建构起自己的核心价值体系,除借助传统的力量外,还需要家庭教育的涵养、学校教育的引导、社会教育的支持。

二、中华优秀传统文化融入大学生社会主义核心价值观教育的重要作用

(一)中华优秀传统文化为大学生成长提供正确的方向指引

中华优秀传统文化作为一种"跨时间"的现象,它不是由其瞬时间的存在构成的,而是"历时性"地存在着,它在不同的历史时空中有整合,有创新,但从未与过去发生断裂。某些制度或者习俗在不同的历史时期、在不同的社会形态中会有不同表现形式,但其内在的理想信念、价值信仰、人格特质、道德理念、担当精神、家国情怀等代代相传、历久弥新,这就是中华传统文化的内在价值。文化不仅仅是一种客观的现象存在,更是一个社会中的价值观、态度、信念、取向以及人们普遍持有的见解。① 正是在这个意义上,可以说中华传统文化是中华民族的根本之所在和魂魄之所系,中华文明之所以能历 5000 余年而不衰,中华民族之所以能历经磨难而仍屹立于世界民族之林,正是中华传统文化的价值维系和精神哺养。青年大学生作为祖国未来的建设者,其精神风貌即体现了我们国家民族的精神状态,其价值观念

---

① 参见[美]塞缪尔·亨廷顿、劳伦斯·哈里森主编:《文化的重要作用——价值观如何影响人类进步》,新华出版社 2010 年版。

也会对国家民族的价值观念产生重要影响,而传统文化的内在价值对于大学生的成长成才无疑具有无与伦比的优势。

第一,中华优秀传统文化有助于引导大学生树立正确的人生理想。理想是人生的奋斗目标,正确的人生理想是催人奋进的精神力量,而错误的人生理想只能沦为空想甚至是幻想,并最终妨害人的成长。因而,大学生要想成为国家的栋梁之材,必须树立正确而又坚定的人生理想。孔子说:"三军可夺帅也,匹夫不可夺志也。"(《论语·子罕》)孔子所谓的"志"就是志向,是理想,是对社会核心价值的认同和坚守,是民族精神蓬勃向上的牢固根基,是国家富强昌盛的力量之源。朱熹说:"书不记,熟读可记;义不精,细思可精;惟有志不立,直是无着力处。"(《理性精义》)可见,理想对于一个人的成长成才具有非常重要的意义,而如果没有正确的人生理想,即使有再大的力气,也难以取得人生事业的成功。因而,大学生应当通过传统文化的教育与学习,明确自己的人生目标,树立正确的人生理想,只有这样,才能做一个有益于国家社会的人。

第二,中华优秀传统文化有助于大学生形成良好的道德品质。中华优秀传统文化重视对人的良好道德品质的引导与塑造,其中,"百善孝为先"。"夫孝,德之本也"(《孝经·开宗明义章》),即把"孝"看成做人做事的根本;"言必信,行必果"(《论语·子路》)、"与朋友交,言而有信"(《论语·学而》)等则强调诚信品质的重要性;"吾日三省吾身"(《论语·学而》)、"见贤思齐焉,见不贤而内自省也"(《论语·里仁》)、"尽己而不以尤人,求身而不以责下"(《贞观政要》)等则体现了传统文化中重视省察自身、严于律己的自律自省的精神;"善则称人,过则称己"(《礼记·坊记》)、"君子不为苟察"(《庄子·天下》)、"己所不欲,勿施于人"(《论语·颜渊》)等则要求人们要有担当意识和宽容精神。此外,中国优秀传统文化还重视培养人的自强不息的精神和刚健有为的思想,如"天行健,君子当自强不息"(《周易》)、"志不强者智不达"(《墨子·修身》)等。中华优秀传统文化所蕴含的诸多丰富的修身理论和道德教育思想,也正是当代大学生所需要大力提升的优秀品质。

(二)中华优秀传统文化有助于大学生认同和接受社会主义核心价值观

在纪念五四运动 95 周年的北大座谈会上,习近平总书记谈道:"人类社会发展的历史表明,对一个民族、一个国家来说,最持久、最深层的力量是全社会共同认可的核心价值观。核心价值观,承载着一个民族、一个国家的精神追求,体现着一个社会评判是非曲直的价值标准。"①要使当代大学生认可社会主义核心价值观,并在实际生活中切实践行社会主义核心价值观,首先要对社会主义核心价值观形成认同。所谓社会主义核心价值观认同,就是作为主体的大学生对社会主义核心价值体系加以认可与肯定,并以此为基础建立起直接一致性感受,同时具有转化为价值行为的趋势和取向,也就是大学生能够自觉地将社会主义核心价值观外化于具体实践中。

让大学生认同和接受社会主义核心价值观,光靠单纯的理论灌输和说教难以达到理想的效果,而借助中华优秀传统文化,往往能收到事半功倍之效。中华优秀传统文化在中国绵延数千年,传统价值理念作用于社会生活的方方面面,如在家庭伦理中,"孔融让梨"的故事千古传诵,家喻户晓;在人生态度上,鼓励人们要积极向上,"自强不息",勇于进取;在对待生活上,则强调"天道酬勤",要"勤俭持家"等。可以说,中华优秀传统文化的价值和理念已融入中国人的血脉,流淌在华夏大地的每一个角落,并幻化成与我们每一个人息息相关的具体的生活事件。而作为成长过程中的大学生,其价值观念的变化、发展与生成更多来源于社会生活体验,现代社会的价值认同缘起于人们对现实生活世界的价值思考以及对内部精神活动的价值体验和反思。② 传统价值观延续过去,承接当代,为大学生理解社会主义核心价值观提供了价值经验和心理基础。如果离开了对现实生活的关照,如果脱离了对传统价值的认知与体悟,那社会主义核心价值观也只能停留在大学生认识的表象。

三、中华优秀传统文化融入大学生社会主义核心价值观教育的路径

(一)传承与创新相结合

传承是指对原有事物中合理成分的承接和延续,而创新则是在现有基础上的推陈出新,两者之间是辩证统一的,传承是创新的基础,创新是传承的发展。中华优秀传统文化融入大学生社会主义核心价值观教育,首先要遵循传承与创新相结合的规律。

对大学生进行社会主义核心价值观教育,必须传承中华优秀传统文化的优秀成果,必须对传统价值观进行批判地继承和吸收,并以此延续传统文

---

① 习近平:《青年要自觉践行社会主义核心价值观——在北京大学师生座谈会上的讲话》,《人民日报》2014 年 5 月 5 日。

② 参见王葎:《价值观教育的合法性》,北京师范大学出版社 2009 年版。

化的精神血脉。"优秀传统文化是一个国家、一个民族传承和发展的根本，如果丢掉了，就割断了精神命脉……只有坚持从历史走向未来，从延续民族文化血脉中开拓前进，我们才能做好今天的事业。"[①]可见，为了避免失去国家和民族的精神独立性，为了从延续民族文化的血脉中开拓前进，我们必须自觉传承中华优秀传统文化，同时，中华传统文化博大精深，学习和掌握其中的各种思想精华，对树立正确的世界观、人生观、价值观很有益处。因而，对大学生进行社会主义核心价值观教育，必须传承中华优秀传统文化，唯其如此，才能取得"学史可以看成败、鉴得失、知兴替；学诗可以情飞扬、志高昂、人领秀；学伦理可以知廉耻、懂荣辱、辨是非"[②]的收获。

在传承中华优秀传统文化对大学生进行社会主义核心价值观教育的基础上需要创新性发展，需要在坚持中华优秀传统文化"主体性"的基础上适时地开拓创新。也就是说，只有在传承的基础上，才能实现中华优秀传统文化与社会主义核心价值观的创新性发展，作为当代大学生，必须善于学习和借鉴中华优秀传统文化的优秀成果，自觉地把继承优秀传统文化与弘扬时代精神有机结合起来，从而构建起既充分体现中国特色和民族特点，又充分反映时代特征和当代大学生精神风貌的核心价值体系和社会主义核心价值观。

（二）内化与外化相统一

内化与外化是大学生社会主义核心价值观形成与发展的必要过程和必经阶段，也是借助传统文化对大学生进行社会主义核心价值观教育的重要规律。所谓内化与外化相统一，就是指教育者在对大学生进行社会主义核心价值观教育的过程中，有目的、有计划、有组织地充分发掘传统文化的价值资源，找准传统文化与社会主义核心价值观的契合点，进而促进大学生将社会主义核心价值观内化于心、外化于行。[③]

在中华优秀传统文化促进大学生社会主义核心价值观内化方面，重在引导大学生树立坚定的传统文化意识，正如习近平总书记所强调指出的："中华文明绵延数千年，有其独特的价值体系。中华优秀传统文化已经成为

---

① 习近平：《在延续民族文化血脉中开拓前进》，《文汇报》2014 年 9 月 25 日。

② 郑灿珠等：《国家意识形态安全与大学生社会主义核心价值观教育研究》，人民出版社 2014 年版。

③ 参见习近平：《青年要自觉践行社会主义核心价值观——在北京大学师生座谈会上的讲话》，《人民日报》2014 年 5 月 5 日。

中华民族的基因,植根在中国人内心,潜移默化影响着中国人的思想方式和行为方式。"①这就是说,中国当代大学生,最根本的是要有中国人的独特的精神世界,要有坚定的中华优秀传统文化的理念与意识,在面对纷纭复杂的社会思潮和外来文化的冲击时,能够自觉地汲取中华优秀传统文化的精华并自觉地完成文化心理与价值观念的建构,从而真正将社会主义核心价值观内化于心。

24字的社会主义核心价值观都有具体的指向,都是青年大学生在日常生活和学习中可言可做的,而不是抽象的名词,更不是高不可攀的宏大计划。"爱国、敬业、诚信、友善"对公民个人而言,都是可以落到实处的。爱国是我们每一个人的自觉意识和内心情怀,司马迁说"常思奋不顾身,以殉国家之急",陆游说"位卑未敢忘忧国",一个人,无论处在什么样的位置,国难当头,当以身相许。周恩来说"为中华之崛起而读书",当代大学生应当有这样的信念,为实现中华民族伟大复兴的中国梦而发奋读书、踏实工作。敬业,就是要做好自己的本职工作,对大学生来说,就是要认真完成自己的学业,掌握扎实的专业知识,养成良好的道德品质,拥有健康的体魄,将来努力工作,为人民服好务,为社会做贡献。诚信对大学生来说,就是要做真人、做真事、做真学问,言行一致、言行如一,"言必信,行必果"。友善就是在工作、生活中要与人为善,还要有"忍人之心",具有宽广的胸怀和悲天悯人之念。将社会主义核心价值观内化于心是认知认同问题,借助传统文化尚易达成,而要真正将社会主义核心价值观外化于行,并形成自己的价值自觉和行为习惯,对处于成长中的大学生来说,或许有一定的难度,因而,在专业学习之外,一定要加强优秀传统文化的学习,以提升个人的道德水平和修养。

(三)目的性和导向性相一致

所谓目的性和导向性相一致,是指在将中华优秀传统文化融入大学生社会主义核心价值观教育的过程中,要始终坚持正确的政治方向,要坚持以马列主义、毛泽东思想、邓小平理论、"三个代表"重要思想和科学发展观为指导,坚持社会主义的办学方向,坚持集体主义的价值取向,批判和抵制各种错误的思想倾向,最终帮助大学生树立起社会主义核心价值观并能贯彻到日常的学习、工作和生活中。换言之,就是通过让大学生了解社会主义核

---

① 习近平:《在延续民族文化血脉中开拓前进》,《文汇报》2014年9月25日。

心价值观形成的精神脉络和传统价值观的历史传承,最终帮助大学生在国家、社会、人生等领域的重大问题上形成价值共识,从而树立起坚定的中国特色社会主义的共同理想。

具体来说,一是要帮助大学生树立积极的价值观点和正确的政治立场。由于受市场经济的影响和不良社会思潮的冲击,部分大学生的价值取向存在偏差,对传统文化融入社会主义核心价值观的学习存在抵触情绪;有的学生认为这是专业学习之外的任务,占用了专业学习的时间,因而不愿意学习;有的学生只是选取了优秀传统文化中有用的部分或者自己感兴趣的部分去学习,而涉及价值观教育的则忽视学习或者不学习。中华优秀传统文化融入大学生社会主义核心价值观教育,应当在坚持"育人为本"的前提下,融入社会主义的办学理念,让学生明白我们的教育目的以及将来应当成为什么样的人。二是要选取传统文化的优秀内核,培养当代大学生高尚的道德品质,习近平总书记强调指出:"核心价值观,其实就是一种德,既是个人的德,也是一种大德,就是国家的德、社会的德。"[1]国无德不兴,人无德不立。德是立国之本,做人之基,是社会和谐的润滑剂,符合大学生社会主义核心价值观教育的内在要求。三是要端正学生的思想观念、行为方式和生活态度,激发学生的学习积极性和对生活的热情,使当代大学生真正成为未来社会主义建设的中坚力量。

四、结语

社会主义核心价值观是时代精神的具体体现和社会主义本质的内在要求,也是中华优秀传统文化传承发展的必然结果。社会主义核心价值观能够塑造大学生良好的道德品质,引导大学生形成正确的价值追求,保证大学生全面健康发展。因而,探讨中华优秀传统文化融入大学生社会主义核心价值观教育的途径和方法,对于促进大学生社会主义核心价值观的形成具有重要的作用。

（本文原载于《济宁医学院学报》2018 年第 1 期,有改动）

---

① 习近平:《青年要自觉践行社会主义核心价值观——在北京大学师生座谈会上的讲话》,《中国高等教育》2014 年第 10 期。

文化建设视域中的高校社会主义核心价值观与中华优秀传统文化融合教育

李善勇[*]　赵敏

【摘要】文化的重要作用要求自觉进行文化建设,文化建设必须以培育社会主义核心价值观为重点,以传承优秀传统文化为基础。社会主义核心价值观是中华优秀传统文化的导向,中华优秀传统文化是社会主义核心价值观的根基,培育社会主义核心价值观需要与传承中华优秀传统文化融合起来。高校进行社会主义核心价值观和中华优秀传统文化融合教育是高校发挥社会作用和承担社会职责的必然要求,需要明确目的内容、创新多种方式、强化实施管理、落实条件保障进行两者的融合教育。

【关键词】文化建设;中华优秀传统文化教育;社会主义核心价值观教育

2013 年 12 月,中共中央办公厅发布《关于培育和践行社会主义核心价值观的意见》,2017 年 1 月,中共中央办公厅、国务院办公厅发布《关于实施中华优秀传统文化传承发展工程的意见》,两者不仅强调了培育社会主义核心价值观和传承中华优秀传统文化的重要意义,而且指出了两者的相互关系和相互作用,同时也强调了高校在两者中的重要作用。高校应把社会主义核心价值观教育和中华优秀传统文化教育融合起来,使两者相互促进、共同作用,把大学生培养成为中国特色社会主义事业的合格建设者和可靠接

---

* 李善勇,济宁医学院马克思主义学院,讲师,研究方向为思想政治教育基本理论。

班人。为此,就需要深刻认识高校进行社会主义核心价值观与中华优秀传统文化融合教育的理论基础、内在根据、现实依据和实现路径。

一、高校社会主义核心价值观与中华优秀传统文化融合教育的理论基础

文化具有多方面的重要作用。其一,对个人来说,文化是个人的高层需求。在物质生活需求基础上的精神文化生活需求赋予个人独特的"意义",支配个人的思维、情感、行为模式等,是个人的精神家园。其二,对民族来说,文化是民族的认同根源。民族的独特文化是民族的标识,是民族延续的血脉,是民族认同、团结的根源。其三,对社会来说,文化是社会的精神结构。社会的文化结构对社会的政治结构、经济结构具有重大的能动作用,合理的、先进的社会文化结构能促进社会政治、经济的发展,从而能推动整个社会的发展。其四,对国家来说,文化是国家的软体实力。国家的文化影响着国民对国家的认同,影响着国家的凝聚力和行动力,影响着一国对他国的引导力和辐射力,作为国家的软体实力已成为影响国家实力的重要要素。其五,对人类来说,文化是人类的发展能力。文化的继承、交流和创新机制使人类改造世界的能力在学习前人和他人成果的基础上不断加速积累,不断快速发展,文化的发展是人类改造世界能力的发展。文化的重要作用要求人们自觉进行文化建设,不断促进文化发展。

文化建设需要以培育社会主义核心价值观为重点。价值观是人们对外部事物满足自身需要的价值关系的认识的总体观点,它通过人们的理想追求、得失比较、利弊权衡和荣辱爱憎等表现出来。价值观反映了一种文化体系的追求目标和评判标准,是一种文化体系的精髓,决定了文化体系的性质,最能表现文化体系的特征,像灵魂一样统摄着文化体系的诸要素。正是由于价值观的重要地位和作用,所以文化自觉的重点是价值观自觉,文化建设的重点是价值观建设。同时,一种文化所体现的价值观也是多维多层的体系,有核心价值观、基本价值观、具体价值观等,其中,核心价值观最能表现价值观体系的性质和特点,对其他价值观起主导作用,影响甚至决定其他价值观。因此,价值观建设的重点应是核心价值观建设。"核心价值观是文化软实力的灵魂、文化软实力建设的重点。这是决定文化性质和方向的最深层次要素。一个国家的文化软实力,从根本上说,取决于其核心价值观的

生命力、凝聚力、感召力。"①

文化建设需要以传承优秀传统文化为基础。任何民族、国家文化的发展都必然以它从历史上继承的既定传统文化为前提、基础和条件，这是不可选择的，是不可超越的。"人们自己创造自己的历史，但是他们并不是随心所欲地创造，并不是在他们自己选定的条件下创造，而是在直接碰到的、既定的、从过去承继下来的条件下创造。一切已死的先辈们的传统，像梦魇一样纠缠着活人的头脑。"②但传统文化在形成和发展的历史过程中，必然受到时代条件、社会环境和人们认识水平的制约，因而也必然存在错误甚至糟粕。这就使传统文化对现实社会的作用不仅有积极的促进作用，也可能有消极的限制、阻碍甚至破坏作用，这就要求人们对传统文化各要素自觉进行评价、鉴别，采取一种扬长避短、趋利避害、兴利除弊、取精去糟的扬弃态度，继承传统文化中的积极成分、优秀因素，并在此基础上不断促进文化创新和文化发展，做到古为今用、推陈出新。

二、高校社会主义核心价值观与中华优秀传统文化融合教育的内在根据

中国特色社会主义是当代中国的主题，中国特色社会主义事业的总体布局是经济建设、政治建设、文化建设、社会建设和生态文明建设"五位一体"，其中，文化建设为其他各方面建设提供了方向引领、精神动力、智力支持和思想保障。发展中国特色社会主义事业必须增强中国特色社会主义文化自觉和自信，不断加强中国特色社会主义文化建设，不断促进中国特色社会主义文化发展。一方面，加强中国特色社会主义文化建设应以培育社会主义核心价值观为重点。这对于保证中国特色社会主义文化发展的方向和性质，对于促进人的全面发展和引领社会全面进步，对于巩固全党全国人民团结奋斗的共同思想基础，对于集聚实现中华民族伟大复兴中国梦的强大力量，具有重要现实意义和深远历史意义。另一方面，加强中国特色社会主义文化建设应以传承中华优秀传统文化为基础。这对于维护民族团结和增强民族自信，对于继承传统美德和建设和谐社会，对于提高治国理政和社会

---

① 《习近平谈治国理政》第1卷，外文出版社2018年版，第163页。
② 《马克思恩格斯选集》第1卷，人民出版社2012年版，第669页。

治理能力,对于增强认识和改造世界能力,具有重要的启示意义和借鉴意义。因此,加强中国特色社会主义文化建设需要把培育社会主义核心价值观与传承中华优秀传统文化结合起来,使二者在相互促进的过程中发挥合力作用。

培育社会主义核心价值观需要传承中华优秀传统文化。首先,中华优秀传统文化是社会主义核心价值观的根基,社会主义核心价值观必须与中华优秀传统文化相承接。"中国人民的理想和奋斗,中国人民的价值观和精神世界,是始终深深植根于中国优秀传统文化沃土之中的,同时又是随着历史和时代前进而不断与日俱新、与时俱进的。"①其次,社会主义核心价值观与中华优秀传统文化相契合,社会主义核心价值观与中华优秀传统文化体现的核心价值观有相通、相近之处。"我们生而为中国人,最根本的是我们有中国人的独特精神世界,有百姓日用而不觉的价值观。我们提倡的社会主义核心价值观,就充分体现了对中华优秀传统文化的传承和升华。"②最后,中华优秀传统文化是涵养社会主义核心价值观的源泉,培育社会主义核心价值观应利用中华优秀传统文化的丰厚资源。"中华优秀传统文化已经成为中华民族的基因,植根在中国人内心,潜移默化影响着中国人的思想方式和行为方式。今天,我们提倡和弘扬社会主义核心价值观,必须从中汲取丰富营养,否则就不会有生命力和影响力。"③

传承中华优秀传统文化需要培育社会主义核心价值观。中华优秀传统文化要继续发挥积极作用,就必须能够适应中国特色社会主义事业发展,为此就需要以社会主义核心价值观为导向来引领、升华中华优秀传统文化,促进中华优秀传统文化继续发展。一方面,用社会主义核心价值观引领中华优秀传统文化发展。社会主义核心价值观体现了社会主义意识形态的本质要求,是中国特色社会主义文化的核心和灵魂,是中国特色社会主义道路、理论体系和制度的价值表达,中华优秀传统文化继续发展需要社会主义核

---

① 习近平:《从延续民族文化血脉中开拓前进推进各种文明交流交融互学互鉴——在纪念孔子诞辰 2565 周年国际学术研讨会暨国际儒学联合会第五届会员大会开幕会上的讲话》,《党建》2014 年第 10 期。

② 习近平:《青年要自觉践行社会主义核心价值观——在北京大学师生座谈会上的讲话》,《中国高等教育》2014 年第 10 期。

③ 习近平:《青年要自觉践行社会主义核心价值观——在北京大学师生座谈会上的讲话》,《中国高等教育》2014 年第 10 期。

心价值观引领方向。另一方面,用社会主义核心价值观来升华中华优秀传统文化。中华优秀传统文化与当代文化相适应、与现代社会相协调,实现中华优秀传统文化的创造性转化、创新性发展,需要根据社会主义核心价值观不断赋予中华优秀传统文化新的时代内涵和表现形式,从而不断提升中华优秀传统文化的生命力、吸引力和感召力。

三、高校社会主义核心价值观与中华优秀传统文化融合教育的现实依据

培育社会主义核心价值观和传承中华优秀传统文化是高校的重要责任和任务,这是由高校的社会作用和社会职责决定的。一方面,高校是国家和社会进行文化传播传承的主要载体,是国家和社会促进文化创新发展的主体力量。高校要发挥这种作用,需要自觉把传播传承文化、创新发展文化作为重要任务,需要自觉把培育社会主义核心价值观和传承中华优秀传统文化作为重点工作。另一方面,培养中国特色社会主义事业合格建设者和可靠接班人是高校的社会职责。"青年兴则国家兴,青年强则国家强。青年一代有理想、有本领、有担当,国家就有前途,民族就有希望。中国梦是历史的、现实的,也是未来的;是我们这一代的,更是青年一代的。中华民族伟大复兴的中国梦终将在一代代青年的接力奋斗中变为现实。"[①]这其中的青年当然包括高校青年学生,他们学有所成后将走上工作岗位,成为决定国家和社会发展的主体力量,只有用社会主义核心价值观和中华优秀传统文化教育高校青年学生,才能使他们真正成为中国特色社会主义事业的合格建设者和可靠接班人。

社会主义核心价值观教育对促进高校青年学生发展具有重要意义。首先,社会主义核心价值观教育能够使他们树立正确的价值观。社会主义核心价值观体现了国家、社会、个人层面的价值追求,"是因为青年的价值取向决定了未来整个社会的价值取向,而青年又处在价值观形成和确立的时期,抓好这一时期的价值观养成十分重要"[②]。其次,社会主义核心价值观教育能够使他们增强学习动力。社会主义核心价值观教育能够使他们树立马克

① 《中国共产党第十九次全国代表大会文件汇编》,人民出版社 2017 年版,第 56 页。
② 习近平:《青年要自觉践行社会主义核心价值观——在北京大学师生座谈会上的讲话》,《中国高等教育》2014 年第 10 期。

思主义的坚定信仰,共产主义的远大理想和中国特色社会主义的共同理想,增强责任意识和担当精神,认真学习和积极实践,为将来参加工作服务人民、奉献社会奠定基础。最后,社会主义核心价值观教育能够使他们做好工作生活准备。社会主义核心价值观教育能够使他们了解和认识中国特色社会主义文化,了解和认识中国特色社会主义社会的思想体系、制度规范、行为模式等,从而为他们将来更好地工作和生活做好准备。

中华优秀传统文化教育对促进高校青年学生发展具有重要意义。首先,中华优秀传统文化教育能够塑造他们的民族精神。中华优秀传统文化教育能使他们认知认同中华民族精神,从而能自觉维护民族的利益、尊严和荣誉等,自觉为实现中华民族伟大复兴中国梦贡献力量。其次,中华优秀传统文化教育能够提高他们的道德修养。中华优秀传统文化和传统美德教育能够使他们认识认同并继承中华民族传统美德,从而能够不断提升自己的道德修养,成为讲道德、尊道德和守道德的人。最后,中华优秀传统文化教育能够涵养他们的文化素养。中华优秀传统文化中丰富的人文精神、人生智慧、文学艺术等对于提升他们的文化素养,陶冶他们的审美情操,成为全面发展的人具有重要意义。

高校应把社会主义核心价值观与中华优秀传统文化教育融合起来,使二者在相互促进的过程中发挥合力作用。一方面,高校应把社会主义核心价值观教育作为主要任务,这决定着高校教育的目的,决定着高校教育的性质。同时,高校社会主义核心价值观教育应以中华优秀传统文化教育为基础,利用中华优秀传统文化的丰厚资源,通过传承中华优秀传统文化涵养社会主义核心价值观。另一方面,高校应把中华优秀传统文化教育作为重要任务,这对高校教育的目的和性质有重要影响。同时,高校中华优秀传统文化教育应以社会主义核心价值观教育为导向,以社会主义核心价值观教育来引领、升华中华优秀传统文化教育,促进中华优秀传统文化的创造性转化、创新性发展。因此,高校在教育实践过程中应避免片面化倾向,或者强调社会主义核心价值观教育而轻视中华优秀传统文化教育,致使社会主义核心价值观教育缺少资源而贫乏无力;或者强调中华优秀传统文化教育而轻视社会主义核心价值观教育,致使中华优秀传统文化教育失去导向而迷茫松散。

四、高校社会主义核心价值观与中华优秀传统文化融合教育的实现路径

《关于培育和践行社会主义核心价值观的意见》和《关于实施中华优秀传统文化传承发展工程的意见》，就如何培育社会主义核心价值观和传承中华优秀传统文化提出了许多切实可行的理念、方式、方法，对高校进行社会主义核心价值观与中华优秀传统文化融合教育具有重要指导意义。高校结合实际贯彻落实这两个文件精神，在实施融合教育过程中需要统筹协调做好四项重点工作。

第一，明确目标内容。高校明确融合教育的目的和目标，并据此设计出结构合理、重点突出、难易适中的内容体系，这是进行融合教育的前提。首先，要突出针对性。既要针对高校的教育、专业、类型等特点，也要针对青年学生的思想特点、思想实际、思想需求，如医学类高校应根据自己的专业特点和自身需求等设计适合自己的融合教育内容。其次，要突出思想性。思想是中华优秀传统文化的精华，也是社会主义核心价值观的依托，两者融合教育要以思想内容为重点和抓手，才能深刻而避免娱乐化、庸俗化。最后，要突出价值性。社会主义核心价值观和中华优秀传统文化博大精深，两者融合教育应选取既有社会价值也有个体价值的内容作为教育重点，才能够激发学生学习兴趣和提升学生学习效果。

第二，创新多种方式。教育方式是实现教育目标和达到教育效果的途径，创新多种教育方式是进行融合教育的基础。首先，课程教学方式。《关于实施中华优秀传统文化传承发展工程的意见》明确提出："推动高校开设中华优秀传统文化必修课，在哲学社会科学及相关学科专业和课程中增加中华优秀传统文化的内容。"[1]据此，高校既要开设专门的必修课、选修课，也要在专业课、通识课等相关课程中渗透，还要有效运用微课、慕课等现代教育技术手段进行文化教育。其次，实践教学方式。诵读、展示、表演、参观、考察等实践教学方式能够让学生在参与中感受，在探索中学习，从而有效提高文化素养。再次，文化活动方式。学术讲座、演讲辩论、诗词比赛等文化

---

[1] 《中共中央办公厅、国务院办公厅关于实施中华优秀传统文化传承发展工程的意见》，《人民日报》2017年1月26日。

活动方式能够开阔学生视野,启发学生思考,激发学生兴趣,促使学生积极参与文化教育活动。最后,校园文化方式。运用多种载体媒体,如展板、广播、报纸、电视、网络等,特别是学生使用最多的自媒体平台,构建起学生生活的"全时空"文化环境,使学生在日常生活中接受文化教育。

第三,强化实施管理。加强实施管理是成功进行融合教育的关键。首先,应科学规划,包括课程体系与教学进度、教育的方式和方法、教育的载体和环境、测评体系与调控体系、领导组织和保障条件等。其次,应精细组织,既应配备充足的专业文化教育教师进行教学,也应提高全体教师的文化素质以在其他课程中渗透,还应组成专家队伍加强研究提供教育支持。再次,应全面测评,既应利用考试方式促使学生认知理论知识,也应利用考察方式促使学生实践体验;既应注重结果性测评,也应注重过程性测评。最后,应严格监控,领导者应严格监控整个教育过程,教育者应严格监控学生学习过程,并根据监控的结果,分析原因和采取措施,确保实现教育目标和目的。

第四,落实条件保障。满足必要的条件是成功进行融合教育的保证。首先,应加强党委领导。两个文件分别强调了各级党委对培育社会主义核心价值观和传承中华优秀传统文化的领导责任,高校党委应对融合教育负领导责任,高校党委应高度认识融合教育的重要意义,切实担负起领导责任。其次,应完善相关制度。如教师的选拔与培养制度、学生的学习与实践制度、教学的评价与监控制度、学校的领导与管理制度等,只有形成完善的制度,才能保证融合教育工作的规范化、长期化。最后,应提供物质保证。高校应在场所、设施、资金等方面提供充分的支持,保证融合教育工作的顺利进行和有效完成。

总之,高校要实现社会职责和发挥社会作用,把学生培养为中国特色社会主义事业的合格建设者和可靠接班人,促进中国特色社会主义文化的传播传承和创新发展,这就需要把社会主义核心价值观教育和中华优秀传统文化教育融合起来,使两者相互促进共同作用,并且通过多种路径措施不断提高融合教育的质量和效果。

浅析加强对医者的价值观教育[*]

岳恩莉^{**}

【摘要】 医学人文教育是医学院和医院必不可少的一部分,在医学人文教育中,思想政治教育是其重要组成部分,面对当今社会出现的诸多医患问题以及部分医生价值观偏离主航道的问题,要更加重视对医者的人文教育,加强对他们的思想政治教育工作,帮助医生树立正确的价值观。

【关键词】 思想政治教育;价值观;医学人文教育

思想政治教育渗透在社会中的每一个领域中,不管从事何种职业,都需要通过思想政治教育来帮助自己树立一个正确的世界观、价值观和人生观来指导自己,推动发展。医生作为一个任务艰巨的职业,手里握着的是患者的生命,更需要对医生这一行业加强思想政治教育,抓紧医学人文这一方面,让人文和科学紧密结合在一起,在掌握精湛医术的基础上,提高医者的责任感,帮助医者树立正确规范的价值观。《心术》中有这么一段话:医生有三重境界。第一重是治病救人,看好病人的疾病;第二重是人文关怀,我们不仅要治好病人的疾病,还要有悲天悯人之心;第三重就是要进入病人的灵魂并成为他们的精神支柱。第一重境界几乎是每个医生都具备的,但是第二重第三重能够做到的人却很少了。如今,面对紧张的医患关系,更需要加强人文关怀,加强医学人文教育,让医生更有责任感和尊严感。

* 本文系山东省社科规划课题"中华传统文化融入社会主义核心价值观培育研究"(15CSZJ)阶段性成果,获"十三五"高校人文社科基地——济宁医学院医学人文素质教育基地资助。

** 岳恩莉,山东师范大学马克思主义学院,硕士研究生,研究方向为思想政治教育。

一、基本概念概述

(一)思想政治教育的价值

马克思说:"'价值'这个普遍的概念是从人们对待满足他们的需要的外界物的关系中产生的。"①用比较通俗易懂的话来讲就是指一般意义上的"好"。思想政治教育中的价值分为内在价值和外在价值两个方面,胡国义给这两方面的价值下了一个定义:思想政治教育的内在价值是指思想政治教育在其教育活动之中合乎受教育者思想品德发展的目的而呈现出的一种肯定意义关系。思想政治教育的外在价值则是指思想政治教育在社会关系中合乎人类社会进步的目的而呈现出的一种肯定意义的关系。② 这两个定义共同构成了思想政治教育的价值。思想政治教育也是医学人文教育的一个重要组成部分,医生的价值是建立在替别人摆脱疾病和痛苦的基础上的,随着社会的进步发展,部分医者的价值观发生了偏离,需要加强思想政治教育,将扭曲的价值观矫正过来,做到始终把患者的利益和需求放在第一位,做到真正的以人为本。

(二)医学人文教育

医学人文教育是指在医学教学环节中,有针对性地开展人文教育,使医学生在学习医学专业知识的同时获得人文素质的提升,并形成良好的医学职业道德,引导学生在未来的医疗服务中对患者实施更好的人文关怀。③ 随着科技的发展和医术的不断进步,医生的医术越来越精湛,攻克了以前攻克不了的疑难杂症。虽然医生的医治能力提高了,但医生与病人之间的关系变得越来越微妙。近些年来,医患矛盾层出不穷,部分医生一切向"钱"看,甚至有了愈演愈烈的趋势,对医者加强医学人文教育蓄势待发,使医生成为一个集技术与医德于一身的真正的好医生。医学领域加强人文教育正是践行了习近平总书记所强调的坚持把立德树人作为中心环节。

① 《马克思恩格斯全集》第 19 卷,人民出版社 1963 年版,第 406 页。
② 参见胡国义:《思想政治教育价值论》,浙江教育出版社 2009 年版。
③ 参见李凯军、崔荣军、胡江平:《新形势下医学人文教育面临的问题及对策》,《医学与社会》2013 年第 3 期。

二、医学人文教育缺失，部分医者价值观扭曲

医生的职责是救死扶伤，但身为一名合格的医生，不仅要掌握扎实的医学知识，娴熟的医学技巧，更应该有一颗慈悲怜悯之心。选择医生这个职业，不能仅仅把它当成维持生计的一种工具，医者也应该坚守住自身，始终用正确的价值观引导着自己，切实把患者的利益放在首位。但就目前来看，很多医学院对于学生在医学人文方面的教育有所缺乏，没有帮助学生树立好一个坚不可摧、不受外界利诱的正确的价值观。虽然医学技术越来越好，但是人文教育方面没有与时俱进，出现了一系列的问题。出现这些问题的原因有医院方面的责任，医者自身的因素，同时也有一些外界的影响。

（一）医学院重视不足

虽然思想政治教育课已经成为高校中必不可缺的一门课程，但是因为对于科学和科技的推崇和医学的商业化程度不断加深，对于一些和理论课实际联系不是很大的学科专业来说，很多的政治课都只是为了完成任务，而忽视了精神学习，学校也并没有让学生对这种课堂重视起来，这方面的师资力量是缺乏的，课程安排也不够合理，医学人文教育也浮于表面，缺失对学生正确的价值观引领，就算进行人文教育，也只是仅仅把知识传授出去，缺少精神渲染，没有传授人文关怀。这导致很多医学院的学生认为我未来是去当医生的，我学好我的医学技术就可以了。显而易见，这种观点是错误的甚至是有点危险的，人无信而不立，同样一个没有正确价值观的人如何能做出贡献社会的事情来。

此外，我们也缺少专攻医学人文教育的人才，搞思想政治教育的很多，但是能够将思想政治教育真正的与医学融合在一起的师资力量很少。部分医学院校虽然进行了不少价值观教育，但无法做到具体问题具体分析，也就找不到在医学方面存在的人文教育真正的问题，最终致使价值观教育不够到位、彻底，也不能够及时将那些偏离轨道的思想拉回正轨。

（二）国家政策贯彻不到位

国家政策贯彻不够彻底，虽然我国已经出台了很多关于医学人文教育的文件，明确提出高校要开设人文素质教育课程，积极进行课程体系改革，

构建人文社会科学知识、自然科学知识与医学知识相结合的新型课程体系。[①] 但其实大部分都还是一些笼统的抽象的东西，并没有具体的实行措施和政策出台，缺少具体的实践，自然就得不到更好的发展。相关部门的指导也不够彻底，监管不到位，这都导致医学人文教育差强人意。

（三）社会中的病态思维

如今社会中许多人们的身体都呈现出亚健康的状态，但其实不只身体，很多人的心理也都是亚健康的。很多人都认为钱是万能的，部分医生也产生了"一切向钱看"这种错误的价值观，部分医生的这种错误行为误导着我们大众，让患者对医生产生了一种不信任感，认为医生收了钱才会给我治好病，这也导致部分医生心安理得地接受红包。一滴墨污染不了水缸，但是也会让水缸变得不干净。这种双向病态的恶性循环现象在一步步地蚕食着这个神圣的职业。

五彩斑斓的世界充满着各种各样的诱惑，立场不够坚定的医生很容易被这种诱惑带偏，这种把利益扩大化的思想以及行业越来越商业化的趋势正在蚕食着医生的人道主义精神，部分医生不再真正地为患者开出真正治本的药方，而是转而投向那些效果不够好却价格昂贵的药物。这些不良的风气和行为不仅致使患者的病症得不到缓解，也败坏了医生的形象，让这个为人民大众服务的行业蒙上一层灰，对医生的医德、价值观教育也会显得越来越苍白无力。

（四）媒体的断章取义

近些年来，关于无良医生的报道层出不穷，我们不否认确实存在一些没有医德、价值观不正确的医生，但也有一些媒体为了博关注，断章取义。在这种时候，医院也对医生缺少人文关怀，巨大的心理落差也导致人文教育很难继续下去。

三、加强价值观教育的对策

（一）重视价值观课堂教育

要大力地促进医学与思想政治教育的融合，一方面我们在医学专业知识技能等方面不能懈怠，另一方面要符合实际地培养医学院学生的人文素

---

① 参见苏强、吕帆、林征：《医学人文教育的危机与重塑》，《高等教育研究》2016 年第 4 期。

养。医学院要对医学人文教育重视起来，重视价值观课堂教育，加强对医学院学生的思想政治引领和正确的价值引领，培育医德，坚持以人为本。通过增加思政课堂、创新授课方式、加强师资力量等方式，大力对学生进行思想政治教育。学校要创造这种学习人文关怀的氛围，加强对思想政治教育的宣传，同时医学院的老师更要以身作则，不断加强自己的政治文化涵养，言传身教，通过自身的行为感染身边的学生，让学生能够自觉地将正确价值观培育作为自己学医的一部分。同时也要加强对医学生的交流沟通能力的培养，使医生和患者能够及时有效沟通，避免误会，处理好医生和患者之间的关系。

（二）医院重视人文关怀

医院要加强对医生精神层面的重视，医院以人文关怀去关怀医生，医生也可以用人文关怀去关怀患者。一名优秀的医生不仅需要精湛的医术，更重要的是一颗热情的心。"大医"都是始于心诚，成于精湛的。医生应当真正地站在患者的角度上思考问题，忧患者之忧，真正做到为患者服务。

（三）国家和政府加强重视

加强医护人员的思想政治教育，离不开国家政策的扶持和政府的大力支持，国家要管控医疗市场，医院和医疗器械公司之间的交易要透明严格，要严厉打击部分医生收受贿赂的这种自私行为。大力支持医学人文教育制度的完善和发展，加强对医学人文教育的管理，为医学院进行思想政治教育提供师资力量、技术支持。对医学生进行思想政治教育，优秀的老师必不可少，国家要支持学校建立一支知识底蕴丰厚同时临床经验也丰富的师资队伍，鼓励医学院的思政老师多与其他老师进行交流，探索医学人文教育的新方法，提升自己的素质。鼓励学校进行社会实践活动，让学生能够真正地感受、学习知识。此外，有关部门应推动政策落实，真正地推动医学人文教育发展。

（四）合理利用互联网等众多媒体

如今网络飞速发展，医学人文教育要充分利用媒体资源。如一档叫做《2017 寻找最美医生》的节目，以"敬佑生命，救死扶伤，甘于奉献，大爱无疆"为主题，将新时代医护人员的高尚品德和人文素养展示了出来。节目中既有免费为少数民族地区的老百姓治病的 83 岁高龄老人，也有坚守在非洲的医疗成员、将自己独特医术传播世界的骨科医生等，这些模范人物引导更多

171

的医护人员学习他们的精神,学习他们这种大公无私的行为,以身作则,进而影响他人。

医学人文教育任重而道远,我们要更加注重对医学院学生的思想政治教育,注重对医生的人文关怀,让医学人文教育能够与知识技能教育齐头并进,在学习专业知识时提升自身的医德,让我们的医学人文教育事业蓬勃发展。

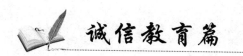

诚信教育篇

论儒家诚信精髓对医学生诚信观
养成的现实价值

陈勇*　葛洪刚

【摘要】诚信是中华民族的传统美德,是儒家伦理思想的重要载体,是社会主义核心价值观的重要内容。汲取儒家诚信思想中的精髓,促进诚信观养成,对当代医学生社会主义核心价值观的培育和践行具有重要价值。本文阐述了医学生诚信价值观养成与汲取儒家诚信思想精髓之间的内在联系,并对实现儒家诚信思想精髓现实价值的路径方法进行了积极探讨。

【关键词】医学生诚信价值观的培育和践行;儒家诚信精髓;应用

诚信,作为社会主义核心价值观公民个人层面的道德要求,被认为是处理公民自身与他人、社会、国家之间关系所遵循的基本道德规范。医学生作为未来的医务工作者,承担着救死扶伤、服务人民大众健康事业的光荣、神圣职责,诚信意识的树立、诚信自觉的内化、诚信行为的养成成为他们社会角色转变和医疗职业道德规范形成中的重要一环,意义重大。

社会主义核心价值观是在中华优秀传统文化的基础上形成和发展的,特别是以儒家诚信思想为代表的中华优秀传统文化是社会主义核心价值观的重要涵养。在医学生诚信价值观培育和践行的过程中,坚持唯物辩证法全面、联系和发展的观点,紧扣新时代我国医学人文素质教育的实际,正确对待儒家诚信思想,汲取儒家诚信思想的精髓,对医学生诚信价值观的培育

---

* 陈勇,济宁医学院,副教授,研究方向为思想政治教育。

和践行具有重要的现实价值。

一、儒家诚信思想精髓是诚信价值观的重要思想源泉

（一）诚信是修身立德之本：社会主义核心价值观中诚信的价值诉求[①]

儒家思想将诚信作为人修身立德、为人处世的根本。子曰："人而无信，不知其可也。大车无輗，小车无軏，其何以行之哉?"（《论语·为政》）就像马车没有了轮子就会无法行走，人如果没了诚信，就丧失了信誉，也就无法在社会上立足生存。所以，儒家高度重视个人诚信修为，子曰："主忠信，徙义，崇德也。"（《论语·颜渊》）孔子认为，个人提高道德修养，要以忠信为主，使自己的思想合于义。《礼记·大学》更是直接指出，"意诚而后心正，心正而后身修"，把真心诚意看作修身的关键环节。儒家诚信思想将诚信作为修身立德之本正是体现了社会主义核心价值观中诚信的价值理念。作为未来医务人员的医学生必须具备诚信的道德品质，才能履行好救死扶伤的职责。

（二）诚信是与人交往的基本原则：社会主义核心价值观中诚信的实践要求

在儒家思想中，诚信一直被看作是人与人之间正常交往、建立良好人际关系的前提和基础。"言忠信，行笃敬，虽蛮貊之邦，行矣。言不忠信，行不笃敬，虽州里行乎哉?"（《论语·卫灵公》）说话忠诚老实，做事笃厚慕敬，才会时时刻刻受到大家的尊敬；反之，则很难得到别人的认可。因此，别人对自己的信任，是建立在自我讲诚信、重承诺的基础上的，一诺千金，诚信做事，才会建立起和谐信任的人际关系。孔子把"信"分为两个方面：一是信任，"宽则得众，信则人任焉"（《论语·阳货》）。二是指信用，"与朋友交，言而有信"（《论语·学而》）。作为将来从事医疗卫生事业的医学生，以诚信的态度与患者交往，才能赢得患者的信任，从而为医疗实践的顺利开展奠定坚实的基础。

（三）儒家诚信思想精华对医学生培育和践行诚信价值观的要求

医学生是未来的医务工作者，在由学校单纯的自然人向具有社会角色的社会人转化过程中，要学习不说谎、说话算数等社会交往的规则。[②] 儒家

---

① 参见朱小娟：《儒家的诚信思想何以能够涵养社会主义核心价值观之诚信》，《实事求是》2016年第6期。

② 参见周业波：《医学生爱国敬业诚信友善价值观培育》，《西北医学教育》2016年第3期。

诚信思想精华对医学生在医疗过程中践行诚信价值观提出了具体要求:首先,要尊重患者的知情同意权,消除患者顾虑,平等地对待每位患者;其次,对患者以诚相待,热情服务,建立和维护患者及社会对医务人员的信任关系;最后,要做到信守承诺,维护患者的隐私权,信守承诺是医患真诚合作的重要条件。① 医疗工作的特殊性,要求医务人员在没有司法规定的情况下禁止公开透露患者的隐私,这是医务人员的职业规则,也是医务人员获得患者信任、建立以诚信为基础的和谐医患关系的必要条件。

二、儒家诚信精髓的应用途径

儒家诚信思想精髓对医学生社会主义核心价值观的养成具有重要意义,应当借鉴儒家诚信教育的途径和方法,发挥儒家诚信思想精髓的现实价值,努力为医学生培育和践行诚信价值观服务。

(一)开设有关以儒家为代表的中华传统文化的诚信教育课程

针对医学生对传统文化接触比较少的现状,通过开设"中华传统文化概论""中华传统道德概论"等与中华传统文化相关的课程,进行传统诚信价值观的教育;通过阅读中华古典文献,特别是精读《大学》《中庸》《论语》《孟子》等四部书中关于"诚信"的论述,深刻领悟以儒家为代表的中华传统诚信思想精华的价值和魅力,继承优秀诚信思想的精神遗产,为医学生培育和践行诚信价值观提供指导。

(二)发挥教师对医学生诚信价值观培育和践行的示范引领作用

教师承担着传播文化知识和道德知识的双重职责,其诚信表现对医学生起着潜移默化的作用。无论是临床专业教师还是人文专业教师,都要加强自身的诚信修养,提高诚信道德水平,就像荀子"尊严而惮""知微而论""耆艾而信"所要求的那样,做到言必信,行必果,做诚实守信的表率,为学生树立诚信榜样。在日常工作生活中,将诚信理论讲授与自我诚信实践紧密结合:严格遵守教学时间,按时上下课;保质保量地讲授每一堂课,检查好每一份作业,批改好每一份试卷;反对学术腐败,遵守学术道德,真正做到"学高为师,身正为范",通过个人的一举一动和人格魅力影响和感染学生。

----

① 参见曲凡、王丽宇:《论儒家"五常"与医生职业精神之契合》,《中华医学伦理学》2010 年第 2 期。

（三）开展以思想引领、行为示范、共同发展为内容的朋辈诚信教育

朋辈教育者和被教育者年龄、心理、思维、诚信观念的特点相似，彼此相互信任，互动性强。朋辈教育者的示范引领作用，能进一步唤醒医学生的诚信意识，提高个人对诚信的认同感，将诚信要求内化为自身的诚信自觉。[①]

（四）加强诚信道德约束和评估，不断规范医学生诚信行为

《孟子》提出"惩前毖后"，认为对失信行为的合理处罚能够促进诚信教育的开展。在医学生诚信价值观的培育中，我们可以借鉴儒家失信惩戒的倡导，建立健全诚信道德约束和评估机制，覆盖学生在校学习、医院实习、社会实践及家庭生活的全过程，通过建立真实、详细、规范的学生诚信档案，约束学生的诚信行为，提升学生的诚信自觉；同时根据实际，建立科学合理的诚信评估系统，评估标准要客观公正，评估办法要切实可行，评估结果要充分运用到评奖评优、提干入党中，积极打造诚实守信的校园文化环境，巩固诚信教育的效果。

（五）加强外部他律教育

医学生大多是 20 岁左右的青年人，虽然朝气蓬勃，思想先进，思维新颖，易于接受主流价值观念，但自控力不强，情绪不稳定，容易受负面思潮的干扰和同化，诚信观念容易波动，诚信行为容易放松。因此，在提高他们的诚信自觉，将诚信价值内化于心、外显于行的同时，还要进行外部他律的巩固，发挥诚信舆情的正面引导作用，在学校、家庭、医院、社会全方位营造褒扬诚信、惩罚失信的环境氛围。凝聚诚信力量，传递诚信声音，讲好诚信故事，使医学生在践行诚信价值观的正确道路上持之以恒。

---

① 参见陈勇、吕娜、葛洪刚：《朋辈教育在医学生诚信教育中的应用探讨》，《西北医学教育》2014 年第 5 期。

医学生友善观培育路径研究

范素芳* 李珊珊

【摘要】我国正处于社会转型时期,医学生作为未来从事医务工作的主流群体,正面临着信仰缺失、价值取向多元等方面的精神困扰。本文在阐述医学生友善观培育重要意义的基础上,深入分析医学生友善观的影响因素,从家庭教育、学校教育、社会教育以及自我教育方面探讨医学生友善观培育路径,以期有效推动医学生树立正确的友善价值观。

【关键词】医学生;友善观;培育路径

2012 年,党的十八大报告从国家、社会、公民个人三个层面明确提出:倡导富强、民主、文明、和谐,倡导自由、平等、公正、法治,倡导爱国、敬业、诚信、友善,积极培育社会主义核心价值观。其中,友善成为我国社会主义核心价值观基本内容,是高尚的个人美德,是重要的公民道德规范,是必须着力倡导的价值观,也越来越受到各界专家学者的关注。目前,我国正处于社会转型时期,青少年面临着信仰缺失、价值取向多元等方面的精神困扰。医学生作为青少年群体中的一员,是未来从事医务工作的主流群体,同样经历着价值观的嬗变。医院暴力不断出现、医患矛盾日趋紧张、医生地位日趋低下、医生价值不能得到体现等现实问题在一定程度上影响着医学生的理想和信念。在这一背景下,如何使医学生树立正确的友善观,是高等医学院校需要研究和思考的问题。

---

* 范素芳,济宁医学院管理学院,副教授,研究方向为管理学。

一、医学生友善观培育的重要意义

友善是社会主义核心价值观的基本内容,是"爱国、敬业、诚信"三项价值观的基础,医学生友善观直接影响着医学生核心价值观,更关系着中国医学界的整体素质。

(一)医学生友善观培育是继承中华民族传统美德、继承优秀传统文化的必然要求

友善是中华民族传统美德之一,是中国文化的重要组成部分。[①] 自古以来,中华民族就是充满仁爱友善之心的伟大民族,以孔子、孟子为代表的儒家传统文化中有大量和谐友善思想。孔子提出"仁者爱人",孟子主张"出入相友、守望相助",都强调了人与人之间要友爱、友善。由此可见,当前医学生友善道德培育是继承中华民族传统美德、继承优秀传统文化的必然要求。

(二)医学生友善观培育是社会主义核心价值体系教育的具体要求

党的十八大报告对社会主义核心价值观进行了最新概括,将友善观与其他 11 个价值观一起列为我国社会主义核心价值观。党的这一创新理论对医学生价值观教育和思想政治教育提出了新的更高的要求。[②] 医学生是将来医务工作者的主流群体,是要为广大患者服务的,"医者父母心""救死扶伤"等职业价值是友善道德在医学领域的具体表现,医学生友善道德培育也是社会主义核心价值体系教育的具体要求。

(三)医学生友善观培育是构建和谐医患关系的基础

医生服务的对象是患者,患者是将生命托付给医生、需要关心救助的群体。当前医患关系紧张,医患双方互不信任是主要因素之一。从医生角度讲,医学不是万能的,但是医生可以尽最大努力,至少态度亲切友善,擅于沟通,对患者关心体贴、积极疏导心理困惑、安抚情绪,增强患者与疾病做斗争的信心,获得患者信任。[③] 因此,对医学生进行友善道德培育,有利于培养出

---

① 参见李亚云:《浅议对大学生开展友善教育的必要性》,《学理论》2013 年第 36 期。

② 参见毛启刚:《试论社会主义核心价值体系下的医学生职业价值观教育》,《中国卫生事业管理》2012 年第 8 期。

③ 参见温萍:《新时期医学生社会责任感现状及对策研究——以福建医科大学学生调查为例》,福建师范大学硕士学位论文,2010 年。

拥有渊博的专业知识、高尚的医德医风、积极向上的思想品德的医学生,为医疗卫生领域输送德艺双馨的高素质医学人才,将来更好地为患者服务,实现医患和谐。

二、医学生友善观影响因素分析

当前我国医患关系紧张,其中一个重要的原因是医患沟通不畅,医生对患者态度不友善。医学生是将来从事医务工作的主流群体,其友善观直接决定着未来医生的友善观,直接影响着我国医患关系的健康发展。

(一)家庭教育

家庭教育是终身教育,在医学生友善观培育中,家庭教育的影响起着基础性作用。家庭成员间关系、家庭教育方式和内容、家庭成员的思想言行都直接影响着医学生友善观的形成。然而,目前我国大多数家长在子女教育过程中存在误区,如重智力教育轻德行培养、重知识学习轻实践锻炼等,过分关心学习成绩,而忽视了思想道德的培养,导致学生不懂人际交往的技巧、缺乏同情心和帮助别人的能力、缺乏团队精神和社会责任感。因此,在医学生友善观培育中,家庭的培养、家长的参与特别重要。

(二)学校教育

学校教育从教育内容、教育环节到教育方法都是系统规范的,在医学生友善观培育中起十分关键的作用。多年来,各高校友善观教育既积累了丰富的经验,也存在一些突出问题。

第一,友善观教育内容脱离实际。新媒体环境下,医学生获取和传送信息具有主动性,对人和事有着自己独特的见解和一定的道德判断能力。而学校友善观教育忽视了当代医学生自身特点、回避了多元复杂的社会现实,造成医学生友善观上的困惑和迷茫,感到书本的空泛和不真实,很难将学校教育内容纳入自己的价值观体系,更难体现在自己的信念和行为中。[①]

第二,友善观教育方法缺乏情感性。当前,医学院校友善观教育过于诉诸灌输而缺乏情感性。灌输主要是向医学生传递有关友善观的基本知识,但忽视了医学生价值分析和判断能力的发展,也就无法解答医学生在现实

---

① 参见胡夏、张增田:《价值观教育:问题与对策》,《太原师范学院学报》(社会科学版)2007年第11期。

中的各种困惑。教育方法缺乏情感性,则难以激发医学生的价值情感,从而影响医学生认可友善价值观念并形成稳定而深刻的友善观信念,进而影响他们的行为。

第三,友善观教育缺乏人文性。高等医学院校在人才培养方面长期以来存在重专业轻社科的教育倾向,专业知识教育明显重于品德教育。传统的友善观教育使得医学生机械记忆了一些观念、原则、规范等,而不能从中领悟到友善道德的根本及实质,更不能引导医学生对人生的领悟和对生活的理解。友善观教育人文性的缺乏,削减了对生命的珍视以及对他人的关怀等基本友善道德的丰富意蕴。

(三)社会环境

随着政治、经济、文化的全球化发展,多元文化格局日渐形成。多元文化的发展与融合为医学生价值观的形成与发展提供了更多取向,但也冲击着医学生的信念和理想,使得医学生经常表现得困惑彷徨。比如,就医遇到困难、医患沟通不畅等原因导致打医、辱医到杀医现象的出现,医生成为暴力事件的受害者,医生的价值无法实现。这些目前客观存在且尚未解决的问题和现象,为医学生传递了不良信号,影响医学生友善观的形成。

随着网络信息技术的发展,建立在网络技术和数字技术基础上的新媒体大量出现,成为医学生获取和交流信息的重要渠道,对其生活、学习、思想、行为,以及人生观、价值观、世界观等产生了重要影响。然而,在网络文化与环境中所创造的虚拟空间中,大多数医学生都以匿名或化名的方式进行交流,人与人之间的关系被疏远和弱化,使得医学生在网络世界中渴望交流、沟通,但又缺乏信心。这对于将来要与患者直接沟通交流的医学生而言,友善价值观培育将受到负面影响。

(四)医学生自身因素

当代医学生大都是"90后""00后"独生子女,其人生观、价值观、世界观还不稳定。虽然受到了良好的家庭、学校教育,但是以自我为中心、沉迷享乐等行为突出。在个人利益面前,往往会选择站在利益一边,而不懂得对父母和社会感恩,对友善观认识不足。鉴于医学生自身发展特点,如果不加以正确引导,会使其陷入迷茫的、自以为是的误区,甚至误入歧途。[①] 因此,高等医学院校开展友善道德教育,必须使医学生自觉认识到友善教育的重要性,并转化为日常行为。由此可见,医学生友善观培育,就是要弥补其自身素质的缺陷,提高其整体素质。

三、医学生友善观培育的路径

在社会转型时期,医学生面临着信仰缺失、价值取向多元等方面的精神困扰,医院暴力不断出现、医患矛盾日趋紧张等现实问题在一定程度上影响着医学生的理想和信念,影响着医学生友善观的形成。为此,要立足于家庭、学校、社会和医学生本身,充分发挥家庭教育、学校教育、社会教育以及自我教育的教育合力,有效培育医学生友善观。

(一)完善家庭教育

家庭教育是医学生友善观培育的基础,家长应有意识地通过家庭教育培育孩子正确的友善观。第一,要营造良好的家庭氛围。家庭教育主要是通过家庭成员间的相互影响,在潜移默化中影响医学生友善观的形成,因此,良好的家庭氛围对医学生友善观培育有重要作用。营造良好的家庭氛围,一是要积极树立良好的家庭美德,建立科学的家庭生活方式,发扬传统的孝道美德,营造团结互助的邻里关系,培养勤俭节约的良好风尚[②];二是要努力构建和谐的家庭成员间的关系,平等和睦、互帮互助、相互理解、相互包容。第二,要注重与学校之间的信息沟通。在医学生友善观培育中,学校与家庭的目标是一致的,家长要通过电话、微信、微博等多种形式,积极主动地与学校联系,及时掌握医学生在学校的思想状况和发展趋势,才能有针对性地实施家庭教育。

(二)加强学校教育

学校是培育医学生友善观的主体,以学校为主体的友善观教育要将思想教育和行为教育相结合,必须要做好情感认知和实践两个层面的工作。

在情感认知方面,友善观教育要注意时代性、体现情感性。第一,友善观教育要不避讳各种消极信息,而是积极主动地引导学生对体现时代特征

---

① 参见李亚云:《浅议对大学生开展友善教育的必要性》,《学理论》2013 年第 36 期。
② 参见徐晔:《社会主义核心价值体系在医学大学生中的认同研究》,安徽医科大学硕士学位论文,2012 年。

的各种价值观念进行思考和探讨,培养学生的价值分析和判断能力。第二,通过帮助学生解决实际困难,如解决贫困医学生的生活困难问题、解决医学生就业难问题以及各种心理障碍问题等,促使医学生真切地感受到学校对他们的关爱,以增强医学生对友善观的认同。

在实践层面,友善观教育要加强实现人文性,引导学生行友善之举。友善观教育的人文性方面,主要是通过医学生实践教学环节实现的。一方面,医学院校要积极让医学生参加各种社区服务、社会服务,提供医学生与社会接触的各种机会;另一方面,要让医学生早期接触病人,培养医患沟通的能力,树立对患者的人文关怀信念。

(三)强化社会教育

医学生友善观培育离不开社会教育,离不开社会所创造的教育环境,社会教育是医学生友善观培育的坚强保障。

第一,要完善扬善惩恶的法制环境,保护友善行为。要对为追逐利益不择手段而忘记善良等不友善之举采取多管齐下的惩处措施;也要注意保护践行友善道德者的合法权益,并在物质和精神上给予一定的关心和鼓励。① 要尽快出台相关法律法规,既要严惩"过度医疗""红包""回扣"等不良行为,也要严肃处理任何伤害医护人员的违法行为,为"患者就医、医生行医"形成一个友善的社会环境,进而坚定医学生行医信念、树立正确的友善观。

第二,要充分发挥网络等新媒体的正面宣传作用,大力弘扬友善的社会风气,形成正确的舆论导向,营造友善的舆论氛围。"见难不救""袖手旁观"的现象确实存在,但这并非主流,当今社会的道德主旋律仍然是善良、助人。因此,新媒体要利用自身优势,传递"真善美"的思想,客观报道和评价各种医疗纠纷、医患矛盾,正确引导医学生分析和判断现实行为,树立正确的友善观。

(四)强化医学生自我教育

外因通过内因起作用,医学生友善观的形成和培育离不开医学生自身的努力。② 教育最重要的价值追求就是唤醒人的自觉,医学生友善观培育同

---

① 参见沈壮海、刘水静:《友善价值观的践行途径》,《党建文汇》(上半月)2014 年第 3 期。
② 参见宋佐东:《医学生医德教育过程中的自我教育探讨》,《中国医学伦理学》2009 年第 4 期。

样需要唤醒医学生自觉。一是充分利用现实生活中正反两方面的例子,唤醒医学生自主意识,正确区分真善美与假恶丑,在道德评价中完善友善观。二是通过开展各种与友善观教育有关的活动,如友善观教育专题讲座、报告、知识竞赛等活动,创造良好的校园文化氛围,让医学生在丰富多彩的校园文化活动中自觉接受教育。

（本文原载于《西北医学教育》2015 年第 5 期,有改动）

浅谈主体复归视域下校园诚信治理体系构建

——以济宁医学院为例

胡昱* 毕于建 司传平 丁国军

【摘要】济宁医学院作为诚信教育意识较早、开展诚信教育实际行动较早的医学高等院校,在诚信教育与校园诚信治理方面颇有建树。本文在总结其阶段性成果的基础上进行了认真反思,站在主体复归的视角,并结合医学院校的实际,剖析了校园诚信治理的四个方面的难题,提出了校园诚信治理的四个维度体系构想。

【关键词】主体复归;诚信教育;治理体系;济宁医学院

近年来,医疗行业的失信事件频频出现在公众视野中,医方社会信誉的缺失致使医职人员的职业声望和职业信誉跌入低谷,信任危机、医患矛盾接踵而至。[①] 究其原因的复杂性不谈,医职人员自身的职业道德观、价值观、责任意识的滑坡是不争的事实。过度诊疗、"搭车药"、商业贿赂等现象都直指医职人员的诚信道德问题。

然而,诚信问题不单是社会问题,更是教育问题。教育部按照国务院《社会信用体系建设规划纲要(2014—2020 年)》,要求在各级各类教育中进一步充实诚信教育内容,把诚信教育融入课堂教学、日常教育管理、校园文化建设、制度建设中。[②] 2017 年,山东省亦明确诚信教育将融入课程教学过

---

　* 胡昱,济宁医学院马克思主义学院,讲师,研究方向为医学科研方法论。

　① 参见王敏、兰迎春、赵敏:《社会转型期重塑医务人员职业声望的对策研究》,《医学与哲学》(人文社会医学版)2014 年第 9 期。

　② 中华人民共和国教育部:(教建议〔2016〕第 567 号)。

程中,强化诚信校园文化建设,鼓励高校开设信用教育必修课。① 济宁医学院作为较早意识到并开展诚信教育的医学高等院校,在诚信教育与校园诚信治理方面颇有建树。

一、济宁医学院诚信教育阶段性成果与反思

2009 年,以山东省社科规划办课题"当代中国大学生诚信教育的有效实现模式研究"为契机,在教务处、学生处的大力推动下,济宁医学院诚信教育的研究与实践扬帆起航。近十年来,在理论层面,探讨了中华优秀传统文化中诚信渊源及现实意义,跟踪调查了医学生的诚信认知情况,分析了诚信教育现状,研究了诚信教育的方法论,提出了学校、家庭、社会、学生"四位一体"的诚信教育模式,出版了《诚信修养概论》教材。在实践层面,研究并推动了学校诚信教育的监督与保障机制、实践机制的运转,相继打造了诚信考场、诚信档案、诚信宣言、诚信校园文化和系列诚信教育主题活动,率先在医学高等院校开展了诚信第一课堂并开设了诚信选修课。

在取得初步成果的同时,笔者却观测到两个现实问题:一是基于灌输理论,医学生接受的理论与制度诚信熏陶是足够的,然而其表现却是积极性不足,呈现出被动接受的状态;二是诚信校园文化建设虽如火如荼,各项活动反响不错,但并未取得突破性进展,共识性的强烈认同与认知并未完全建立,"文化品牌效应"也尚未彰显。

二、校园诚信治理的四个难题

(一)文化堕距下的物质与功利主义思潮冲击

当今社会,物质和科技的变迁翻天覆地,但文化和精神上的进步滞后于物质上的变迁,社会学家称之为"文化堕距"。② 人们告别了曾经只讲理想与崇高而不讲利益与实利的年代,却带着对经济发展导向认识的偏颇堕入只讲实利与实惠,只为利己的精神趋向。当眼前利益和短期利益被视为常态,并且冷漠以待之,从此人与人之间的交往被物化、功利化,彼此逐渐失去信任。不难想象,放在医疗领域,一个正常的医患关系会因此被双方博弈得不

---

① 参见《山东省教育厅关于开展青少年学生诚信教育活动的通知(鲁教法函〔2017〕5 号)》。
② 参见司传平、毕于建等:《诚信修养概论》,高等教育出版社 2017 年版。

成样子。现行体制下的医职人员因为兼具了"救人"和"创收"两重身份,容易在功利利己思潮影响和冲击下变得愈加冷漠,在压力紧张的工作环境中逐渐失去人文关怀,发生医德失范的行为。

作为成熟的医师亦不能抵抗之,象牙塔里的在校医学生更是深受困扰,在梦想与现实中纠结与徘徊。某些大学生甚至愿意接受一些极端的利己主义、拜金主义、个人主义,其主体性、正义感被逐渐销蚀,进而在行为实践中出现各种失信牟利的行为。而如果这些打破了公平、正义的失信牟利行为在校园中不能被加以制止,反而让其看起来极为风光,即可能会产生进一步的不良影响,严重时甚至可能发生集体道德滑坡事件。

（二）诚信教育对大学生诚信行为主体价值关注的缺失

主体价值是作为主体的人对他人或社会需要的满足。[①]医学生作为未来的医生,其人生价值是在通过实现与他人(患者)的交往,并与社会进行物质、信息等交换的社会实践中实现的。诚信作为一切交往行为的基础,保障了价值实现的过程。在这个过程中,医学生需要真正意识到作为社会人、作为医职人员自身所承担的义务、责任与诚信之间的关系,其意识程度决定了他在诚信行为中的自知、自控、自主程度,并最终通过个人与意识相匹配的能力来实现其主体价值。

我们的教育往往忽视对大学生诚信行为主体价值方面的关注,把他们单纯视为社会规范的对象,诚信教育方法通常只强调"约束""服从"和"社会本位"的教育目标,致使大学生认为接受诚信教育是为了社会的发展和顾全他人的利益,对此仅能被动接受。而社会诚信现实的缺陷、功利性和多变性更易引发学生的逆反情绪。

事实表明,在诚信课堂教学中,学生对列举不诚信行为及造成社会危害的案例表现淡漠,对列举大学生存在的失信行为表现出抵触情绪。但对涉及自身财务信用及管理、"诚信之美"专题的教学内容较感兴趣,对观看具有时代背景的与诚信相关的知识性视频资料较为关注,对诚信环境的期待值要求颇高。

（三）教育机制随意,管理机制脱节

教育机制里有宏观战略和微观政策,在管理层面上有计划与目标、执行

---

① 参见闫巍、王斌:《大学生诚信教育的科学性基础》,《中国电力教育》(上半月)2008 年第 12 期。

与监督、指导与服务、激励与保障等功能。诚信教育的目标设定后,通过牵头部门及其教育机制的运转,以达成既定教育目标,并保障活动实施效果。但在实际操作层面,各主管单位通常是分头行事,各取其所,由于不存在统一的规划与指挥,学生诚信教育的体验同样是松散的、碎片化的。

我们目前惯用的教育机制是随机性的、运动式的。随机性体现在"头疼医头、脚疼医脚"。而运动式是根据校领导、部门领导的重视程度,即兴开展规模性的诚信宣教活动,主题活动。诚信教育类的活动通常完全由学校主管部门牵头,学生自律组织未能完全自主自发地切实发挥作用。

另外,教育机制、管理机制各层次各环节之间往往出现脱节。比如,有激励无保障,有制度无监管,有行政无监督。此类种种问题必然影响学生在诚信教育中发挥主体性和能动性,诚信教育的效果大打折扣。

(四)诚信主体与实践的疏离使实践效果差强人意

诚信治理体系至少应包括"教育"和"约束"两个功能体系,无论是教育还是约束,都必须建立在诚信主体充分认同的前提基础之上,才能使效果最佳化。而仅有思想上的认同,没有行动上的施行是当下普遍存在的典型社会心理。人人都觉得诚信非常有必要,无诚信危害大,但是到自己身上时又打了退堂鼓。

医学院校诚信教育的主体是医学生,对医学生进行诚信教育即是通过教育、宣传等手段使其接受、认可诚信思想,发展诚信品质,是一个自我内化和完成道德社会化的过程。医学生的专业即决定了其对实践的极高要求,而诚信教育的价值也必须在实践中得以实现。作为教育者的我们并不愿接受"重理论,轻实践"这个结论,我们在策划实践活动中付出了大量的心血精力,只是取得的效果并不令人满意。诚信主体知与行的统一绝非一朝一夕之事,是必须要反复强化和实践的过程,这对组织理论实践活动提出了很高的要求。

三、主体复归视域下校园诚信治理的四个维度

(一)通过课堂、宣教,达成正确的认知共识,对物质、功利、拜金主义带来的后果有清醒认识

诚信教育的效果首先取决于学生对教育的认同和自身在诚信教育中主体作用的认识。医生的天职是治病救人,"白衣天使"的赞誉得益于其责任

的担当和对社会的贡献,在各行各业不同程度出现诚信危机的当下,医生被打上"冷酷""失德""牟利"的标签是任何人都不愿意看到的。要引导医学生认识到物质主义、功利主义、极端个人主义、拜金主义的危害,并对其可能带来的后果保持清醒的认识。说到底,学生的诚信问题应从道德观念的层面解决,首先必须建立学生对诚信的心理认同。通过课堂教学、宣传教育等方式,让学生了解国家诚信治理的决心和成果,感受"诚信传统的文化厚重",感受"诚信之美"与"诚信之善",认识"不诚信之恶",掌握信用知识与法律常识,理解诚信教育与法制监管的深刻意义,增强公民意识、社会责任感和民族自信,向往诚信并对诚信社会寄予期待。当每个人自发地从自我做起,自我净化,逐渐感悟诚信带来的自信和愉悦,终能达到"随心所欲而不逾矩"的境界。

(二)强调"人的主体性"贯穿诚信教育全过程,发挥教育对象的积极性和创造性

医学生在接受诚信教育的过程中要充分发挥出其主观能动性和创造性,首先必须清楚认识自己以及未来在社会中的角色,从而自我激发,自我发展与寻求实践。其本身的意志决定了其接受和改变的过程、影响范围及速度。

当我们的诚信教育体系还未建立时,教育内容和形式往往依附于管理工作的需要。教育逻辑即是对学生开展诚信教育是为了强化对学生的管理,解决管理中暴露出的问题。这一过程中,诚信教育对象表现出来的是其被动接受性的一面,逐渐丧失其主动和能动性。

所以,我们在构建校园治理体系及实施过程中要充分尊重学生在诚信治理和诚信教育中的主体性,引导其自主发展诚信品质、自觉遵守诚信准则。以认知和共识为前提,在科学的约束机制下,一方面在教育过程中尊重学生的主体地位和主体性,培养其诚信自觉;另一方面在教育目的中培养学生的主体性,以引导激发其自主发展自身诚信品质为目的。在这个过程中,个体的积极参与以激发个体的自我诚信教育是关键,诚信道德选择是个体在诚信、不诚信及其诚信漠视的可能性中进行判断取舍的过程。只有真正立足成长成才与自我发展,激发学生的精神感悟与情感体验,建立教师与学生充分互动与沟通,将"人的主体性"贯穿诚信教育全过程,才能真正将诚信种子播撒、培育和自我生长。

（三）构建开放、协同、自主、互动、科学评价的校园诚信治理体系

面对当前校园诚信治理的不确定性的、不协调性，我们应当做到以下五点。

一是树立开放的教育理念，将诚信教育目标由关注诚信规范转移到受教育者的全面发展和成长成才。[①] 贯彻并致力于帮助学生全面成才这一宗旨，组织学生真心喜爱且具有创新性的素质类教育活动，逐渐营造和凝聚"诚信人生"这一共识。

二是通过创建各学科与诚信教育协同、主管部门间协同与衔接、教育与生活协同、校园环境与社会资源协同，为创新诚信教育注入新生力量和稳定秩序。诚信教育仅体现在思政课上的教育是单薄的，应当把诚信的精神融入各学科的建设中，使职业素养、职业道德得到潜移默化的强化。教务处、学生处、团委应考虑组织诚信教育的协同性，统一理念和步调，做好管理方面的衔接，以增强教育的效率和效果，不做形式单一、重复性的主题活动。挖掘生活化的教育资源，保证诚信教育贴近生活、融入生活。引入社会资源共建诚信校园环境，实现校园与社会的互动、医学生与医生的互动，教育与社会功能系统的互动。

三是积极建设和强化以学生为主体的诚信自律的引导机制、组织机制和实践机制，帮助大学生实现自我成才、自我管理与形式多样化实践。充分调动和发挥学生组织或团队的创造力，并给予相应支持，研究和构建良性的发展、运转模式。

四是诚信教育者应关注学生这一诚信主体的需求，把握其成长规律、心理特点和接受能力，精心设计以增进情感交流、理解、信念、意志等为目的项目，形式上可以有角色互换、情景模拟、理念碰撞、知行互动等形式的创新。总之，作为被教育者的医学生在教育中投入的精力、心力越多，参与度越高，收效就会越大。

五是科学的评价是有效机制的回路，是把握教育过程中各项内容、活动有效性的控制器。诚信教育中的科学评价应包括参与和实效两个维度，学生参与诚信教育的积极性、主动性、创造性表现为其理念接受的程度。学生

---

① 　参见张岳民：《耗散结构理论视域的诚信教育探讨》，《当代教育实践与教学研究》2018 年第 1 期。

在校园各项活动中的实际行为是其思想内化的结果。这个机制的出发点不应只对学生诚信好与不好给出评价,评优评奖,而重点在于引导学生对诚信从无心到关注、从无知到理解、从不诚信到诚信的教育过程。

（四）发挥主体性,构建理论与实践的知行合一

人的理性在知识中体现为理论理性,在实践中体现为实践理性。正是人所具备的实践理性使人在道德责任的承担中成为其人格,使其自身作为自己的目的而存在。[①] 诚信实践的内在依据是人的主体性的发挥,离开人的主体性,就无法理解人与人之间的诚信实践。在诚信实践过程中,人的主体性通过诚信道德修养、诚信道德选择、诚信道德教育和诚信道德行为四个方面得到彰显,诚信教育也借此得以实施。[②]

作为教育方,组织实践活动的思维应当从"亲力亲为"过渡到"引导""教练"和让学生"自足自己",注重学生社会责任感的培养。"学生自主学习"的改革值得效仿和借鉴。另外,通过打造校园文化、学生团体、诚信模范标杆三位一体,构建学生自主的理论实践模式,鼓励他们通过举办学生学术论坛、线上线下讨论切磋、征文、演讲、创新性活动、组织义工、组建文宣团队、主题交流等方式开展实践探索,适当给予物质支持。有意识地塑造诚信榜样、诚信模范,学生党员发挥模范带头作用,鼓励倡导宣传诚信的组织和个人,形成诚信文化的凝聚力和向心力,可以引发群体效仿效应。

① 参见毋靖雨、周鸿:《阙失与复归:高校德育目的何以诠释人性向善》,《现代教育科学》2011年第7期。
② 参见姜晶花:《主体复归与大学生诚信教育》,《国家教育行政学院学报》2017年第11期。

高等医学院校学生诚信教育创新：
建构主义视角*

杨绪霞**

【摘要】诚信教育是医学专业大学生医德教育的基石。建构主义契合医学专业大学生诚信教育的针对性，成为重要的创新向度。建构主义认为学习者是教育的主体力量，教育要通过情境创设、协作学习等维度激发学习者的主动性与积极性，推动学习者意义建构的形成。为此，诚信教育要善于引入传统医学文化充实内容体系，结合专业学习创设大诚信实践的情境，契合校园文化特点营造医德文化氛围，并积极探索大学生诚信教育的协作学习平台。

【关键词】医学专业大学生；诚信教育；建构主义

医学专业大学生是未来医疗卫生行业的中坚力量，他们的思想道德影响着医护队伍形象与和谐医患关系。然而，在实用主义与功利主义等思潮的影响下，高等医学院校更多地聚焦学生医术教育，而忽视其思想观念建设，尤其是诚信观念的重视力度欠缺。只有做一名恪守诚信的医学生，将来走向医疗岗位才能正确处理医患关系，成为一名优秀的医务工作者。[①]

加强医学专业大学生诚信观念已成为高等医学院校德育的重要基石。医学专业大学生较其他大学生而言，在思维观念、培养目标、专业学习方式

---

* 本文是济宁医学院 2014 年青年基金项目（JYQ14RW02）研究成果。

** 杨绪霞，济宁医学院护理学院，副教授，研究方向为思想政治教育。

① 参见葛洪刚、吕娜：《医患诚信视域下医学生诚信教育的必要性及其对策》，《济宁医学院学报》2015 年第 6 期。

等方面具有较大差异,如何结合其特殊性探索与之相适应的针对性教育体系,成为高等医学院校立德树人创新发展的现实诉求。建构主义理论关注个体的特殊性,通过认知图式、同化顺应、前知识经验、社会文化互动等系列概念探索一整套行之有效的个体学习与教师教育的方法系统。建构主义既强调学习者前认知经验重要性,又重视教育者引导作用及社会文化影响等价值方法,与医学大学生诚信教育内在诉求具有高度耦合性,成为其创新发展的重要思考角度。

一、建构主义:医学专业大学生诚信教育创新向度

建构主义由瑞士心理学家皮亚杰最早提出,用于理解儿童的认知发展,后经科恩伯格、斯滕伯格、卡茨、维果斯基等学者的发展、深化与拓展,形成了相对系统的学习理论。学者们基于不同研究立场与取向对建构主义进行阐述,但整体上围绕学习者主体性、学习情境、协作学习、意义建构等概念展开,契合医学大学生专业特殊性所提出的教育针对性、个性化等要求。

(一)学习者是学习过程的主体力量

建构主义很重要的观点之一就是将学习者作为教学教育过程的主体力量,决定能否完成学习任务以及完成的成效最根本在于学习者自身,教育者扮演的只会是引导者。要彰显学习者在教学教育过程中的主体性,一方面要激发学习者内在的学习潜能与动力。基于学习者主动性角度,学习者具有学习发展的内在诉求与充分潜能,教学教育不仅不能忽视,而且要以此为重要依据设计教学教育方式。另一方面,教学教育不是单向的线性过程,而是不断学习反馈、调整修正的过程。建构主义坚持要重视教育者与学习者的有效互动,利用学习者的反馈实现教育过程的顺利通畅。基于此,医学院校要培养学生深层次的诚信价值认同,促使他们深刻意识到诚信品质与未来医护生涯的密切关联,自觉学习了解、内化践行诚信品质,实现从"要我学"到"我要学""我要做"的转变。

(二)情境是个体认知发展的现实条件

建构主义认为,个体的学习发展不是简单地接受概念、理论或者观念的过程,而必须在特定的社会文化情境之中进行。当前学习情境必须与个体学习经验相关联,个体依靠前知识经验对学习任务重新分解与整合,内化为新的认知与经验。脱离了与个体前认知结构相联系的情境,知识就会沦为与个体毫无意义的文字符号。在教学教育中，不能简单地向学习者灌输知识，而应该结合学习者的生活环境、认知结构、学习经历等创设情境，为他们进行知识与意义建构提供现实条件。医学专业大学生在认知结构、专业学习情境、生活情境等方面具有较大特殊性，如何结合其特殊性创设贴近专业、学情，有针对性的诚信教育，值得教育者的深思。

（三）协作学习是个体意义建构的关键方法

按照建构主义的观点，个体的认知发展从来都不是个体的自我生长，而是与其他学习者相互协作的过程。协作学习在促进个体理解、接受以及学习内容中发挥着关键性作用。建构主义学习论尤其强调，在学习过程中，教育者要利用不同渠道与形式将学习者组织起来，形成共同学习群体，并推动学习者间的交流讨论。在这个群体中，教育者与学习者的智慧为群体所共享。学习者不但有更多机会接触差异化的观点，丰富认知结构，而且在协作学习中还能调整、修正、完善与丰富原初的知识经验。换言之，在学习过程中，学习者的知识经验是通过协作学习的方式实现的，而不是简单依靠自身的认知建构而成。协作学习的观点为医学大学生诚信教育提供了重要的实践启示，利用好集体实验、见习、讨论等机会，有助于实现诚信观念在学生群体的相互分享与感染，加促诚实守信文化氛围的形成。

（四）意义建构是个体认知的最终目标

在学习中，学习者是认知的主体力量，学习的过程是学习者的主动建构过程，而在这个过程中，学习者不是对知识进行记忆背诵，而是将认知任务改造重组成于己而言有意义的内容。换言之，学习者的学习过程是围绕着如何将当前的文字符号转换成意义的目标进行。学习的过程实质就是学习者对认知任务进行意义转换以及对自我认知结构进行意义补充建构的过程。建构主义通过实验发现，学习过程脱离了学习者对学习任务的意义参与以及意义建构，学习的过程不可能完成。为此，只有将诚信转换为德艺双馨、救死扶伤、仁心仁术等意义元素，以意义建构为主线，创设激发学生意义生成、转化以及深化的情境，才能促使医学大学生将诚信品质内化于心、外化于行。

二、基于建构主义的医学专业大学生诚信教育创新

医学专业大学生诚信教育具有其特殊性，对教育内容与方式提出更强

的针对性。借鉴建构主义的价值立场与方法理念,契合医学专业大学生思维方式、培养目标、专业学习等方面的特点,设计贴近专业、贴近学生思维特点、贴近校园文化的教育体系。医学生诚信教育并不是一朝一夕就能完成的,而是在长期的学习生活过程中,内外因素共同作用的结果。①

（一）引入传统医学文化充实大学生诚信教育的内容

依据建构主义的观点,教育的内容与过程要连接学习者的前知识经验。学生的学习不是简单的知识积累,而是包含着新旧知识经验的冲突和认知结构的重组,是新旧知识经验之间相互作用的过程。② 为此,要避免诚信教育内容沦为于学生而言毫无意义的符码,可以用传统医德思想充实诚信教育的内容,用大学生喜闻乐见的医学文化提升他们的亲切感与接受度。自古至今,我国形成了诸如"医者,救苦之心""医者之道大矣,医者之道任重矣""夫医者非廉洁淳良不可信也""凡大医治病,必当无欲无求"等传统医德思想。这些传统医德思想都倡导医者要将救死扶伤作为最重要、最根本的天职,以高度社会责任感对待病患,这些都闪烁着诚信的光辉。因为只有秉持诚信的观念与立场,才有可能与病患相互尊重信赖,更好济世救人。医学大学生诚信教育将传统医德思想糅合进来,通过医学伦理课、"医者青年论坛"、传统医德文化宣传栏、"历史的名医与名医的历史专题讨论会"等形式将大医精诚、悬壶济世、杏林春暖等传统医德思想为更多大学生所认知、接受、内化与践行。

（二）结合专业学习创设大学生诚信实践的情境

建构主义将情境作为学习者认知发展与意义建构的现实条件。诚信教育要结合医学专业大学生的专业学习创设诚信内化与实践的情境。其一,利用好临床医疗教学的契机,强化大学生救死扶伤的使命感。2004 年,卫生部以及教育部联合印发的《护理、药学和医学相关类高等教育改革和发展规划》明确指出,要在临床医疗教学中强化医学专业大学生的医德素养。③ 在临床医疗教学中开展诚信教育,实质就是为大学生创设感受、体验与内化的情境。作为实习医院,要将实习生的诚信观念培育作为重要内容贯穿其中,

①　参见张爱云:《医学生诚信缺失现状调查与分析》,《昆明医学院学报》2010 年第 2 期。

②　参见俞海洛:《建构主义视野下的大学生形势与政策教育》,《湖北社会科学》2011 年第 5 期。

③　参见卫生部、教育部:《护理、药学和医学相关类高等教育改革和发展规划》(卫科教发〔2004〕167 号),2004 年。

告诫他们诚信素养是医护人员的基本要求,在实际的医护情境中引导他们养成正确对待病患的态度与方法,自觉成长为保障人民健康的医护人员。作为高等医学院校,要将大学生诚信素养作为考评指标,将大学生对待病患的态度等纳入临床实习考核。通过外在的规约,加上大学生身处于与病患互动的情境,不但能更好地规范他们的言行举止,还能引导他们思考应该如何对待病患,养成诚信的品质。其二,在专业学习各环节中设计诚信教育情境。专业学习的不同环节是大学生诚信实践的情境,医学生的道德培养与专业教育融为一体,无疑是医学院校学生道德的一个特色。① 在人体解剖课上,懂得养成对待标本的庄重态度;在科研实验室,思考如何养成严谨踏实的学术态度;在见习实践中,学会以踏实负责的态度对待病患。

(三)契合校园文化特点营造医德文化氛围

校园文化以隐性却持续的方式影响大学生的道德观念与思维方式,潜移默化地优化与建构大学生的意义世界。然而,在理性主义和技术主义的冲击下,社会上人们对于技术的崇拜愈加明显,人文精神遭受到前所未有的冷落。② 当前高等医学院校校园文化的教育重点集中于医术教育。为此,要在校园文化中增补医德文化尤其是诚信观念,实现大学生医术与医德的互进共生。其一,在校园物质文化上,利用校园雕塑、宣传栏等载体宣传优秀医护人员。这些优秀医护人员用青春和行动守护人民健康,践行和丰富了医护人员救死扶伤的内涵。如果医学生在将来的执业活动中,秉承诚信待人的习惯与患者打交道,就可以避免医患之间彼此伤害和受害而各得其所。③ 将这些优秀医护人员的精神注入校园文化之中,实际就是在校园文化中贯穿医德的主线,向大学生强调建立"诚信—信赖—和谐"医患关系的重要性。其二,在校园精神文化上,引入"互联网+"的概念,将诚信教育渗透于大学生的日常生活之中。建构的切入点在于,在教育目标上探究发展性需要的贴合点,在教育内容中突显日常性活动的关注点,在教育形式上融合

---

① 参见祝娇娇、卢建华:《从近期频发的医疗卫生事件看医学生的诚信教育》,《医学与哲学》(人文社会医学版)2009 年第 7 期。

② 参见左振、张一梦:《医学院校学生医德教育问题及对策》,《济宁医学院学报》2016 年第 4 期。

③ 参见石庆红、陈彤:《对夯实医学生诚信平台的思考——以法的价值理念教育为视角》,《湖北民族学院学报》(哲学社会科学版)2014 年第 3 期。

新媒体新话语的兴奋点。[①] 学校可围绕医德教育目标,构建"线上＋线下"教育体系,将医德思想融汇在学生日常生活之中。具体说来,学校可以注册医德宣传教育微信公众号,在学校网站开辟专门的医德主页,宣传利他主义、严谨踏实、追求卓越、责任感等职业价值,义正言辞批驳过度治疗、"庸医杀人"等现象,将诚信教育覆盖于大学生学习生活的全空间之中。

(四)探索大学生诚信教育的协作学习平台

按照建构主义观点,协同学习是学习者认知发展的重要方式,通过协同学习的方式,学习者能够有更多的机会分享彼此的观点、思维以及智慧,实现知识与经验的有效建构。医学大学生较其他大学生而言,有更多的集体实验、见习、讨论的机会,学校要发挥好这一专业优势,搭建更多学生协作学习的机会。第一,学校可以就医学专业大学生诚信等问题召开专题讨论会,让大学生就相关问题进行交流谈论,在观点碰撞中强化认知。在对大学生进行诚信教育时,应该多采用讨论法,引导大学生独立做出判断,培养自主判断力。[②] 第二,在医疗临床或见习实践等活动结束之后,可以将学生组织起来就相关话题各抒己见,引导大学生进行正确的判断、选择与实践。通过协作学习的方式进行诚信教育,不仅使诚实守信是做人、为学最基本的道德准则深入人心,而且促进学生思想品质和诚信校园文化的形成。[③]

（本文原载于《济宁医学院学报》2017 年第 1 期,有改动）

---

① 参见鲁静:《价值观教育的日常化建构——大学生社会主义核心价值观教育的思考》,《教师教育研究》2014 年第 5 期。

② 参见熊琳:《大学生诚信教育的手段选择》,《教育评论》2007 年第 3 期。

③ 参见于洪良:《深化诚信教育"三进",夯实大学生诚信品格基础》,《中国高等教育》2010 年第 9 期。

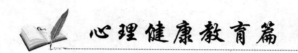

心理健康教育篇

大学生情绪调节方式与学习倦怠关系的研究

姜海燕[*]　赵维燕　朱胜强

【摘要】本文的目的是研究大学生情绪调节方式与学习倦怠情况之间的关系,采用大学生学习倦怠量表和情绪调节习惯问卷调查了 300 名大学生。其结果主要表现在以下三个方面:一是大学生学习倦怠总分和情绪调节方式总分在城乡之间不存在显著性差异。二是大学生学习倦怠总分在性别上存在显著差异,情绪调节方式总分在性别上差异不显著,大学生学习倦怠的情绪低落、行为不当在性别上存在显著性差异,情绪调节方式的正情绪减弱调节在性别上存在显著性差异。三是大学生情绪调节方式和学习倦怠存在正相关。

【关键词】学习倦怠;情绪调节方式;大学生

近年来,心理学家针对智商,提出了"情商"的概念。情商被认为是可以用于预测一个人能否取得个人成长、职业成功或生活成功的更有效的因素,而情绪的调节是情商的一个很重要的方面。情绪调节方式是指个体为了达到情绪调节的目的有意图、有计划的努力和做法,主要指的是个体在认知和行为水平的有意图的努力,如认知调节方式、行为调节方式、人际方式等。[①]认知重评和表达抑制是最有价值的调节方式。文化对情绪有很深的影响,个体的学习历史和社会文化环境在塑造自动情绪调节方面有重要作用,情

---

[*]　姜海燕,硕士,济宁医学院管理学院,讲师,研究方向为心理学、卫生事业管理。

[①]　参见方平、李改、刘金秀:《大学生情绪调节方式的调查与分析》,《教师教育研究》2007 年第 5 期。

绪调节是在不断重复的实践中形成。[①] 情绪调节是为了使个体能对变化的社会情境做出迅速有效的适应性反应,实现个体目标,包括生理、认知、体验、行为等多方面的调节与组织过程。[②]

"学习倦怠"(learning burnout)的概念来源于"工作倦怠"(job burnout),随着倦怠研究的进一步深入,很多学者将其延伸到学习领域。米沙克(Meshach)提出了三因子职业倦怠模型并形成了测验问卷(MBI),即情绪耗竭、去个性化和低成就感。[③]

对于学生而言,学习倦怠所代表的含义是指学生因为长期的课业压力或负荷而产生精力耗损,对学校课业及活动的热忱逐渐消失、对同学态度冷漠和疏离的行为,及成绩未如预期好而对学校课业持负面态度的一种现象。学业倦怠是一种较为复杂的状态,引发倦怠的原因是多方面的:主观上,学生缺乏自我调控能力,缺乏竞争意识而导致学习动机不强;客观上,由于教学内容滞后、教学管理不严以及就业形势严峻而导致学生逃学、厌学,进而表现出情绪低落、行为不当和成就感低。[④] 显然,学习倦怠不仅不利于学生进行正常的学习,影响学生的学习效率,甚至导致学业的终止,而且会影响学生的身心健康。[⑤]

通过对大学生的学习倦怠状况的研究,我们可以为学校、家庭和社会建立良好的教育体系和学习环境提供借鉴和启发,也可以帮助高校在进行教学改革中进行更有针对性的反思,形成学生乐学、会学的局面。学习倦怠对于学生的身心健康有重要的影响,对学生乐于学习、有效学习也有很大的关系。大学生中存在学习倦怠这一现象已为大多数研究所证明,如何针对这一现象,采取切实可行的措施,提高学生的学习效率是研究的最终目的。

本研究通过对济宁医学院大学生不同情绪调节方式与学习倦怠水平的关系的研究,探讨情绪调节方式对学习倦怠的影响。这对于大学生的有效学习、健康成长具有重要的观察借鉴意义。

---

① 参见马惠霞、窦光茜:《医学生情绪调节方式的干预实验》,《心理与行为研究》2010年第5期。

② R. A. Thompson, "Emotional Regulation: A Theme in Search for Definition", *Monographs of the Society for Research in Child Development*, vol.59, no.2-3, 1994, pp.25-52.

③ 参见段陆生、李永鑫:《大学生专业承诺、学习倦怠与学习投入的关系》,《中国健康心理学杂志》2008年第4期。

④ C. Maslach, M. P. Leiter, *The Truth about Burnout*, CA: Jossey-Bass Publishers, 1997.

⑤ 参见李永鑫、谭亚梅:《大学生学习倦怠的初步研究》,《中国健康心理学杂志》2007年第8期。

一、对象与方法

(一)对象

随机抽取济宁医学院不同年级不同专业的 330 名在校大学生,有效问卷 300 份,有效率 90.9%。其中男生 92 人,女生 208 人;城镇人口 95 人,农村人口 205 人。

(二)方法

第一,情绪调节习惯问卷。黄敏儿、郭德俊编制的问卷共有 24 个项目,将情绪分为正性情绪和负性情绪[1],其中正性情绪包括快乐和兴趣,负性情绪包括悲伤、恐惧、愤怒、厌恶。每种情绪包括四种调节方式:增强调节(重视,宣泄)、减弱调节(忽视,抑制)、原因调节(忽视,重视)、反应调节(抑制,宣泄)。各个项目采取四级评分。

第二,大学生学习倦怠量表。连蓉等将学习倦怠划分为情绪低落、行为不当、成就感低 3 个因子,一共 20 个项目。[2] 第 2、4、5、7、9、12、17、20 为情绪低落,第 1、8、10、14、16、19 为行为不当,第 3、6、11、13、15、18 为成就感低,第 1、3、6、8、11、13、15、18 共 8 个题为反向计分。该量表三个分量表与总量表之间的相关为 0.914、0.799、0.704($p<0.001$),总体的克隆巴赫 α 系数为 0.865,各维度的 α 系数分别是情绪低落 0.812,行为不当 0.704,成就感低 0.731,证明该量表结构效度良好,内部一致性信度较高。该量表采用 5 级评分制,其中反向题反向计分。被试得分越高,表明他的学习倦怠程度越高。

(三)研究程序

对抽取的大学生被试进行团体施测,使用统一指导语,所有被试全部匿名作答,并当场收回。

(四)统计方法

全部问卷经核实后统一编码,采用统计软件 SPSS 13.0 进行描述性统计分析、t 检验、相关分析。

---

① 参见黄敏儿、郭德俊:《情绪调节方式及其发展趋势》,《应用心理学》2001 年第 2 期。

② 参见连榕、杨丽娴、吴兰花:《大学生专业承诺、学习倦怠的状况及其关系》,《心理科学》2006 年第 1 期。

二、结果

（一）济宁医学院大学生学习倦怠总分和情绪调节方式总分在城乡水平上的差异

不同居住地被试学习倦怠水平总分水平的差异见表1。

表 1　济宁医学院大学生学习倦怠总分在城乡上的差异

	N	平均数	标准差	t	p
城市	95	55.01	10.58		
农村	205	56.39	11.06	−1.015	0.311

注：* 表示 $p<0.05$，* * 表示 $p<0.01$，* * * 表示 $p<0.001$。

不同居住地被试情绪调节方式水平存在显著性差异，见表2。

表 2　济宁医学院大学生情绪调节方式总分在城乡上的差异

	N	平均数	标准差	t	p
城市	95	50.31	6.91		
农村	205	52.01	6.61	−2.11*	0.036

注：* 表示 $p<0.05$，* * 表示 $p<0.01$，* * * 表示 $p<0.001$。

（二）济宁医学院大学生学习倦怠总分和情绪调节方式总分在性别上的差异

300 名被试（98 名女生，202 名男生）在情绪低落、行为不当、学习倦怠总分上存在显著性差异；在情绪调节方式的正性情绪调节上存在显著差异，在总分上没有显著性差异。

研究结果显示，男生和女生情绪低落水平存在显著性差异，见表3。

表 3　济宁医学院大学生情绪低落在性别上的差异

	N	平均数	标准差	t	p
男	98	22.63	5.08		
女	202	19.55	5.21	4.77* * *	0.00

注：* 表示 $p<0.05$，* * 表示 $p<0.01$，* * * 表示 $p<0.001$。

研究结果显示,男生和女生行为不当水平存在显著性差异,见表4。

表4 济宁医学院大学生行为不当在性别上的差异

	N	平均数	标准差	t	p
男	98	17.95	4.25		
女	202	16.04	3.54	4.04***	0.00

注:*表示 $p<0.05$,**表示 $p<0.01$,***表示 $p<0.001$。

研究结果显示,不同性别被试学习倦怠总分存在显著性差异,见表5。

表5 济宁医学院大学生学习倦怠在性别上的差异

	N	平均数	标准差	t	p
男	98	59.78	10.59		
女	202	54.29	10.65	4.34***	0.00

注:*表示 $p<0.05$,**表示 $p<0.01$,***表示 $p<0.001$。

研究结果显示,不同性别被试情绪调节方式总分不存在显著性差异,见表6。

表6 济宁医学院大学生情绪调节方式在性别上的差异

	N	平均数	标准差	t	p
男	98	52.12	6.62		
女	202	51.26	6.81	1.023	0.855

注:*表示 $p<0.05$,**表示 $p<0.01$,***表示 $p<0.001$。

研究结果显示,男生和女生正性情绪调节存在显著性差异,见表7。

表7 济宁医学院大学生正性情绪调节在性别上的差异

	N	平均数	标准差	t	p
男	98	11.83	2.47		
女	202	12.39	2.15	4.34***	0.00

注:*表示 $p<0.05$,**表示 $p<0.01$,***表示 $p<0.001$。

（三）济宁医学院大学生学习倦怠和情绪调节方式的相关关系

如表 8 所示,学习倦怠总分与情绪调节方式总分之间存在相关,差异有显著性。学习倦怠各因子中情绪低落与负性情绪的增强调节、原因调节、反应调节存在正相关,差异有显著性。行为不当与负性情绪的增强调节、反应调节存在正相关,差异有显著性。成就感低与正性情绪的增强调节、正性情绪原因调节存在负相关,差异有显著性;与负增性情绪强调节、负性情绪反应调节存在正相关,差异有显著性。学习倦怠总分与负性情绪的增强调节、原因调节、反应调节存在正相关,差异有显著性。

表 8　学习倦怠和情绪调节方式各因子相关系数（r）

	情绪低落	行为不当	成就感低	学习倦怠
正性情绪增强	-0.084	0.007	-0.141^*	-0.820
正性情绪减弱	0.085	-0.050	-0.016	0.015
正性情绪原因	0.064	-0.053	-0.181^*	-0.080
正性情绪反应	0.013	0.012	-0.100	-0.016
负性情绪增强	0.311^{**}	0.303^{**}	0.218^{**}	0.330^{**}
负性情绪减弱	-0.025	-0.031	0.009	-0.190
负性情绪原因	0.183^{**}	0.111	0.106	0.156^{**}
负性情绪反应	0.169^{**}	0.219^{**}	0.169^{**}	0.223^{**}
情绪调节方式	0.143^{**}	0.139^*	0.147	0.147^{**}

注: * 表示 $p<0.05$, * * 表示 $p<0.01$, * * * 表示 $p<0.001$。

三、讨论

（一）济宁医学院大学生学习倦怠总分在城乡水平上不存在显著性差异,情绪调节方式总分在城乡水平上存在显著性差异

情绪调节方式总分在城乡上存在显著性差异,可能由于不同的生活环境影响生活习惯和情绪调节方式,文化对情绪有很深的影响,个体的学习经历和社会文化环境在塑造自动情绪调节方面有重要作用,情绪调节是在不断重复的实践中形成。学习倦怠总分在城乡上不存在显著性差异,则可能由于相同的生活学习环境、相似的课程安排等因素影响。

（二）学习倦怠总分在性别上存在显著差异

本研究表明，大学生学习倦怠在情绪低落、行为不当水平及总分上存在显著性差异，男生在这三方面的得分均略高于女生，这与既有研究结果一致。[①] 可能由于上大学后，男生对未来的抱负较大，期望较大，由于期望与现实之间的差距较大因此其成就感较低。经高考进入大学学习的女生可能其继续成长的动力减弱，对自己能进入大学专业学习较为满意，是更为现实的学习者。女性比男性情感细腻敏感，拥有更多的情绪知识和更敏锐的情绪调节技巧，以适应社会环境的变化。因而，在成长过程中女大学生比男大学生更好地发展形成了更有效的认知情绪调节方式。也可能由于受长期的传统思想影响，女生的社会期望相对较低，进入大学以后，外在的压力相对较小。同时在情绪低落上男生高于女生，说明男生与女生的学习心理状况不同，男生的学习心理更积极些。男生逃课、不爱听课、迟到等消极行为也较为严重，可能男生有更多的社会活动，如体育、网络、社交，进入大学后有更多的业余时间。

（三）学习倦怠和情绪调节方式相关

从结果看，学习倦怠各因子和情绪调节方式各因子存在相关关系。情绪低落水平与负性情绪（悲伤、恐惧、愤怒、厌恶）、增强调节（重视、宣泄）、原因调节（包括忽视、重视）、反应调节（抑制、宣泄）都呈正相关（$r = 0.311, p < 0.01; r = 0.183, p < 0.01; r = 0.169, p < 0.01$），差异具有显著性。这提示对负性情绪的重视、抑制可能导致自身情绪低落进而导致学习倦怠。

行为不当水平与负性情绪的增强调节、反应调节呈正相关，且差异具有显著性（$r = 0.323, p < 0.01; r = 0.219, p < 0.01$）。这提示行为不当可能由于负性情绪的不合理宣泄和过分关注引起，进一步引起学习倦怠。

成就感低水平与正性情绪的增强调节、原因调节呈负相关，与负性情绪的增强调节、反应调节呈正相关，差异具有显著性（$r = -0.141, p < 0.05; r = -0.181, p < 0.05; r = 0.218, p < 0.01; r = 0.169, p < 0.01$）。这提示低成就感由于对正性情绪不能正确关注重视、不能积极评价引起，也可能由于对负性情绪的过度重视和压抑引起。

① 参见路涛、李敏：《我国认知情绪调节方式的研究概述》，《辽宁教育行政学院学报》2008 年第 11 期。

从总分水平看,学习倦怠与负性情绪增强调节、原因调节、反应调节呈正相关,且差异有显著性($r=0.33, p<0.01; r=0.156, p<0.01; r=0.223, p<0.01$)。这提示负性情绪对学习倦怠的影响可能大于正性情绪。

学习倦怠与情绪调节方式之间存在相关关系,这对大学生的学习具有重要指导意义,高情商、科学的情绪调节方式对于良好学习习惯的形成、长久持续的学习具有重要意义。对于正性情绪要积极培养兴趣,合理抒发内心快乐情绪。负性情绪对学习倦怠影响较大,因此对于自身悲伤、恐惧、愤怒、厌恶等情绪要科学合理宣泄,理性分析和看待。有些人过度宣泄自己的情感而形成不良行为习惯,有些人过度压抑消极情绪而影响自己的心理健康,更多的人因为无法排解消极情绪又不愿求助而在网络上寻求虚假的安慰等,这都是不能选择合适的情绪调节方式造成的。这些形于外的不良行为以及造成的不良学习习惯又会反过来给个体带来更多的不良情绪,使学习倦怠情况进一步恶化,形成恶性循环。因此,有效的情绪调节方式可能是优异学习成绩的重要影响因素。

四、结论

通过调查与分析,本研究主要得出以下结论:首先,不同居住地的大学生情绪调节方式存在差异。其次,不同性别大学生学习倦怠情况存在差异。最后,大学生学习倦怠与情绪调节方式之间存在相关关系。

医学生家庭功能与心理健康的相关性研究

刘爱君[*]　强景　侯日霞

【摘要】本文的目的是调查医学生家庭功能对心理健康的影响。采用家庭功能评定量表(Family Assessment Device,FAD)对山东省某医学院 420 名大学生家庭功能情况进行测量,结合症状自评量表(Symptom Check List 90,SCL-90)综合探讨家庭功能与医学生心理健康的相关性。其结果是医学生的心理健康总分及相关因子与中国常模存在显著差异,且医学生在 FAD 的各因子与 SCL-90 的各因子均具有一定相关性。医学生家庭功能能够对其心理健康产生较大影响。

【关键词】医学生;家庭功能;心理健康;相关性

家庭在人的成长中起着至关重要的作用,家庭是否发挥了它对其成员的生理、心理及社会性发展的促进功能,直接影响到个体的情感行为问题及身心健康状况。国外研究表明,家庭在青少年心理健康发展中具有重要的作用,特别是在沟通和问题解决方面,家庭功能不良暗示孩子将会产生更多的心理问题。国内研究则发现,不良的家庭功能会导致青少年出现多种心理问题,家庭功能是影响家庭成员心理健康发展的深层变量。本研究从家庭功能的视角开展医学生心理健康方面的研究,并对家庭功能与心理健康的相关性进行深入研究,以期为医学生心理健康工作提供更多的理论支撑。

＊ 刘爱君,硕士,济宁医学院副教授,研究方向为教育学。

一、对象与方法

(一)研究对象

本研究分层随机抽取山东省某医学院 420 名大学生,采用集体测验法进行相关问卷调查。调查过程在经过培训的主试指导下统一完成。调查最终回收全部有效问卷 406 份,有效回收率为 96.67%(其中男生 154 人,女生 252 人)。

(二)方法

第一,个人情况调查表。对参与调查医学生性别、家庭结构、生源地、是否独生、父母的文化水平以及工作性质等情况进行初步调查。

第二,家庭功能评定量表(Family Assessment Device,FAD)。[①] 本量表包含 60 个条目,可对参与调查医学生问题解决、角色、沟通、情感介入、情感反应、行为控制、总的功能 7 个与家庭功能密切相关的因子进行测量。FAD 的每个条目均采用 1~4 分标准进行计分,依次由 1 分表示"很像我家"到 5 分表示"完全不像我家"。每个因子相关条目得分相加得到因子分,得分越低,则说明家庭功能的发挥效果越好,得分越高,则说明代表家庭功能状况越差。

第三,症状自评量表(Symptom Check List 90,SCL-90)。[②] 本量表包含 90 个项目,可对参与调查医学生"躯体化"、强迫、人际关系、抑郁、恐怖、偏执、焦虑、敌对、精神病性、"其他"10 个与心理健康密切相关的因子进行测量。SCL-90 的每个条目均采用 1~5 分标准进行计分,依次由 1 分表示"从无"到 5 分表示"严重"。每个因子相关条目得分相加得到因子分,所有项目相加得到 SCL-90 表分。最终以总分超过 160 分或阳性项目数超过 43 项表示参与调查医学生可能有心理健康问题。

(三)统计学处理

所有相关数据采用 SPSS 21.0 软件进行统计学处理,t 检验,以 $p < 0.05$ 作为差异有统计学意义的标准。

---

① 参见刘培毅、何慕陶:《家庭功能评定》,《中国心理卫生杂志》1993 年。
② 参见张作记主编:《行为医学量表手册》,中华医学电子音像出版社 2005 年版。

二、结果

(一)医学生心理健康状况调查

由表1可以看出,医学生与中国常模在SCL-90的强迫($t=6.334,p<0.01$)、焦虑($t=5.347,p<0.01$)、敌对($t=-4.171,p<0.01$)、恐怖($t=5.902,p<0.01$)、偏执($t=2.574,p=0.01$)、精神病性($t=8.431,p<0.01$)等因子和总均分(($t=3.028,p<0.01$)上存在极其显著的差异,其中医学生在强迫、焦虑、恐怖、偏执、精神病性等因子得分及总均分高于常模组,在敌对得分上低于常模组。

表1 医学生心理健康各因子及总分与国内常模的比较

	医学生 ($n=406$)	国内常模 ($N=1388$)	t	p
躯体化	1.35 ± 0.37	1.37 ± 0.48	-1.110	0.268
强迫	1.80 ± 0.56	1.62 ± 0.58	6.334	0.000
人际敏感	1.65 ± 0.53	1.65 ± 0.51	0.073	0.942
抑郁	1.46 ± 0.46	1.50 ± 0.59	-1.635	0.103
焦虑	1.51 ± 0.47	1.39 ± 0.43	5.347	0.000
敌对	1.40 ± 0.40	1.48 ± 0.56	-4.171	0.000
恐怖	1.34 ± 0.38	1.23 ± 0.41	5.902	0.000
偏执	1.49 ± 0.46	1.43 ± 0.57	2.574	0.010
精神病性	1.47 ± 0.44	1.29 ± 0.42	8.431	0.000
总均分	1.50 ± 0.40	1.44 ± 0.43	3.028	0.003

(二)医学生家庭功能对心理健康影响的相关分析

通过对医学生家庭功能与心理健康进行相关分析发现:医学生FAD的"问题解决"因子与SCL-90的各因子均无相关性;FAD的"沟通"因子与SCL-90的人际敏感、抑郁、偏执3个因子存在显著正相关;FAD的角色因子与SCL-90的偏执因子呈显著正相关;FAD的情感反应因子与SCL-90的强迫、人际敏感、抑郁、偏执4个因子及总分呈显著正相关;FAD的情感介入因子与 SCL-90 的人际敏感、抑郁、敌对 3 个因子及总分呈显著正相关;FAD 的行为控制因子与 SCL-90 的抑郁、焦虑 2 个因子及总分呈显著正相关;FAD 的总的功能因子与 SCL-90 的偏执因子呈显著正相关(见表 2)。

表 2　医学生家庭功能与心理健康相关分析

	问题解决	沟通	角色	情感反应	情感介入	行为控制	总的功能
躯体化	−0.013	0.084	0.032	0.072	0.073	0.091	0.047
强迫	−0.021	0.070	0.038	0.153*	0.056	0.083	0.030
人际敏感	0.036	0.113*	0.085	0.161*	0.101*	0.074	0.078
抑郁	0.026	0.116*	0.070	0.173*	0.103*	0.125*	0.078
焦虑	−0.010	0.037	0.000	0.067	0.043	0.102*	0.022
敌对	0.002	0.069	0.053	0.067	0.098*	0.041	0.058
恐怖	−0.013	0.004	0.029	0.053	0.040	0.052	0.022
偏执	0.015	0.100*	0.114*	0.189**	0.094	0.095	0.118*
精神病性	−0.020	0.078	0.028	0.093	0.078	0.085	0.059
其他	−0.005	0.048	0.036	0.086	0.013	0.036	0.039
总均分	−0.011	0.091	0.069	0.178**	0.103*	0.105*	0.070

注:* 表示 $p < 0.05$,** 表示 $p < 0.01$。

(三)医学生家庭功能对心理健康的回归分析

以 SCL-90 的总均分为因变量,以家庭功能中的 7 个因子得分为自变量,采用逐步回归的方法,家庭功能中的情感反应因子进入了回归方程,情感反应对心理健康有显著的正向预测作用,预测率为 7.3%,说明情感反应对心理健康有一定影响作用(见表 3)。

表 3　医学生家庭功能各因子分对心理健康总分的回归分析

	R^2	ΔR^2	B	Beta	F	t	p
情感反应	0.073	0.069	9.536	0.116	5.462*	2.337	0.020
常量			113.270			11.989	0.000

注:* 表示 $p < 0.05$。

三、讨论

（一）医学生心理健康总体状况

医学生在 SCL-90 的 10 个因子中的平均分均低于 2 分,除强迫(1.80±0.56)和人际关系敏感(1.65±0.53)得分较高外,其他得分都很低,表明医学生心理健康的整体状况基本良好。此外本文显示医学生的 SCL-90 的总均分及强迫、焦虑、恐怖、偏执因子得分显著高于中国常模,在敌对因子上显著低于中国正常人,表明医学生心理健康状况要差于中国常模,可能的原因是大学生肩负的压力比较大,健康水平低于常模;还有一个可能是常模的研究是前几年的数据,近几年随着经济社会发展和竞争加剧,焦虑不再是"弱势群体"的专利,而渐成一种普遍心态,社会总体焦虑水平提高。

（二）家庭功能与医学生心理健康状况的关系分析

本文显示家庭功能的多个因子与心理健康的多个因子及心理健康总均分呈显著正相关,这说明家庭功能发挥效果越好,大学生的心理越健康。大学生家庭功能的沟通因子与心理健康的人际敏感、抑郁、偏执等因子存在显著正相关,因为沟通是家庭成员间的相互交换意见、表达感情的能力,如果缺乏沟通,那么家庭成员亲密度降低,也会影响个人在社会中的人际关系,不愿意接触社会、表达自己,导致产生孤独感或抑郁情绪甚至出现心理健康问题。角色、总的功能等因子与偏执因子呈显著正相关,角色是家庭成员在家庭系统中的角色分工,父母应该扮演好自己的角色,这不仅体现出父母自身的修养,这也对子女的社会化有重要影响,如果父母角色产生混乱,那么他们教育子女的方式也是不适当的,这也会导致子女出现心理问题。[①] 情感反应因子与强迫、人际敏感、抑郁、偏执因子存在显著的正相关,家庭成员间良好的情感反应能够促进子女的心理健康发展,父母在面对困难、解决问题时所表现出的积极乐观的态度能够给子女以示范作用。[②] 情感介入因子与人际敏感、抑郁、敌对等因子呈显著正相关,父母所表现出的对子女的关心与爱护,使子女在人际交往中能友善待人,乐于与人交往,能够理解和关心

---

① G. L. Keitner, I. W. Miller, "Family Functioning and Major Depression: An Overview", *Am J Psychiatry*, vol.147, no.9, 1990, pp.1128-1137.

② 参见王莹、陈清刚、邹宏涛:《青少年心理门诊患者家庭功能与心理健康的关系》,《四川精神卫生杂志》2009 年第 2 期。

他人,并在社会中形成健康和谐的人际关系。行为控制因子与抑郁、焦虑因子呈显著正相关,可能是由于行为控制能力差的医学生不善于管理自己,从而影响了顺畅的学习和生活,从而陷入焦虑之中。

另外,本研究还发现情感反应因子对心理健康有预测作用:一方面,家庭成员间的情感表达及反应在其家庭中可起到润滑剂的作用,它可以缓和家庭关系,满足家庭成员的精神需求,使每一位家庭成员都能感受到家庭的关注与温暖。在充满安全与温馨情感的家庭氛围中能够使他们形成正确的人生观、价值观和健康的人格,且父母对子女的关注与鼓励能够促进子女心理健康发展。另一方面,情感反应也对人的社会化有重要作用,人与人如果缺乏情感上的交流,那么他们会变得冷漠、孤独甚至丧失社会交往能力,这更容易产生心理问题。因此,家庭功能的发挥效果能够影响医学生的心理健康状况,所以在家庭教育中应消除家庭中存在的不良情绪和行为问题,完善家庭功能,以促进医学生心理健康发展,塑造健全的人格。

留守经历大学生心理弹性与主观
幸福感的关系[*]

杨梦莹^{**}　王演艺　刘硕

【摘要】本文的目的是了解留守经历大学生心理弹性与主观幸福感的一般状况，探讨其心理弹性与主观幸福感的关系。随机整群抽取济宁医学院 294 名留守经历大学生，使用心理弹性量表（CD-RISC）、幸福感指数量表（IWB）进行调查。其结果是留守经历大学生的心理弹性总均分为 56.4，主观幸福感总均分为 10.9，表明总体水平较好；心理弹性与主观幸福感之间存在显著正相关；坚韧性、乐观性两个因子对主观幸福感有较好的预测作用。提高留守经历大学生的心理弹性水平，可有效提高他们的主观幸福感。

【关键词】留守经历大学生；心理弹性；主观幸福感

留守儿童问题是我国经济社会发展中的阶段性问题，是指父母双方或一方从农村流动到其他地区，孩子留在户籍所在地农村，并因此不能和父母共同生活的 17 周岁及以下的未成年人。[①] 由于父母的缺位，留守儿童在成长过程中会面临着亲子关系疏远、社会支持缺乏等诸多挫折和困境。大量研究表明，留守儿童心理健康水平偏低，普遍存在着焦虑、抑郁、适应能力差

---

* 本文系济宁医学院 2016 年度教育科学研究课题"积极心理健康教育模式对医学生心理素质的影响"（16046）的阶段性成果。

** 杨梦莹，硕士，济宁医学院康复医学院，讲师，研究方向为应用心理学。

① 参见中华全国妇女联合会：《全国妇联关于农村留守儿童状况研究报告》，《中国妇运》2008年第 6 期。

等多方面问题。[①]

留守经历对个体心理健康发展的影响是阶段性的还是持续性的? 为什么有些留守儿童能够发展的较好,有些则不能? 当前,国内一些研究者从积极心理学视角进行了有益探索,研究留守儿童心理和人格发展中的保护性因素。心理弹性,是指个体在遭遇高压和危险性环境下,其心理发展功能和社会适应功能没有受到明显损害,虽然经历较多挫折,仍然可发展成为具有正常社会适应功能的人。[②] 主观幸福感,是指个体依据自定的标准对自身生活质量所作的一种整体性评价,是衡量个体在某一社会中生活质量的一种综合性心理指标。[③] 已有研究表明,心理弹性水平较高的个体,能够更好地面对压力和调整情绪,其主动发展和适应能力更强。[④] 出生于 20 世纪 80 年代末 90 年代初的中国第一代留守儿童,如今已步入大学和社会,留守经历对他们的心理发展和幸福感有何影响? 本研究就留守经历大学生心理弹性与主观幸福感的状况进行了调查,探讨其心理弹性与主观幸福感的关系,为高校采取有效措施来提高留守经历大学生主观幸福感提供科学依据。

一、对象与方法

(一)研究对象

随机选取济宁医学院有留守经历的大一至大四的学生,共发放了 320 份问卷,收回有效问卷 294 份,其有效率为 91%。其中男生 132 人(44.91%),女生 162 人(55.1%);大一 90 人(30.6%),大二 82 人(27.9%),大三 60 人(20.4%),大四 62 人(21.8%)。

(二)研究工具

第一,幸福感指数量表:由坎贝尔(A. Campbell)等人编制。[⑤] 该量表包

---

① 参见丽娜、鲁志鲲、高园艳等:《流动儿童 910 名学校适应及心理健康状况的调查》,《校园心理》2014 年第 5 期。

② A. S. Mastern,"Ordinary Magic:Resilience Processes in Development",*American Psychologisc*,vol.56,2001.

③ B. White, S. Drive, A. M. Warren,"Resilience and Indicators of Adjustment During Rehabilitation from a Spinal Cord Injury",*Rehabi Psychol*,vol.55,no.1,2010.

④ 参见陈惠惠、胡冰霜、何芙蓉等:《初中留守与非留守儿童心理健康影响因素分析》,《中国学校卫生》2011 年第 4 期。

⑤ 参见汪向东等编:《心理卫生评定量表手册(增订版)》,中国心理卫生杂志社 1993 年版。

括总体情感指数和生活满意度。前者由 8 个项目组成,权重为 1;后者仅有一项,权重为 1.1。量表采用七点评分,得分越高,表明个体主观幸福感水平越高。该量表的重测信度为 0.849,具有良好的效度。

第二,心理弹性量表(CD-RISC):由康纳(K. M. Connor)和戴维森(J. R. T. Davidson)编制,于肖楠和张建新(2007)翻译修订中文版。[①] 该量表共 25 个项目,包括坚韧性、力量性和乐观性三个维度,采用五点评分,得分越高,表明个体心理弹性水平越高。该量表的内部一致性系数为 0.91,且具有良好的效标效度。

(三)施测过程

本研究采用团体测试法,以班级为单位进行集体施测,统一指导,并当场回收。收回问卷后,剔除了回答不完整和有明显反常倾向的问卷。

(四)统计学处理

使用 SPSS 20.0 统计软件包,对调查数据进行描述性统计分析、相关分析和回归分析,以 $P < 0.05$ 为差异有统计学意义。

二、结果

(一)留守经历大学生心理弹性与主观幸福感状况

描述性统计分析结果表明,心理弹性总分为(56.4 ± 10.1),主观幸福感总分为(10.9 ± 2.1),说明留守经历大学生心理弹性和主观幸福感总体状况比较好。

(二)有留守经历和无留守经历大学生在心理弹性与主观幸福感上的差异检验

对 294 名有留守经历和 148 名无留守经历的大学生进行差异比较,通过独立样本 T 检验,结果表明,心理弹性和主观幸福感在有无留守经历方面不存在显著差异,即有无留守经历对大学生的心理弹性和主观幸福感无明显影响。

(三)留守经历大学生心理弹性与主观幸福感的关系

1.留守经历大学生心理弹性与主观幸福感的相关分析

Pearson 相关分析结果显示,留守经历大学生心理弹性总分及各维度与

---

① 参见于肖楠、张建新:《自我韧性量表与 Connor-Davidson 韧性量表的应用比较》,《心理科学杂志》2007 年第 5 期。

主观幸福感总分及各维度之间存在正相关(见表1)。

表 1 心理弹性与主观幸福感的相关关系(r 值)

	坚韧性	力量性	乐观性	心理弹性总分
情感指数	0.398**	0.311**	0.359**	0.433**
生活满意度	0.269**	0.172**	0.230**	0.279**
主观幸福感	0.341**	0.243**	0.300**	0.363**

注:**表示 $P < 0.01$。

2.留守经历大学生心理弹性与主观幸福感的回归分析

为了进一步分析留守经历大学生心理弹性与主观幸福感之间的关系,以心理弹性各因子为自变量,主观幸福感为因变量,进行逐步回归分析(见表2)。判定系数(R^2)=0.142,调整后的判定系数(R^2)=0.136,F=24.016。

表 2 心理弹性各因子对主观幸福感的回归分析

因变量	预测变量	Beta	t	P
主观幸福感	坚韧性	0.257	4.175	0.000
	乐观性	0.179	2.916	0.004

注:**表示 $P < 0.01$。

结果显示,坚韧性和乐观性两个维度进入了回归方程,两个维度对主观幸福感有较好的预测作用,总体解释率达 13.6%。

三、讨论

目前,有关留守与非留守经历大学生心理健康水平是否存在差异性,研究结果不一致。[1] 大多数研究,如王玉花、胡江辉、温义媛等人的研究,认为留守经历对大学生的心理健康有消极负面影响,留守经历大学生在主观幸福感、依恋质量等方面比非留守经历大学生存在差异。[2] 也有少数研究,如

---

[1] 参见谢新华、张虹:《对有"留守经历"大学生研究的述评》,《青少年研究》2011 年第 2 期。

[2] 参见王玉花:《儿童期留守经历、社会支持、应对方式与大学生主观幸福感的关系》,《中国健康心理学杂志》2008 年第 4 期;胡江辉、李潜、赵文健等:《有"留守"经历大学生的心理健康状况分析及对策思考》,《医学教育探索》2008 年第 4 期;温义媛、曾建国:《留守经历对大学生人格及心理健康影响》,《中国公共卫生杂志》2010 年第 2 期。

徐保锋、何冬丽等人的研究，认为留守经历对大学生心理健康的消极影响不大，甚至对其独自能力、解决问题能力的提高有所帮助。[①] 本研究表明，留守经历大学生心理弹性和主观幸福感总体水平较好，与非留守经历大学生之间无显著差异。这可能是由于他们随着年龄的增长逐步接受了父母缺位的现实，并将更多注意力转移到学习上，以及重要抚养人的温情替代作用。另外，本研究的选取对象是医学院校学生，医学院校因为学制长、专业性强、学业任务繁重，选择医学院校就读的大学生本身具备较强的坚韧性、乐观性、善于挑战等心理素质。这也说明，留守经历大学生群体并不是一个完全分化的群体，有因留守经历心理发展不良的个体，也有健康发展和成长的个体，总体上主观幸福感状况较好。

本研究结果表明，留守经历大学生心理弹性总分及各维度与主观幸福感总分及各维度之间存在显著正相关，这说明心理弹性水平越高的个体，其主观幸福感水平也越高。这与王永、刘斯漫等人的研究结果一致。[②] 进一步回归分析发现，心理弹性的坚韧性、乐观性两个维度进入了回归方程，对留守经历大学生的主观幸福感有较好的正向预测作用，总体解释率达 13.6%，其中坚韧性维度对主观幸福感的影响最大。坚韧性是帮助个体从逆境中恢复的保护性因素，这种从压力中恢复的能力对留守经历大学生有着积极的影响，能够帮助他们在逆境中更加坚强独立、磨练意志。乐观性能够帮助留守经历大学生更快地接受留守现实、更积极地调整自我和寻求主动适应，对其自我灵活性和调节能力的提高起着积极作用。总之，心理弹性水平越高的留守经历大学生，越能够积极主动地接受挫折和逆境，越能够灵活地调节自身情绪和行动，越能够乐观地适应外界环境，从而促进个体主观幸福感的提高。

四、教育启示

心理弹性与主观幸福感的关系是非常密切的。这提醒着教育者要采取有效的措施和方案来挖掘留守经历大学生自身内部的心理弹性潜能，帮助

---

① 参见徐保锋：《技校留守儿童人格特征与留守经历的关系》，兰州大学硕士学位论文，2009年；何冬丽：《留守经历大学生主观幸福感现状及影响因素分析》，《中国学校卫生》2012年第7期。

② 参见王永、王振宏：《大学生的心理韧性及其与积极情绪、幸福感的关系》，《心理发展与教育》2013年第1期；刘斯漫、刘柯廷、李田田等：《大学生正念对主观幸福感的影响：情绪调节及心理弹性的中介作用》，《心理科学》2015年第4期。

他们积极应对挫折和逆境,从而提高留守经历大学生的主观幸福感和心理健康水平。

(一)健全高校心理档案,掌握留守经历大学生资料

高校对新生进行心理健康普查时,掌握留守经历大学生人数分布、留守时间、心理健康现状等第一手资料,从中筛选出心理健康水平偏低的大学生,建立专门的留守经历大学生心理档案。通过高校"心理中心—辅导员—心理委员"三级网络工作制度,对这些学生进行追踪了解和关注,及时掌握他们的心理健康现状,并在第一时间提供帮助和指导。

(二)以积极心理学视野,培养留守经历大学生积极心理品质

以积极心理学视野,关注留守经历大学生具备的兼任、乐观等积极心理品质,改变以往教育中对留守经历大学生德育化、问题化、医学化等刻板方式的培养。构建以心理健康教育课程为主的第一课堂和以团体辅导等多种形式组成的第二课堂,在这过程中以积极心理学提倡的全新视角,引导和培养学生的积极品质,从而提高生活满意度和幸福感。

(三)营造积极向上校园环境,鼓励留守经历大学生参加校园活动

校园环境是影响大学生心理健康发展的重要因素之一,通过开展文化、科技、体育等丰富多彩的校园活动,营造积极向上、健康和谐的校园环境。鼓励留守经历大学生积极参与各项文体活动,如演讲比赛、羽毛球赛、心理情景剧演出等,帮助他们更好地融入班级集体中,增进思想和情感交流,提升自信心和自尊,进而提高其心理健康水平。

(本文原载于《青年与社会》2018 年第 36 期,有改动)

会话分析

——心理咨询交谈研究的新视角[*]

武宜金^{**}

【摘要】文章旨在向我国广大心理工作者介绍一种能够揭示心理治疗言语交际过程中言语本质特征的研究方法——会话分析。对会话分析中的重要概念、话轮转换、相邻语对、优选结构、会话修正等进行介绍,并辅以心理咨询语料分析,发现基于语言事实的会话分析可以深入地剖视心理咨询中治疗师和来访者交际互动的微观发展进程。会话分析可以有效地揭示心理咨询会谈过程中的言语细节,为考察咨询效果和咨询师的督导、培训等方面提供有力依据。

【关键词】会话分析;言语交际;心理咨询

本文拟向我国广大心理咨询者提供一种能揭示心理治疗言语交际过程中言语本质特征的研究方法,这种研究方法已被西方学者广泛地用于心理咨询研究,并且发现了许多具有重要研究价值的会话规律和特征。20 世纪 60 年代末,社会学家萨克斯(H. Sacks)和谢格罗夫(E. A. Schegloff)通过对自杀预防中心的电话录音和心理治疗及灾难救助中心的电话录音研究发现,自然会话并不是杂乱无章的,而是遵循一定的会话规律,继而提出了会话分析的研究方法。从会话分析角度对机构性谈话进行研究不仅可以帮助我们深刻地理解人类会话机制的运作,而且可以帮助我们更好地把握社会

---

   * 本文系国家社科基金项目(12BYY124)的阶段性成果。

  ** 武宜金,博士研究生,国际期刊(*Medical Humanities in the Developing World*)主编,研究方向为医学人文。

机构和交际身份在序列组织中的具体体现。[①] 我国语言界学者把此种研究方法运用到我国医患交际的研究中,研究发现当前中华语境下的医生和患者在话语内容、形式上存在许多不平衡、不对等现象,并指出医患话语的不和谐是造成当今中国医患关系紧张的一个重要原因[②],其研究发现对改善当前紧张的医患关系有重要的指导意义,其成果也多刊发在国内重要的医学期刊上[③],但鲜有学者运用该研究方法对中国心理咨询言语交谈进行研究。会话分析作为一种研究方法,可以有效地反映心理咨询交谈过程中的细节,为咨询效果的评估和咨询师的督导、培训等方面提供了有力依据。作为一种富有特色的研究方法,会话分析从言语微观视角细化治疗互动的序列特征,可增强我们对于心理治疗过程的理解。[④] 该研究方法可广泛应用于心理咨询的教学、评估和督导当中。本文旨在向广大心理学界学者介绍这一较新的研究方法,以期能抛砖引玉。

一、会话分析的研究步骤

在长期的发展历程中,会话分析学派通过不断地摸索和实践,总结出了一套自己的独特研究方法,保罗(Paul Ten Have)将其概括为七个步骤。[⑤]

第一,用录音或者录像设备去录制人们的自然会话。会话分析强调使用自然情境下发生的会话(naturally occuring conversation),因此我们要收集自然环境下的日常会话。

第二,语料的转写。语料的转写能使研究者捕捉到许多重要的细节和有价值的信息。会话分析的转写体系是由杰弗逊(Gail Jefferson)发明的。[⑥]

---

① 参见于国栋:《会话分析研究》,上海外语教育出版社 2010 年版。

② 参见武宜金、马文、王晓燕:《门诊医患会话患者应答语信息过量的语用研究》,《当代中国话语研究》2013 年第 0 期。

③ 参见刘兴兵:《中国当代医患会话研究综述》,《中国社会医学杂志》2008 年第 1 期;杨石乔:《医患交际的“复调”研究》,《医学与哲学》(人文社会医学版)2008 年第 12 期;武宜金、李林子、王晓燕:《从人际功能视角看门诊医患会话的言语特色》,《中国医学伦理学》2010 年第 6 期;武宜金、李林子:《医患会话打断现象研究》(人文社会医学版),《医学与哲学》2011 年第 2 期。

④ 参见闻羽:《心理咨询会谈中“同感”的会话分析研究》,南京大学硕士学位论文,2011 年。

⑤ Paul Ten Have, *Methodological Issues in Conversation Analysis*, http: www. pscw. uva. nl/emca/mica. htm.

⑥ G. Jefferson, "Transcript on Notation", in J.M, Atkinson & J. Heritage (eds.), *Structures of Social Action*, Cambridge: Cambridge University Press, 1984.

该转写体系关注话轮转换的特征,同步话语的启动和话轮间的沉默。其次该体系还旨在捕捉话语产生的方式,如重音、音量、语速、拖音等。会话中的打断、停顿、沉默、语调的升降、重叠等微妙的细节都被用特殊的符号所标记。

第三,筛选有价值的会话。我们选择的语料要能够最大程度上代表我们的研究课题、实现研究目的、突显研究价值。也就是说我们选择的语料要具有代表性。

第四,基于自己的百科知识,研究者要理解所分析的会话片断。研究者需要理解会话参与者所说话语的意义,以及这些话语之间的关系。

第五,研究者需要将步骤四中对话语片段理解明晰化。依据会话片断所依附的具体语境,阐述如何做出步骤四的理解。

第六,研究者可以利用其他的手段来支持上述分析。其中一个手段是会话参与者自身在会话中所展示出来的对另外一方话语以及整个会谈的理解。研究者可以用它来支持自己的理解和分析。

第七,比较是另一个支持性手段。把基于单个会话片断所做的分析结果放置于其他相似的语料中进行验证。

二、语料来源

本文以闻羽收集的真实语料[①]和 CCTV-12《心理访谈》为研究对象。精选部分内容为研究语料,运用会话分析的方法对治疗师和来访者互动的言语片段进行解读。

三、会话分析的重要概念

(一)话轮转换

话轮是发话者在一个典型的、有序的、至少两人以上参加会话中单独发出的话语,并在下一个讲话者发话之前结束的话语片段。[②] 话轮转换包括话轮构建成分和话轮分配成分。话轮构建成分是指讲话人用来构建话轮的成分,主要由单字、词汇或短语和句子三种成分组成。

---

① 参见闻羽:《心理咨询会谈中"同感"的会话分析研究》,南京大学硕士学位论文,2011年。

② H. Sacks, et al., "A Simplest Systematics for the Organization of Turn-talking in Conversation", *Language*, vol.50,1974,pp.696-735.

【例1】

　　01 来访者：前天晚上，我对自己说，这次放下来。可每次都放不下来。

　　02 咨询师：你心里放不下。

　　03 来访者：嗯。

　　04 咨询师：为什么放不下呢？

　　05 来访者：也想放下来，晚上回来说放下，结束后那种莫名的难受。

　　06 咨询师：跟生气、发火的难受一样吗？

　　07 来访者：不一样。不是疼痛，只是不舒服。

　　08 咨询师：没有支撑的。

　　09 来访者：说不清楚。

　　10 咨询师：挺无助的，这种感觉是第一次吗？

　　11 来访者：谈恋爱是第一次。初中的时候，喜欢过一个女孩。喜欢过两年多，后来忘了。后来听说她已经结婚了。

　　12 咨询师：哦。

　　在例1中，第03行是由一个单字构建的话轮，表达来访者同意咨询师的诊断结果，并支持咨询师继续询问，无意打断对方的话轮。第08和09行是由短语构建的话轮，01、02、04、05、06、07、10、11等行是由小句、多个小句或小句与单字、短语的组合而构建的话轮，也就是说，一个话轮可能只有一个话轮构建成分，也可能由一个以上的话轮构建成分组成。此外，通过语料分析发现，心理咨询过程中，由"嗯""呃""噢""哦"等语气词构建的单字话轮出现的频率非常高，语气词具有巨大的语义张力、丰富的意义内涵和动态的语用功能，从会话结构的角度看，语气词能够推动会话的顺利发展和实现会话的完整性。同一个语气词在不同的语境中表达不同的语义内涵。通过语气词的使用可以显示咨询师对来访者的尊重和积极关注，来访者使用语气词可以显示其对咨询师话语内容的理解、赞同及认真倾听。但是，咨询师要恰当地使用语气词，如果咨询师过多地使用"哦""嗯"等语气词回应来访者的叙述，则说明他没有与来访者良好互动。咨询师也要注意来访者语气词使用情况，来访者过多使用语气词可能说明双方没有建立信任基础，咨询者要调整咨询方式，让来访者尽快进入咨询状态。因此，心理咨询中语气词的使用情况是一个值得深入研究的课题。

(二)话轮分配机制

话轮分配机制由一系列规则组成。话轮分配机制主要分为两类:第一类是通过当前讲话人选择下一讲话人而完成话轮的分配,第二类是讲话者通过自我选择而完成话轮分配。

1.当前讲话人选择下一讲话人。

【例 2】

01 咨询师:你就想见她?

02 来访者:对。

03 咨询师:如果见不到呢?

04 来访者:(沉默)有点难受。

05 咨询师:难受?是感觉内疚,觉得对不起她吗?

06 来访者:嗯,有一点。我就觉得我跟她是老乡……(省略的语言)

在上面的例子中,咨询师在 01、03、05 行通过询问来实现"当前讲话人选择下一讲话人"这一话轮分配技巧。咨询师运用该技巧把下一个话轮的话语权传递给来访者,实现了话轮转换。来访者作为下一个话轮的法定所有人,有权利也有义务完成下面的话轮,02、04、06 行的话轮是来访者对咨询师提问的应答。

2.当前讲话人没有选择下一讲话人,当前讲话者继续发话。

【例 3】

01 治疗师:(笑)嗯,你刚才给出了为什么的原因。

02 假设你正在说同样的事情关于——我们只是说——偷窃。

03 治疗师:你没有偷任何东西,但是你想到偷东西。

04 治疗师:如果你相信:"如果我偷了,我将是一个十足的蠢人。"

05 治疗师:你是不是经常这样想?或者是偶尔?

06 来访者:经常这样想。

上面的例子中,治疗师在第 01、03、04 行的三个话轮中,都没有采用"当前讲话人选择下一讲话人"的话轮分配规则,而来访者也没有实行自我话轮选择权,所以咨询师继续发话,在第 06 行才出现了话轮转换。

治疗师掌握心理咨询话轮分配类型和模式有利于提高咨询质量,也可以帮助治疗师对咨询过程进行自我评价。所以,咨询师应该重视和掌握话轮分配的类型和模式。在心理咨询过程中,治疗师的话轮分配类型和模式能够反映治疗师对咨询过程的调控能力和组织能力。心理咨询中,来访者的参与程度决定了心理咨询的质量。而咨询师的话轮分配又决定了来访者的参与程度。总之,治疗师话轮分配类型和模式是整个治疗过程中的指挥棒,对治疗的效果和来访者的参与度起着关键作用。

(三)会话的序列结构

赫里蒂奇(J. Heritage)认为人类社会行为和社会交际的方方面面都体现着某种具有组织性的模式,而且这种模式都具有稳定的、可重复出现的结构组织。[①] 会话分析所研究的言语交际被证明也同样拥有稳定的、可重复出现的具有社会属性的组织模式,而且这些模式影响着会话参与者的言语行为。[②] 作为会话分析的研究者,我们可以通过研究语言交际的序列性和组织性等来解释人类社会交往背后的组织模式。

会话中的相邻对结构具有如下特征:一是由两个话轮(turn)组成。二是由两个不同的发话者发出。三是位置相邻,即一个紧邻另外一个。四是相邻对的第一部分包括提问、请求、给予、邀请、宣称等话语类型,即用于发起会话的话语类型。相邻对的第二部分包括回答、应允、拒绝、接受、同意/不同意、承认等话语类型,即用于应答前一个话轮行为的话语类型。五是相邻对构成多种相邻对类型,如问候—问候、提问—回答、给予—接受/拒绝等。

【例 4】

01 咨询师:怎么了呢?

02 来访者:最近总是睡不着觉。

例 4 就属于"提问—有新信息的应答"序列。来访者的应答"最近总是睡不着觉"提供了新的信息,这些新信息很可能是接下来交际所展开的新话题。

【例 5】

01 治疗师:难以入睡?

02 来访者:嗯。

---

① J. Heritage, "A Change-of-State Token and Aspects of Its sequential Placement", in J. Maxwell Atkinson and J. Heritage (eds.), *Structure of Social Action*. Cambridge:Cambridge University Press,1984.

② 参见于国栋:《机构性谈话的会话分析研究》,《科学技术哲学研究》2011 年第 2 期。

例 5 属于会话分析研究中的"提问—无新信息的应答"序列,因为应答者的话语没有提供超出咨询师预期的新信息。

(四)优选结构

优选结构是由两个话轮组成的序列,一个是相邻对前件,一个是相邻对后件,但是相邻对后件的两种选择都是受前件制约和限制的,后件必须是优选(preferred option),或是非优选(dispreferred option)。例如:在邀请—接受/拒绝相邻对结构中,接受是优选,拒绝是非优选。郝里蒂奇把相邻对结构中被简单地、不被拖延执行的序列行为定义为优先结构,而那些被修饰、被解释、被拖延执行的序列行为定义为非优先结构。

【例 6】

01 治疗师:请接着说。多说些。尽你可能。

02 来访者:好,可以!

03 治疗师:你为何叹气?

04 来访者:我只是想轻松点。感受好一些。

05 治疗师:是不是你觉得没人关心你,没人能接受你?

06 来访者:不是的。我现在觉得,有人关心我、接受我,理解我、尊重我。这不是最重要的。(停顿)

07 咨询师:你觉得你的家人平时关心你吗?

08 来访者:挺关心的,我家人对我很好。

09 咨询师:嗯,你的同学、老师呢,应该也关心你吧?

10 来访者:哎……我在班里学习成绩很差,老师不但不关心我,有时候还会讽刺挖苦我,我和同学的关系很紧张,我学习差他们都看不起我。

例 6 中,01、02 行构成了一个命令——顺从的相邻对,第 02 行就是优选结构,优选结构可以和睦咨访双方的人际关系,维护咨询活动的顺利进行。第 09 行,咨询师使用了一个带有语气词"吧"的是非疑问句,疑问句的句末语气词"吧"用在说话人对所指事情有了一定的认可,其心理预期是应答者认可自己的观点,但是还不能完全肯定。咨询师的此句话"应该也关心你吧"表明咨询师心理预期是来访者的同学和老师关心他。也就是说,优选的应答是来访者满足心理咨询师的心理预期,非优选的应答超出咨询师心理预期。第10行中,来访者首先使用语气叹词"哎"表达自己的不满和悲伤,然后是短暂的话轮内沉默,此后才做出非优选的回应,即"……老师不但不关心我……",来访者不仅做了非优选应答而且还提供了新信息,这条新信息也成为本次治疗的切入点。通常情况下非优选的应答会破坏人际关系,但是在心里咨询这个特殊的场景中,非优选应答是来访者向咨询师吐露内心痛处或隐私问题的一种手段,这不仅不会破坏咨询双方的人际关系还会拉近双方的心理距离,因为只有咨询双方建立了信任关系,来访者才会向咨询师透露自己内心的压抑和痛处。因此,咨询过程中,咨询师要特别注意来访者的非优选应答序列,它很可能就是本次咨询的切入点。

（五）会话修正

会话修正是言语交际者在交际过程中言语失误后自我/他人纠正错误的行为或者改变交际对方的不同意见、观点、行为等。修正的发起者和修正的执行者可以分成两类,即讲话者(产生修正源的交际者)和他人。会话修正可以细分为以下四类:自我启动—自我修补、自我启动—他人修正、他人启动—自我修正及他人启动—他人修正。心理咨询中,会话修正可以划分为来访者对治疗师的话语修补和对自我话语的修补,治疗师对来访者话语信息的修补和对自我话语信息的修补。

【例7】来访者自我修补

01 治疗师:一般你爱人在外面赌博几个小时?

02 来访者:这个也说不准,他有时候就晚上出去,可能很晚才能回来。

03 治疗师:最长的一次呢?

04 来访者:有次是凌晨几点钟吧,凌晨三四点钟的样子。

【例8】来访者修正治疗师

01 治疗师:像你妈妈讲的那样,是你谈恋爱了导致的无法集中精力学习吧?（修正源)

02 来访者:不是的,一点关系都没有……因为家里出了点事。

03 治疗师:哦,不是恋爱导致的,那是什么原因呢? 可以说说吗? 什么事呢?

04 来访者:上高一的时候,父母关系不是很好……然后就产生了矛盾,他们总是争吵,不停地争吵,妈妈总是训斥爸爸,最后两人分开了。

来访者自我修正常用于补充和矫正前面的话语信息,会话自我修补模式显示来访者拥有较好的自我监控和调节自身言语认知行为的元认知能力。[①] 元认知是一个人所具有的关于自己思维活动和学习活动的认知和监控,我们也可以大胆假设,如果在心理咨询过程中来访者使用一定数量的自我修补模式,说明来访者的认知方式和思维方式并没有较大的扭曲,可能由于生活中的困难或挫折,其认知方式出现了某些片面性,此类来访者的心理问题基本是发展性或适应性心理问题,而不是严重性心理问题。例7中,第04行就是来访者自我修补的实例,来访者用"三四点钟"修正"几点钟","几点钟"是修正源,修正源诱发了修正行为的发生,修正源也就是修正行为的启动源。例8中,第02行是来访者修正治疗师,我们发现这一模式中的来访者修正部分往往是咨询治疗的切入点;本例中,修正源是咨询师的话语"谈恋爱导致无法集中精力学习",它诱发了来访者的修正,修正的启动源"不是的,一点关系都没有",而后是修正信息"家里出了点事"(是导致无集中精力学习的原因),这也是本次心理咨询的切入点和焦点。也就是说,在心理咨询中当来访者修正咨询师的观点、意见、行为等时,咨询师要格外注意诱发来访者阐述其修正行为的动因,因为这往往是心理困惑解决的突破口。

【例9】咨询师修正来访者

01 治疗师:听起来,你似乎很痛苦,有时一个人极度痛苦的时候,会想到死亡,死了就解脱了,就不会有痛苦了,你有过这种想法吗?

02 来访者:有,时常有,但是我放不下我的孩子,但是我也怕我坚持不了,现在真的很痛苦。

03 治疗师:如果你死了,你可知你的父母、孩子会受到多么大的影响,父母失去一个好女儿,孩子失去一个好妈妈,他们该多伤心啊!你要为你的亲人着想。再退一步讲,如果两个人真的过不下去了,可以选择离婚。

咨询师对来访者信息的修正常用于矫正和收集信息,例9中,咨询师启动的第3话轮就是对来访者所持有的第2话轮信息进行修正,咨询师使用

---

① 参见姚剑鹏:《监控和调节:会话自我修补的元认知分析》,《国外外语教学杂志》2005年第3期。

不同的话语技巧和策略与来访者非理性的信念进行辩论,以修正求助者"自杀倾向"的非理性信念,并代之以合理的信念"为了自己的父母、孩子要好好的活着",从而缓解来访者消极的情绪,修正来访者的非理性信念就是发现并纠正错误观念及其赖以形成的认知过程,使之形成正确的认知方式。

【例 10】咨询师自我修正

01 治疗师:也就是说你从心理上有点怨恨你的妈妈,至少来说,有些抵触你的妈妈。

02 来访者:也不能这样说,我是挺理解我妈妈,她一个人带着我也挺不容易的,关键是她对我太严厉了。

在本例中,治疗师了解到来访者和他妈妈的关系不融洽后,试探性地解读来访者对他妈妈的心理态度,认为来访者对妈妈有点怨恨,治疗师似乎意识到负极性值较高的情感词"怨恨"对来访者当前心理状态的评估不准确,用极致表达"至少来说"作为修正引导语引出修正内容"有些抵触",修正自己对来访者当前心理状态的评估。在第 2 个话轮中,我们可以看到虽然使用了负极性值较低的情感词"抵触",来访者也并未认可治疗师的评估。

四、具体案例分析

以上我们对会话分析的分析步骤和重要概念进行介绍,并展示如何运用会话分析概念分析、研究真实发生的心理咨询语料。下面我们综合运用会话分析概念研究一个具体案例。

【例 11】

01 咨询师:听起来好像你对你的爸爸有些生气?

02 来访者:不,我不这么认为。

03 咨询师:可能是对他有些不满?

04 来访者:也许吧,可能是。(迟疑地说)

05 咨询师:也许你对他很失望。

06 来访者:就是的!他不是一个坚强的人,我很失望。我想,从我是个小孩子起,我就一直对他很失望。

例 11 由 6 个话轮构成,01、03、05 行是由一个小句为构建单位所组成的话轮,02、04、06 行是单词、短语、小句混合构成的话轮。1、2 和 3、4 话轮是问答序列构成的相邻对结构,2、4 话轮是非优选应答结构,即咨询师提问的预设命题未能满足来访者的心理预期,第 2 话轮是来访者对咨询师的阻抗,说明咨询师没有完全走进来访者自我认同的心理痛处,咨询师意识到阻抗后。在第 04 行,咨询师调整了问话模式,但是再一次遭到来访者的阻抗,但是我们发现第 4 话轮比 2 话轮阻抗咨询师的语力弱,也就是说咨询师提问的命题预设在逐渐走进来访者的心灵阴影。在第 05 行,咨询师再一次调整问话模式,并得到来访者的赞同,以及一些附加新信息。本案例中,如果咨询师对阻抗现象不加理会,或处理不当,则咨询的进展与效果将受到阻挠,咨询师很难体验来访者深层的心理痛苦,很难对来访者的心理健康程度进行客观的评估。来访者启动的咨询师自我修正,咨询师不断地对来访者潜在的心理感受进行修正。刚开始咨询师用肯定性是非问句“听起来好像你对你的爸爸有些生气”询问来访者对其父亲的心理态度,是非问句是一种封闭性的问话,其问话的预设命题往往需要答话人来确认真伪[1],肯定性是非问句预设发话者期待着应答者肯定的答复,也就是说,咨询师认为来访者对他的爸爸有些不满。但来访者用否定应答来表明自己不认同咨询师的观点。否定应答也同时启动了来访者对自己话语的修正,即来访者的否定应答语使咨询师意识到自己的推测不恰当,咨询师要对自己的话语信息进行修正,使之与来访者的心理预期相匹配。咨询师用“不满”替代“生气”进行再次询问,来访者用模糊限制语“也许吧,可能是”进行应答,语言学上认为模糊限制语的最显著的特征标识了当前发话者心理上的不稳定性和话语语义的不确定性。咨询师意识到“生气”并不是对来访者心理情感最恰当的描述,模糊限制语作为咨询师第二次修正的启动源,咨询师用“失望”对“不满”进行修正。本次修正,咨询师使用了低情态值得“也许”,情态是韩礼德(M. A. K. Halliday)用来阐述人际功能时提出的重要概念,是指发话者当前事件或命题的态度、评价及观点,也许、可能、必须分别代表着低、中、高值情态,在我们的日常交际中,情态的选择往往受到发话者和受话者之间的社会角色关系制约。通常交际中权势或社会地位较高的一方倾向使用高值情态词来显示自己的权势地位,权势或社会地位较低的一方倾向于使用低值情态

---

① 参见胡文芝、廖美珍:《心理治疗中问话的预设机制与语用功能》,《中国临床心理学杂志》2013 年第 1 期。

词以显示对对方的尊敬。在心理治疗关系中,具备心理治疗专业知识的治疗师处于主动的、强势的地位,控制着话题的选择、转换及进展,其拥有的话语权势明显高于来访者,来访者处于弱势的、被动的地位。本案例中的"也许"是一个低值情态词,似乎与咨询师的话语身份不匹配。我们认为这是在心理治疗过程中,治疗师所运用的特殊言语策略,通过调整自我的话语权势身份可以更多地收集来访者的心理病症信息,为后续治疗方案的选择奠定良好的基础。我们发现在心理过程中,很多患者都具有心理恐惧、愤怒、悲观等情绪,咨询师可以由低值的情感词汇逐渐向高量值的情感词汇过渡来逐步修正自己的问话诱导来访者真实地显露内心世界的情感态度。

五、结论

心理咨询是一种特殊的机构性谈话,是咨访双方为解决来访者的心理痛处而展开的,该任务的实现主要是通过咨询师和来访者双方的言谈应对来实现。以会话分析方法为指导,对心理咨询场景语言微观层面的分析,可以揭示咨访双方言谈应对的方法与策略。会话分析专注于实际治疗过程的仔细倾听与精确观察,为考察心理治疗中互动实践和动力演化提供了新视野,其研究结果对心理咨询实践有较强的启示和指导意义。

团体心理辅导对临床医学专业大学新生人际敏感的干预研究

杨春燕*　徐芳芳　张秋梅

【摘要】本文的目的是探索团体心理辅导对大学新生人际敏感的干预效果。采用 SCL-90 对 546 名临床医学专业大学新生进行实名调查，筛选出人际敏感因子分≥2.5 的被试 30 名，其中 15 名作为实验组进行团体心理辅导干预，15 名作为控制组，采用前测—后测的实验设计，6周后对实验组和控制组进行再测。研究得出的结果是团体心理辅导前实验组和控制组的人际敏感因子得分无显著差异。实验组和控制组人际敏感因子后测得分均显著低于前测得分；团体心理辅导后实验组人际敏感因子得分显著低于控制组人际敏感因子得分。其结论为团体心理辅导对临床医学专业大学新生的人际敏感有显著的干预效果。

【关键词】团体心理辅导；人际敏感；临床医学专业；大学新生

团体心理辅导将具有相同问题的个体组成一个同质性群体，以心理学的相关理论知识为基础，借助游戏活动这一载体，通过团队成员之间的相互交流，最终帮助团体内成员获得成长。人际关系敏感在症状自评量表中的含义是人际交往中的自卑感、心神不安，以及人际交流中的自我意识和消极期待等症状。[1] 国外学者认为人际关系敏感的人过去关注他人的行为和感

---

* 杨春燕,济宁医学院康复学院,副教授,研究方向为高校思想政治教育研究。

① 参见汪向东:《心理卫生评定量表手册》,中国心理卫生杂志社 1999 年版。

想,与他人交流时十分敏感且力争减少产生负性评价的行为表现。①

在大学新生群体中,同伴群体是极其重要的社会情感和认知支持力量;良好的同伴群体关系有助于大学新生克服其他问题。当前心理治疗的理论与实践也越来越重视"人—我"关系的重要性,但有时人与人之间的冲突比人内在的冲突更为重要,这也就凸显了人际关系的重要性。而在大学新生群体中,人际敏感是常见的心理困扰之一,主要表现为退缩、自卑心理较重,不安、多疑的心理较强。有研究显示,在大学新生入学后适应的过程中,最常见的问题就是人际关系适应不良,因此,降低大学新生人际敏感对于大学新生建立良好的人际关系,维护大学新生的心理健康具有重要的意义。为此,本文欲探索团体心理辅导对降低临床医学专业大学新生的人际敏感度的干预效果。

一、对象与方法

本调查采用实名制的形式,运用症状自评量表对临床医学专业的 546 名临床医学专业大学新生进行测试,其中女生 269 人,男生 277 人。

依据症状自评量表筛选出人际敏感因子分≥2.5 的被试者有 37 名,其中男生 16 人,女生 21 人;经面谈,共 30 名同学参与本次研究,其中男生 16 人,女生 14 人。对所有被试者进行随机分配,其中 15 名作为实验组,并对其进行团体心理辅导的干预,另 15 名作为对照组。实验组首先进行团体心理辅导,此次团体心理辅导依据会心团体的理论进行设计,辅导过程分 6 次,每周一次,每次 90 分钟。第 1 次,团体形成、澄清目的、相互认识,建立初步的信任关系;第 2 次,加深沟通,增进团体的凝聚力和相互信任关系;第 3 次,了解他人与自我,促进交流,学会尊重与合作;第 4 次,用心体验,促进认识,认识自我性格,增强自我接纳;第 5 次,自我重塑,体验人际交往中的交往模式;第 6 次,团体结束,拥有积极的人生,成为生活的强者。

团体心理辅导后,采用 SCL-90 同时对实验组和控制组进行再测。团体心理辅导前后所测数据采用 SPSS 19.0 进行统计分析。

---

① E. Randi McCabe, R. Kirk Blankstein, S. Mills Jennifer, "Interpersonal Sensitivity and Social Problem-Solving:Relations with Academic and Social Self-Esteem,Depressive Symptoms,and Academic Performance", *Cognitive Therapy and Research*, vol.23,no.6,1999,pp.587-604.

二、结果

（一）团体心理辅导前实验组和控制组的 SCL-90 得分比较

采用独立样本 T 检验对团体心理辅导前实验组和控制组的数据进行检验，结果见表 1。

表 1　团体心理辅导前实验组和控制组 SCL-90 各因子得分比较

	躯体化	强迫症状	人际敏感	抑郁	焦虑	敌对	恐怖	偏执	精神病性
实验组	2.06±0.54	2.82±0.59	2.95±0.38	2.52±0.39	2.34±0.48	2.06±0.53	2.09±0.51	2.33±0.47	2.38±0.39
控制组	1.76±0.58	2.83±0.65	2.95±0.34	2.33±0.53	2.32±0.43	1.78±0.41	2.07±0.50	2.10±0.41	2.10±0.54
t	1.471	−0.050	0.020	1.131	0.099	1.638	0.104	1.421	1.611
p	0.152	0.960	0.984	0.268	0.921	1.113	0.918	0.166	0.118

由表 1 可见，实验组和控制组被试者在人际敏感等各维度上均无显著性差异。

（二）团体心理辅导后实验组和控制组的 SCL-90 得分比较

团体心理辅导后，采用独立样本 T 检验对实验组和控制组的再测数据进行检验，结果见表 2。

表 2　团体心理辅导后实验组和控制组 SCL-90 各因子得分比较

	躯体化	强迫症状	人际敏感	抑郁	焦虑	敌对	恐怖	偏执	精神病性
实验组	1.96±0.57	2.37±0.50	2.33±0.41	1.89±0.50	1.97±0.45	1.76±0.50	1.79±0.34	1.89±0.34	1.95±0.36
控制组	1.74±0.51	2.41±0.51	2.64±0.16	2.16±0.35	2.14±0.43	1.80±0.48	1.84±0.52	1.91±0.44	2.00±0.44
t	1.118	−0.202	−2.813	−1.687	−1.078	−0.227	−0.328	−0.126	−0.337
p	0.273	0.842	0.011	0.103	0.290	0.822	0.745	0.901	0.738

由表 2 可见，在人际敏感、强迫、焦虑、抑郁等因子上，控制组平均分显著高于实验组平均分。

（三）团体心理辅导前后实验组和控制组的 SCL-90 得分比较

采用配对样本 T 检验对实验组和控制组被试团体心理辅导前后的数据进行统计分析，结果见表 3。

表 3 团体心理辅导前后实验组和控制组 SCL-90 各因子得分比较

	实验组				控制组			
	团体辅导前	团体辅导后	t	p	团体辅导前	团体辅导后	t	p
躯体化	2.06±0.55	1.96±0.57	0.616	0.548	1.76±0.58	1.74±0.51	0.150	0.881
强迫症状	2.82±0.59	2.37±0.50	2.791	0.014	2.83±0.65	2.41±0.51	2.154	0.049
人际敏感	2.95±0.38	2.33±0.41	6.896	0.000	2.95±0.34	2.64±0.16	4.241	0.001
抑郁	2.52±0.39	1.89±0.50	3.566	0.003	2.33±0.53	2.16±0.35	1.397	0.184
焦虑	2.34±0.48	1.97±0.45	2.725	0.016	2.32±0.43	2.14±0.43	1.709	0.109
敌对	2.06±0.53	1.76±0.50	1.921	0.075	1.78±0.41	1.80±0.48	−0.144	0.887
恐怖	2.09±0.51	1.79±0.34	1.831	0.088	2.07±0.50	1.84±0.52	1.679	0.115
偏执	2.33±0.47	1.89±0.34	3.943	0.001	2.10±0.41	1.91±0.44	1.168	0.262
精神病性	2.38±0.39	1.95±0.36	3.746	0.002	2.10±0.54	2.00±0.44	0.838	0.416

由表 3 可见,实验组 SCL-90 得分在团体心理辅导前后在人际敏感、强迫、抑郁、焦虑等因子上存在显著性差异,团体辅导前得分显著高于团体辅导后得分。团体心理辅导前后首测和再测得分上,控制组在人际敏感和强迫因子上存在显著性差异,首测得分显著高于再测得分,其他因子均无显著性差异。

三、讨论

由数据结果分析可知,团体心理辅导前,实验组和控制组的各因子得分上均无显著差异,团体心理辅导后实验组和控制组在人际敏感因子上存在显著性差异,即控制组的人际敏感因子得分显著高于实验组的人际敏感因子得分($p=0.011$)。从数据结果可得出,团体心理辅导对人际敏感具有一定的干预作用。本研究结果与以往的研究结果一致,如张运生的研究显示,团体训练对克服大学生的人际敏感具有重要的作用。[1] 张兰君等人的研究显示团体心理训练对人际敏感的关系改善具有较为显著的作用[2],这与詹森

---

① 参见张运生:《团体训练克服大学生人际敏感效果评价》,《中国学校卫生》2005 年第 2 期。
② 参见张兰君、郑亚绒:《大学生人际关系敏感的心理与运动训练干预》,《中国心理卫生杂志》2004 年第 5 期。

（Hans Henrik Jensen）等①的研究结果一致。在詹森等人的研究中，其运用心理动力的团体心理治疗方法 239 名临床被试进行干预，其根据临床患者的主要凸显症状分为四组即抑郁组、人际敏感组、焦虑组和恐怖性焦虑组进行了干预，结果发现心理动力的团体心理治疗对人际敏感组具有最佳的干预效果，这也证明了上述团体心理辅导特别适用于人际问题干预的观点。

此外，笔者分析认为，首先，团体心理辅导的过程中为团体成员提供了一个适宜的环境，群体的同质性能够为团体内成员提供更多的关于交互作用及个体自我表征反馈的机会。其次，团体心理辅导也主要通过个体间的互动来实现团体心理治疗的目标，比较适用于人际问题的干预。最后，大学新生人际敏感最显著的表现是自卑心理及较强的心理防御。自卑的人其自我评价较低，且敏感多疑，常把别人一些无关的言行看成是自己造成的，与人相处时常常"小心翼翼"，没有自信，缺乏安全感，从而使其心理防御较强。因此，本次团体心理辅导特别注重帮助团体成员减轻自卑心理，降低其心理防御，增强其自信心，促进其悦己悦人，建立健康的人际交往模式，以积极和宽容的心态与他人相处。

根据本文数据结果分析发现，除去人际敏感因子外，实验组首测得分在强迫症状、抑郁、焦虑、偏执和精神病性等因子的得分显著高于再测得分（$p < 0.05$），这种结果显示，团体心理辅导对抑郁等因子也具有一定的干预作用，这与张运生的研究具有不谋而合之处，董杉等人的研究也证实团体训练对大学生抑郁情绪有显著的干预效果。② 胡晶等人验证团体训练能有效减轻大学生的焦虑情绪。③ 笔者分析认为，在团体心理辅导过程中所创造的轻松、宽容、相互信任的气氛下，成员消除了自身的防御心理，团体出现了强烈的共存感和无所不谈的局面，团体成员也感到亲密与接近感，同时也开始进行自我探求、自我接受和自我改变。④ 虽然本次团体干预的主题主要针对

① Hans Henrik Jensen, L.Erik Mortensen, Martin Lotz, "SCL-90-R Symptom Profiles and Outcome of Short-Term Psychodynamic Group Therapy", ISRN Psychiatry, 2013, Article ID 540134.

② 参见董杉、董晓梅、代金芳等：《团体训练对大学生抑郁情绪的干预效果评价》，《中华疾病控制杂志》2011 年第 9 期。

③ 参见胡晶、姜峰、王晓瑞等：《自我成长团体训练对大学生焦虑情绪的影响》，《职业与健康杂志》2007 年第 14 期。

④ 参见严由伟主编：《心理咨询与治疗流派体系》，人民卫生出版社 2010 年版。

人际敏感,但在团体心理辅导过程中,个体的自我接受和自我改变也会带动其他心理症状的变化。以往研究表明,对大学生人际关系训练,不仅是改善人际关系的重要手段,也是改善大学生心理健康的良好途径。[①] 在最后一次团体心理辅导过程中的最后一环节是请大家谈谈关于本次团体活动的心理感受,比如一位成员表达道:"我觉得我更开放、更自在地表达自己。我更能自在的表达自己的喜好和厌恶。我现在觉得非常愉快。"这表明在团体心理辅导中个体的身心更为愉悦和轻松,同时会促进整个心理健康的提升。

根据数据结果分析发现,控制组首测得分在强迫症状和人际敏感因子上显著高于再测得分($p < 0.05$),而其他因子前后测得分均无显著性差异($p > 0.05$)。该结果显示,不仅实验组在人际敏感因子上得到了显著改善,控制组在该因子上也得到显著改善。笔者分析认为有以下原因:第一,在团体训练这段时间过程中,该专业学生进修了大学新生心理健康教育,该课程在理论上给予了大学新生人际关系主题的指导;第二,被试者虽承诺按照真实情况作答,但其心理预期和社会预期仍会影响其作答倾向。

学校所进行的各方面思想教育、学生在学习的过程中以及参与的各种社团活动,这在促进学生在对校园熟悉的过程中也增强了其对大学人际环境的熟悉及适应,随着学生对大学校园等环境的适应,其人际上逐渐适应,也有助于减轻其人际敏感度。

综上,本文数据结果可证明团体心理辅导对临床医学专业大学新生的人际敏感有显著的干预效果。笔者认为本文存在以下不足:第一实验组各症状得到改善可能存在以下原因,即实验组再测是在最后一次团训结束之际立即施测的,之前热烈的团体气氛会影响被试者的作答倾向。第二,前测和后测相隔时间约两个月,问卷测试会存在"熟悉效应"。在后续的研究中我们将加入时间序列的实验设计,抑或对控制组进行团体心理辅导后再次进行对比,以进一步检验团体心理辅导对人际敏感的干预效果。

(本文原载于《中国高等医学教育》2016 年第 4 期,有改动)

---

① 　参见欧阳文珍:《人际关系训练对大学生心理健康水平的影响》,《中国心理卫生杂志》2000
年第 3 期。

自立人格、择业效能感与医学生
职业成熟度的关系

赵维燕* 侯日霞 刘翔云

【摘要】本文的目的是探讨择业效能感在自立人格和医学生职业成熟度中的中介作用,使用青少年学生自立人格量表、择业效能感量表、职业成熟度量表对 377 名医学生进行问卷调查。调查结果包括以下三个方面:首先,自立人格及人际自立、个人自立维度、择业效能感和医学生职业成熟度之间两两显著正相关;其次,人际自立、个人自立和择业效能感对职业成熟度均有正向预测作用;最后,人际自立、个人自立既可以直接影响职业成熟度,也可以通过择业效能感的中介作用影响职业成熟度。自立人格、择业效能感与职业成熟度关系密切。

【关键词】自立人格;择业效能感;职业成熟度;医学生

职业成熟度是个体职业发展水平的一个重要评估指标,能够较好地预测个体的职业发展。[①] 自立人格是立足于我国传统文化提出的一个概念,包括个人自立和人际自立两个维度。[②] 国内关于自立人格与职业成熟度的研究不多,仅有的研究发现,自立人格与职业探索行为和职业成熟度关系密切。[③] 择业效能感指个体对自己成功完成择业相关任务所必需的能力的自

---

* 赵维燕,硕士研究生,济宁医学院精神卫生学院,副教授,研究方向为心理健康与评估。

① 参见龙立荣、方俐洛、凌文辁:《职业成熟度研究进展》,《心理科学》2000 年第 5 期。

② 参见夏凌翔、黄希庭:《青少年学生自立人格量表的构建》,《心理学报》2008 年第 5 期。

③ 参见刘立立、缴润凯:《自我概念、自立人格与师范生教师职业成熟度的关系》,《心理发展与教育》2013 年第 3 期。

我评估或信心,它是了解生涯发展相关行为的重要指标,针对个体开展择业效能感的干预研究,可以提高其职业成熟度水平。

本研究考察自立人格、择业效能感和职业成熟度间的关系,力求丰富职业成熟度相关研究,为促进医学生求职和就业提供一些参考。

一、对象与方法

(一)研究对象

在某医学高校随机选取被试,发放问卷 400 份,有效回收 377 份。其中男生 102 人,女生 275 人;大一到大四分别为 68、80、106、123 人。

(二)研究工具

第一,青少年学生自立人格量表。由夏凌翔和黄希庭编制,包括个人自立和人际自立两个分量表,共 40 个项目,采用五点评分,得分越高即具有相关特质的水平越高。[①]

第二,大学生职业成熟度量表。由张智勇修订,共 34 个题目,包括六个维度,采用五点评分,得分越高,说明职业成熟度水平越高。[②]

第三,择业效能感量表。由龙燕梅修订,包括五个维度,共 25 个题目,采用五点评分,得分越高,表明其择业自我效能感水平越高。[③]

(三)数据处理

采用 SPSS 22.0 进行描述统计、相关分析、多元回归分析和中介效应分析。

二、结果

(一)各变量的描述统计及相关分析

各变量的平均数、标准差及变量间的相关分析见表 1。

[①] 参见夏凌翔、黄希庭:《青少年学生自立人格量表的信度与效度》,《心理科学》2009 年第 4 期。

[②] 参见张智勇、荣煌、管延军:《中国大学生职业成熟度量表的信度与效度》,《西南师范大学学报》(人文社会科学版)2006 年第 5 期。

[③] 参见龙燕梅:《大学生择业效能感的研究》,上海师范大学硕士学位论文,2003 年。

表1　自立人格、择业效能感和职业成熟度的描述统计和相关矩阵

变量	M	SD	1	2	3	4
自立人格	3.54	0.34				
人际自立	3.34	0.39	0.85**			
个人自立	3.39	0.35	0.83**	0.46**		
择业效能感	3.49	0.69	0.42**	0.27**	0.43**	
职业成熟度	3.20	0.34	0.53**	0.46**	0.44**	0.49**

注：* 表示 $P<0.05$，** 表示 $P<0.01$，*** 表示 $P<0.001$。

在控制性别、年级变量后，以人际自立、个人自立、择业效能感为自变量，职业成熟度为因变量，进行逐步多层回归分析，结果显示，择业效能感、人际自立和个人自立均进入了回归方程，正向预测职业成熟度（$\beta=0.35$，$P<0.000$；$\beta=0.29$，$P<0.000$；$\beta=0.16$，$P<0.001$），其联合解释量为39.9%。

（二）择业效能感的中介效应分析

按照温忠麟等的中介效应检验方法[①]，采用偏差矫正的非参数百分位Bootstrap法，选择5000样本量，对95%的置信区间进行估计，分析择业效能感在人际自立和职业成熟度间的中介效应。控制了性别、年级变量后，结果显示，95%的置信区间为（LLCI=0.051，ULCI=0.136），择业效能感在人际自立和职业成熟度中的间接效应量为0.09，占人际自立对职业成熟度总效应的19.6%，择业效能感的中介效应显著；在控制了择业效能感这一中介变量后，自变量人际自立对因变量职业成熟度的影响也显著，95%的置信区间不包含0，因此择业效能感的中介作用是部分中介（见表2）。

表2　择业效能感在人际自立与职业成熟度中的中介效应检验

因变量	预测变量	R	R²	F	β	t
职业成熟度	性别	0.49	0.24	38.40	0.14	3.08**
	年级				−0.07	−1.57
	人际自立				0.46	10.12***

① 参见温忠麟、叶宝娟：《中介效应分析：方法和模型发展》，《心理科学进展》2014年第5期。

因变量	预测变量	R	R^2	F	β	t
	性别	0.30	0.09	12.09	0.08	1.10
择业效能感	年级				0.06	2.21
	人际自立				0.45	5.29***
	性别	0.62	0.38	57.13	0.09	2.88**
职业成熟度	年级				−0.03	−2.79**
	自我效能				0.20	9.32***
	人际自立				0.30	8.37***

注：* 表示 $p<0.05$，** 表示 $p<0.01$，*** 表示 $p<0.001$。

采用同样的方法，分析择业效能感在个人自立和职业成熟度间的中介效应，结果显示，95％的置信区间为（LLCI＝0.104，ULCI＝0.208），不包含0，择业效能感在个人自立和职业成熟度中的间接效应量为 0.15，占个人自立对职业成熟度总效应的 34.1％，择业效能感的中介效应显著（见表 3）。

表 3　择业效能感在个人自立与职业成熟度间的中介效应检验

因变量	预测变量	R	R^2	F	β	t
	性别	0.47	0.22	39.97	0.13	2.81
职业成熟度	年级				−0.09	−1.85
	个人自立				0.44	9.61***
	性别	0.44	0.19	29.30	0.06	0.81
择业效能感	年级				0.05	1.89
	个人自立				0.81	8.86***
	性别	0.58	0.33	46.14	0.09	2.70**
职业成熟度	年级				−0.03	−2.76**
	自我效能				0.18	7.90***
	个人自立				0.28	6.13***

注：* 表示 $P<0.05$，** 表示 $P<0.01$，*** 表示 $P<0.001$。

（三）讨论

本研究中自立人格及人际自立维度、个人自立维度、择业效能感与职业成熟度间均相关显著,进一步回归分析发现,人际自立、个人自立、择业效能感均能正向预测职业成熟度,这一结果与以往研究相一致。[1] 有研究显示个体自立人格的高低影响其解决现实生活问题的质量[2],职业成熟度是个体实现职业任务的程度,此过程本身就是解决现实问题的过程,因此本研究也从另一个角度验证了先前的研究。

中介效应检验结果表明,人际自立、个人自立均通过择业效能感对职业成熟度产生间接影响。前期研究显示,无论是高个人自立者还是高人际自立者,均表现出更积极的自我图式[3],具有更积极自我图式的个体对自己比较自信,这种自信反映在职业选择过程中就是择业效能感的提高,从而影响到职业成熟度的水平。

本研究综合考察了择业效能感、自立人格与职业成熟度的关系,结果提示,在学生的生涯指导中,既可以考虑自立人格的直接作用,又可以着手与择业效能感对职业成熟度的间接影响,将完善人格与提升择业效能感联系起来,促进学生职业成熟度的提高。

(本文原载于《中国高等医学教育》2019 年第 10 期,有改动)

---

① 参见赵欣、李娜、张大均:《大学生职业决策自我效能与职业成熟度的关系研究》,《职业教育研究》2009 年第 4 期;雷俊杰:《中职生父母教养方式、自立人格与职业成熟度的关系研究》,安徽医科大学硕士学位论文,2015 年。

② 参见夏凌翔、黄希庭、万黎等:《大学生的自立人格与现实问题解决》,《心理发展与教育》2011 年第 1 期。

③ 参见夏凌翔、耿文超:《个人自立与自我图式、他人图式》,《心理学报》2012 年第 4 期;樊倩:《人际自立与自我图式的关系研究》,西南大学硕士学位论文,2012 年。

医学院校 D 型人格大学生压力情况调查分析[*]

谢辉^{**}　杨春燕　谷昊明　高立　程刚

【摘要】本文的目的是探讨医学院校 D 型人格大学生面临的压力状况,为今后心理辅导工作的开展提供一定的依据。调查采用 14 条目 D 型人格量表(Type D Scale-14,DS14)对 461 名大学生的人格特征进行诊断,同时结合 Beck 压力量表(Beck-Srivastava Stress Inventory,BSSI)对其压力情况进行测定。461 名大学生中,共检出 D 型人格 92 人,检出率为 21.19%;在压力源方面,非 D 型人格大学生的压力源主要集中在学习压力和生活压力两个方面,而 D 型人格大学生的压力源则主要集中在学习压力、生活压力、人际关系和感情问题四个方面;在压力强度方面,非 D 型人格大学生 BSSI 总分(89.39±11.56)分,明显低于 D 型人格大学生 BSSI 总分(93.28±12.42)分,差异有统计学意义($P<0.05$)。在同样的学习和生活环境下,D 型人格大学生面临的压力更大,应尽早开展相关心理教育和疏导,避免压力造成更多的心理负担。

【关键词】医学院校;D 型人格;大学生;压力

D 型人格是人群中一种常见的人格类型,包含了负性情感(negative affectivity,NA)和社交抑制(social inhibition,SI)两个维度,最早由荷兰学者

---

* 本文系山东省教育厅项目"压力源、压力强度对大学生睡眠及认知功能的影响的研究"(J11LF04),日照市软科学立项项目、日照市科技局项目"压力源、压力强度对大学生睡眠及认知功能的影响及干预措施研究"(2011-035),山东省青少年教育科学规划研究项目"大学生压力现状及应对策略分析"(13AJY093)成果。

** 谢辉,济宁医学院,副教授,研究方向为高校学生管理及心理研究。

德诺雷（J. Denollet）通过对心血管疾病患者研究发现并加以报道。[1] D型人格个体在日常行为方面往往具有更多的悲观、压抑、伤感等负面情绪，且更容易发生抑郁、绝望、自杀等负面事件。本文对医学院校D型人格大学生的压力状况进行调查分析，旨在为今后大学生的心理健康教育提供一定的参考。

一、对象与方法

（一）对象

2013年9月，在济宁医学院临床医学专业大学生中进行相关调查，在详细说明调查目的后，共有500名大学生自愿参与调查，共收回有效问卷461份，占发放问卷总数的92.20%。其中男生214名，年龄16～19岁，平均年龄18.27(±0.73)岁；女生247名，年龄17～19岁，平均年龄18.36(±0.55)岁。

（二）方法

第一，一般资料调查，包括性别、年龄、是否独生子女、家庭经济情况等。

第二，D型人格量表（Type D Scale-14，DS14）。[2] 该量表最早由德诺雷和苏珊娜（P. Susanne）共同编制完成，分为24条目版本（DS24）、16条目版本（DS16）和14条目版本（DS14）3种。[3] DS14在加拿大、德国、荷兰等西方国家已成熟应用，其中文版在我国大学的心理健康调查中也得到了广泛应用[4]，具有较好的信度和效度。DS14包含14个条目：7个条目用于评定消极情感，7个条目用于评定社交抑制，采用0～4分计分标准，以NA≥10分且SI≥10分作为D型人格的判断标准。

第三，Beck-Srivastava压力量表（Beck-Srivastava Stress Inventory，BSSI）。[5] 该量表最早由加拿大学者贝克（A. Beck）于1991年完成，在以往的研究中证

---

① 参见白俊云、赵兴蓉、许秀峰：《D型人格量表的信效度检验》，《中国心理卫生杂志》2007年第5期。

② 参见白俊云、赵兴蓉、许秀峰：《D型人格量表的信效度检验》，《中国心理卫生杂志》2007年第5期。

③ 参见钟明天、蚁金瑶、凌宇等：《D型人格个体的情绪反应强度与认知性调节特征》，《中国临床心理学杂志》2011年第1期。

④ 参见肖楠、张建新：《D型人格量表（DS14）在中国两所大学生样本中的试用》，《中国心理卫生杂志》2007年第5期。

⑤ D. L. Beck, M. B. Hackett, R. Srivastava, et al., "Perceived Level and Sources of Stress in University Professional Schools", *Journal of Nursing Education*, vol.36, no.4, 1997, pp.180-186.

实其具有良好的信度和效度,其 Cronbach's Alpha 为 0.82～0.96。[1] BSSI 采用 1～5 分计分标准,依次表示"没有压力"到"压力极大",以得分超过 72 分作为压力过大的判断标准。

第四,统计学方法。所有数据均采用 SPSS 13.0 统计分析软件进行分析,计量资料以($\bar{x} \pm s$)表示,采用 t 检验,以 $P < 0.05$ 作为差异有统计学意义的标准。

二、结果

(一)D 型人格大学生检出情况结果分析

在所有参与调查的 461 名大学生中,共检出 D 型人格大学生 92 名,占所有参与调查大学生的 19.96%:其中男生 40 名,女生 52 名(见表 1)。

表 1　D 型人格大学生检出情况

	性别	总检出率 n(%)	DS14 得分	
非 D 型人格大学生	男	174(37.74)	NA	8.95±3.77
			SI	9.12±5.34
	女	195(42.30)	NA	9.33±5.63
			SI	10.21±4.87
D 型人格大学生	男	40(8.68)	NA	12.37±4.02
			SI	13.44±4.36
	女	52(11.28)	NA	12.70±3.61
			SI	13.45±4.11

(二)大学生压力情况结果分析

通过 BSSI 对大学生的压力情况进行检测,发现非 D 型人格大学生的压力源主要集中在学习压力和生活压力两个方面,其检出率均在 60% 以上;而 D 型人格大学生的压力源则主要集中在学习压力、生活压力、人际关系和感情问题四个方面,其检出率也均在 60% 以上,且在人际关系和感情问题方面的差异有统计学意义($P < 0.05$)。在压力强度方面,大学生 BSSI 常见压力

---

① 　D. L. Beck, R. Srivastava, "Perceived Level and Sources of Stress in Baccalaureate Nursing Students", *Journal of Nursing Education*, vol.30, no.3, 1991, pp.127-133.

源的单因子得分均在 3 分以上,非 D 型人格大学生 BSSI 总分(89.39±11.56)分,明显低于 D 型人格大学生 BSSI 总分(93.28±12.42)分,差异有统计学意义($P<0.05$)(见表2、表3)。

表 2 不同人格类型大学生常见压力源与压力强度($\bar{x}\pm s$)

压力源	性格类型	检出率 n(%)	BSSI 单因子的得分	t	P
学习压力	非 D 型人格大学生	367(99.46)	3.51±1.02	1.2699	0.2048
	D 型人格大学生	87(94.57)	3.66±1.20		
生活压力	非 D 型人格大学生	284(79.96)	3.37±1.34	0.4740	0.6358
	D 型人格大学生	80(86.96)	3.45±1.31		
人际关系	非 D 型人格大学生	127(34.42)	3.22±1.27	2.6141	0.0097
	D 型人格大学生	56(60.87)	3.75±1.25		
感情问题	非 D 型人格大学生	113(30.62)	3.10±1.25	2.0296	0.0439
	D 型人格大学生	68(73.91)	3.51±1.42		

表 3 不同人格类型医学硕士研究生 BSSI 得分比较($x\pm S$)

	非 D 型人格大学生(n=369)	D 型人格大学生(n=92)	t	P
BSSI 得分	89.39±11.56	93.28±12.42	2.8445	0.0046

三、讨论

本次调查共检出具有 D 型人格的大学生 92 名,占参与调查大学生的 19.96%,在性别方面,女性大学生 D 型性格的检出率略高于男性大学生,差异无统计学意义($P>0.05$),这与国外研究报道基本一致。[1] 但女性大学生在 NA、SI 得分均高于男性大学生,这说明女性大学生在消极情感和社交抑制方面存在的问题略多于男性大学生,这很大程度上与目前女性大学生在就业面试、考研面试等方面处于劣势有关。

通过 BSSI 对大学生的压力情况进行调查,发现学习压力和生活压力是大学生最常见压力源,尤其是在医学院校,课程门数较多,考试安排较紧,这

---

[1]　J. D. Denollet,"Srandard Assessnment of Negative Affectivity, Social Inhibition, and Type D personality", *Psychosomat Med*, vol.67, 2005.

均会给大学生带来压力。D型人格大学生与非D型人格大学生相比,在日常交往过程中往往具有更大的压力:一方面由于过分担心主动交往会遭到拒绝,导致D型人格大学生在交往过程中不愿和他人主动交往,最终使其社会交往功能受到抑制;另一方面,对于经常处于被动交往的D型人格大学生,其余同学会认为其性格内向、孤僻,长久以往便疏于与其交往,这也会使得D型人格大学生的人际关系越来越差,在人际关系方面的压力亦越来越大。D型人格大学生在遇到负面感情问题时往往不能积极疏导,生活态度会更加悲观,感到精神压抑、紧张、沮丧和不愉快,难以体验到积极的情绪状态,从而产生各种感情方面的问题。

　　医学院校专业课程设置比较紧密,各种压力源比较复杂,大学生不仅要面临学习方面的压力,还要面对生活、交往、感情等各方面的刺激与压力。[①]尤其是D型人格大学生,即使在相同的学习和生活环境中,也往往承受着更大的压力。作为教育工作者,应经常进行相关心理辅导和教育,减轻学生心理负担,最大程度上避免压力引起负面事件的发生,提高学生心理健康水平。

　　　　　　　　　　　(本文原载于《中国高等医学教育》2014年第9期,有改动)

---

　　① 参见何莹、郑希付:《大学生社会支持及其与压力、心理健康的关系》,《中国高等医学教育》2010年第5期。

基于多元有序 logistic 回归的大学生性健康需求分析

刘明芝* 王汉苗 牟善纪 侯日霞

【摘要】通过对日照市五所高校的大学生采取分层抽样,并采用多元有序 logistic 回归模型,实证检验大学生性健康需求程度与性知识、性态度、性行为及社会生态因素之间的关系,测定其影响强度。结果表明,大学生性健康知识需求强烈,考虑到引入回归模型的各因素后,大学生性健康知识需求度与学历、性知识知晓程度、性教育经历和形式、不正确的性态度、不安全的性行为存在反向显著关系;与性频率、性别等存在高度相关;与家庭经济条件、父母婚姻状况、是否独生子女关系等变量不明显,因此,结合大学生性健康素养教育的迫切性,分析了当前开展性健康教育不足的原因,指出高校应针对性的改善教育形式,重塑其性健康素养。

【关键词】大学生;性健康需求;影响因素;多元有序 logistic 回归

随着全面改革开放的深入推进,对处于主动吸收知识能力和思维最活跃的大学生群体来说,"性自由""性解放"的西方思潮会直接侵袭改造他们的性观念,继而可能造成性道德和性行为堕落。教育学界普遍认可性健康是一个综合性概念,理应包括性生理、性心理和性行为的健康。性健康教育则是以"性"为核心,就性知识、性态度、性道德、性行为等大学生所关心的全方面相关知识的传播教育。[1] 从对大学开展性教育的现实来看,大学生群体

---

* 刘明芝,博士研究生在读,济宁医学院管理学院,副教授,研究方向为卫生经济学、社会保障。
① 参见范培杨、朱长才、高娴等:《大学生性健康现状及其影响因素分析》,《医学与社会》2017年第 8 期。

普遍存在性健康知识缺乏现象,在教育力量和教学方法不能够满足学生的性健康知识需求的教育条件约束下[①],大学生性健康诉求更是无法得到满足。鉴于此,弄清影响大学生性健康需求的相关因素,教育部门才能集中力量,对症下药,开展高效的性健康教育。

一、调查对象与研究方法

(一)调查对象

采用便利抽样和分层抽样相结合,选择五所驻日照市的高等本专科学校作为样本点,拟调查 1000 份问卷进行实证分析。考虑到学校总人数、年级、专业、班级规模等各因素,根据分层抽样的配比原则分配样本量,最终发放问卷 1100 份,并将其落实到具体班级,每班随机选择既定数量的学生,采用自愿无记名的方式展开调查。

(二)研究方法

1.设计问卷

根据山东省计划生育协会《关于在日照市组织开展青春健康教育基线调查先行试点的函》和《山东省关于青春健康教育基线调查方案》的有关文件,由日照市计生委、济宁医学院两家单位共同研究设计了调查问卷,并经过预调查检验。

2.问卷结构与内容

调查问卷共分为三部分,包括基本信息(如籍贯、性别、专业、年龄、生活习惯等 15 项内容),性健康知识与态度(如性知识、性行为、性安全、性教育等 26 项内容),性行为(如性经历、性原因、性频率、性风险等 24 项内容)。

3.数据获取与预处理

经联系各高校随机抽中的班级辅导员协调后,经过简单讲解,由先期培训的 7 名调查员合理分工,现场讲解监督调查进行数据搜集。调查问卷采用问卷星统一排版后下发,由学生当场扫描微信二维码,在线匿名回答问题,回答完毕后立即在问卷星网上提交,既保障了学生的隐私,又保证了数据获取的时效性,利用问卷星后台汇总数据,降低了数据录入的时间和误

---

① 参见谢华:《大学生性健康教育:内涵、现状、问题及其教育体系》,《中华文化论坛》2010 年第 1 期;李广裕、兰海燕、梁季鸿等:《广西在校大学生性健康教育内容探讨》,《中国学校卫生》2015 年第 1 期。

差。整个调查过程历时两天,发放的所有问卷全部提交,剔除无效问卷,有效份数共 1038 份,有效问卷率为 94.36%。

由于变量类型不一,录入数据时,为便于处理做了标准规定。定性数据,采用 1,2,3…依此类推赋值;等级数据,根据指标的正负性,对逆指标做了反向变换处理,最终将数据从差到优依次赋分为 1,2,3…依此类推;数值型数据,以原始形式录入。在 Excel 2007 中录入数据后,统一采用 SPSS 19.0 进行统计分析和检验(显著性水平为 0.05)。

二、结果

(一)描述统计分析

1.基本信息描述分析

被调查学生平均年龄为 19.77 岁,标准差为 1.446,年龄差异不明显。男生人数为 551 人,比例为 53.08%,多于女生。从浏览色情网站或音像制品角度观察大学生的不良行为嗜好,发现其均值为 1.67,但不同发生频次分组存在显著差异(卡方值为 621.14,P 值为 0.000),说明大学生的生活方式平均看较为健康,但是两极分化严重。

2.大学生性健康知识与态度

就各种性知识以直接提问或者虚拟场景的方式来评判受访对象对性知识的掌握程度,按照相关知识掌握程度自评,从差到好采用 Likert 量表打分,平均得分略低,各水平间存在显著差异(见表1)。总的来看,大学生们对避孕、艾滋病等普及性比较高的专项性知识掌握相对好些,而对性健康方面的综合知识欠缺。

表1 大学生性健康知识知晓平均得分

定性变量	Mean	SD	Chi-Square	Asymp. Sig.
避孕	3.25	1.221	356.557	0.000
性病	2.94	1.197	294.890	0.000
艾滋病	3.10	1.205	314.139	0.000
性健康整体	2.98	1.190	343.349	0.000

大部分人能理性对待婚前性行为,37.89% 的人没有考虑过性行为的事情,38.84% 的人认为自己对发生性行为没有准备好,25.83% 的人表示没有

机会发生,这两方面究其原因无外乎身体、经济、性伴侣等条件的约束。但持传统观念比较重的也大有人在,有 29.44% 的人认为婚前性行为不正确,超过 23% 的人反映发生性关系可能致孕或传染疾病。

3.大学生性行为现状

处于恋爱状态中的学生比例为 25.63%,且有 12.33%(128 名)的大学生表示发生过性关系,即约有一半的人会发生性行为。发生性行为的原因,是表达爱与亲密、性冲动驱使、不好拒绝对方要求等原因。2.7% 的人表示首次性行为出于非自愿,受到了不公正待遇。

发生过性经历的学生中,平均性伴人数为 2.02 人。历史性伴人数与最近一年的性伴人数相关系数为 0.722($P = 0.000$),表明青少年在大学阶段一旦发生性行为,可能会持更加开放的态度。根据调查反映,有 66.9% 的比例是发生在恋人之间,性伴稳定。发生性行为后,一旦怀孕将会给家庭、自身学业和身体带来影响。调查表明,有 5 人汇报发生过怀孕,他(她)们均选择了流产。

4.大学生性教育现状

未接受过任何性与生殖健康知识的有 683 人,占到 65.8%,有 33.43% 的人受过学校相关教育,极少学生表示性知识来源于同伴交流,三种类型的性教育形式存在显著差异($P = 0.000$,见表 2)。从大学生对性健康教育的渴望程度分析,绝大多数学生都表示欠缺知识,渴望获得性健康方面的教育与引导。

表 2 大学生性健康教育情况统计及检验

观测变量	表现形式	频数	频率(%)	卡方值	Sig.
性健康知识的获取形式	从未接受过	683	65.80	658.422	0.000
	开设相关课程	347	33.43		
	同伴教育	8	0.77		
性健康知识的需求	非常不需要	51	4.91	325.083	0.000
	比较不需要	113	10.89		
	一般需要	370	35.65		
	较需要	295	28.42		
	非常需要	209	20.13		

进一步分析,大学生最认可的获取性健康知识的教育形式排前三位的是

学校课程/讲座、同伴交流、网站(见表3)。同伴教育作为一种新兴模式被引入知识课堂教育和研究,也是学界所推崇的。[1] 虽然有文献研究表明大学生不能够从正规的学校教育当中获取所需要的知识,对学校性健康教育产生了不信任的心态[2],但实证调查发现由学校部门开展相关课程教育最受学生欢迎和认可。

表3　大学生当前性健康教育的主要形式分析

性健康教育形式	频次	百分比(%)
学校课程/讲座	638	61.46
同伴交流	488	47.01
网站	410	39.50
专业书刊	231	22.25
传统媒体	201	19.36

(二)多元有序 logistic 回归分析

1.大学生性健康需求影响指标体系构建

充分的性健康衡量模型应包含性知识、性生理、性心理、性行为、性道德等多个方面的影响,大学生性健康还受其社会生态系统相关因素的影响[3],体现为其个体特征、家庭因素、年龄、生活和学习环境等非性条件的制约。按照"能量化的量化,不能量化的等级化赋值"原则,结合相关文献,笔者设计了反映大学生性健康需求的影响变量及指标体系。

2.大学生性健康需求回归模型

因变量"大学生性健康知识的需求"被分为五类,且具有一定的等级顺序,符合有序 logistic 模型使用前提,该回归模型考虑了因变量的多类性和有序性,避免有效数据的丢失,其模型表达式为:

$$\log it_1 = \log\left(\frac{\pi_1}{1-\pi_1}\right) = \alpha_1 + \beta_1\chi_1 + \beta_2\chi_2 + \cdots + \beta_m\chi_m$$

……

① 参见王洋、徐晓阳、曹红梅等:《四川农村留守中学生性健康同伴教育干预效果评价》,《上海交通大学学报》(医学版)2014年第5期。

② 参见赵崇莲、张焰:《我国高校性健康教育失效的原因及对策》,《高校保健医学研究与实践》2005年第3期。

③ 参见叶芬梅、吴亚琼、赵群:《中美高校大学生艾滋病知识、态度与行为实证分析》,《青年探索》2017年第3期。

$$logit_{k-1} = \log\left(\frac{\pi_1 + \pi_2 + \cdots + \pi_{k-1}}{1 - \pi_1 - \pi_2 - \cdots \pi_{k-1}}\right) = \alpha_{k-1} + \beta_1 \chi_1 + \beta_2 \chi_2 + \cdots + \beta_m \chi_m$$

其中,k 表示个人需求的 k 个程度,$\pi_1, \pi_2, \cdots, \pi_k$ 分别为因变量取第一类、第二类到第 k 类时的概率。模型中各自变量的系数 $\beta_1, \beta_2, \cdots, \beta_m$ 都保持不变,所改变的只是常数项 α。回归系数 β_m 表示在其他自变量不变的情况下,自变量 χ_m 改变一个单位,因变量提高等级的概率比。

3.模型估计结果

将各影响变量引入多元有序模型,得出分析结果(见表4)。-2 对数似然值为 345.029,显著性水平 $P = 0.018$,模型具有统计学意义;模型的伪决定系数:Cox and Snell $= 0.576$,Nagelkerke $= 0.648$,McFadden $= 0.358$,模型拟合效果较好。在平行线检验中 $P = 0.923 > 0.05$,说明可以使用有序 logistic 模型进行分析。

表 4　有序 logistic 回归分析结果

观测指标	定性描述	回归值	Sig	观测指标	定性描述	回归值	Sig
受教育程度	专科	−0.458	0.281	性经历与否	否	−2.885	0.309
	本科	0.232	0.079		是	0ᵃ	—
	硕士	0ᵃ	—	首次性行为年龄	<18	1.837	0.257
性知识知晓度自评	很差	1.65	0.045		18～20	2.602	0.095
	较差	0.205	0.088		>20	0ᵃ	—
	一般	−0.535	0.027	最近一次性行为	1 周内	5.157	0.058
	较好	−0.729	0.261		1 月内	5.027	0.059
	很好	0ᵃ	—		3 月内	6.192	0.022
父母性教育	没有	6.326	0.043		1 年内	5.018	0.081
	有	0ᵃ	—		>1 年	0ᵃ	—
在校性教育接受经历	接受过	−1.038	0.002	性行为安全措施	从不	4.079	0.056
	没有	0ᵃ	—		偶尔	4.366	0.042
性知识来源	相关课程	1.14	0.287		大多时候	−0.042	0.098
	讲座	1.945	0.077		每次	0ᵃ	—
	同伴	0		怀孕、流产经历	否	17.68	0.998
	自学	0ᵃ			是	0ᵃ	—

254

观测指标	定性描述	回归值	Sig	观测指标	定性描述	回归值	Sig
婚前性行为认可度	不接受	1.153	0.134	性别	男	1.354	0.044
	无所谓	0.204	0.826		女	0ª	—
	可接受	0ª	—	15 岁以前主要居住地	城镇	3.865	0.053
稳定的性伴	否	0.301	0.522		农村	0ª	—
	是	0ª	—	独生子女	是	0.501	0.222
浏览色情等不良习惯	从不	1.728	0.105		否	0ª	—
	偶尔	0.749	0.439	父母婚姻状况	美满	−1.574	0.243
	经常	−0.094	0.033		尚可	0.898	0.652
	每天	0ª	—		很差	0ª	—
对待患性病之人的态度	害怕	17.002	0.000	家庭经济条件	很差	2.847	0.114
	不关心	17.467	0.000		较差	1.508	0.233
	会正确接触	0ª	—		一般	0.74	0.487
对待性侵犯/暴力反应	不在意	1.427	0.192		较好	0.347	0.157
	以后避免	−2.072	0.066		很好	0ª	—
	当场制止	0ª	—				

三、讨论

结合大学生性健康基本描述统计和模型回归结果，发现大学生性健康知识普遍薄弱，对性与生殖健康的教育需求渴望强烈[①]，经过定性和定量实证分析，发现影响大学生性健康的主要因素，并做出相应讨论。

（一）大学生性知识储备对性健康需求的影响

在引入的受教育程度、父母和学校开展的性教育、性知识来源及其知晓度自评等五个变量中，本科生由于脱离了繁重的学业和父母严格的监控，且

① 参见张沛超、迟新丽、吴明霞：《中国大学生性健康知识、性态度及性相关行为特点及关系研究》，《中国临床心理学杂志》2012 年第 6 期；李慈华、温玫玫、韩菊梅：《两种健康教育方式对广东某高校大学生性与生殖健康知识认知情况的调查分析》，《中医临床研究》2017 年第 35 期；刘勇、戴爱平、李艳琼等：《湖南省大学生性知识与性健康教育的调查分析》，《中国妇幼卫生杂志》2017 年第 5 期。

价值观逐渐发育成熟,是性健康最容易出问题的群体,倾向于性健康教育。从性教育经历来看,无论接受父母教育还是学校教育,模型均显示出未接受过性教育的青年对性知识的渴望程度显著强烈。性知识知晓程度越准确的学生,对性健康知识的需求相对会弱化,反映了需求与获得的反向变动关系。学生们接受性知识的来源主要集中在学校,通过开设相关课程的选修、必修课,或开设性健康讲座,讲述性行为、性道德与伦理、性疾病及保健等课程[①],可以有效满足学生的性健康知识需求,而且讲座效果要显著高于课程的效果。[②]

(二)大学生性态度对性健康需求的影响

学生在大学阶段有一定的婚前性行为发生[③],但整体看他们对婚前性行为还是持谨慎态度,虽然统计不显著,但说明越谨慎的学生越看重性健康,体现为他们对性健康知识的渴望更强烈。没有稳定的性伴、经常浏览色情黄色网站、对待患有性健康疾病的人的不合理态度、面对性侵犯或性暴力时的息事宁人,都说明大学生性健康知识的相对缺乏及误解,需要加以引导和教育,树立大学生正确的性道德和性心理观念。

(三)大学生性行为对性健康需求的影响

是否有性经历对性健康教育的需求不具有统计意义。首次性行为低年龄组相较高年龄组对健康需求的要求并不明显。大学生对最近性行为越有印象,对性健康需求的愿望越强烈,且统计上均基本表现显著。性生活中是否采取安全措施是当事人拥有健康性知识的直接体现,事实证明安全措施越到位,对性健康的需求越低,反之越高。

(四)大学生社会生态环境对性健康需求的影响

除了大学生身上直接体现的性信息外,大学生在性知识储备、性教育接受度等方面存在性别差异[④],男性较女性拥有更开放、更随意的性知识或性

---

① 参见夏卉芳:《大学生性健康教育模式与内容调查》,《中国校医》2016 年第 5 期。

② 参见李慈华、温玫玫、韩菊梅:《两种健康教育方式对广东某高校大学生性与生殖健康知识认知情况的调查分析》,《中医临床研究》2017 年第 35 期。

③ 参见张沛超、迟丽丽、吴明霞:《中国大学生性健康知识、性态度及性相关行为特点及关系研究》,《中国临床心理学杂志》2012 年第 6 期。

④ 参见范培杨、朱长才、高娴等:《大学生性健康现状及其影响因素分析》,《医学与社会》2017 年第 8 期;张沛超、迟丽丽、吴和鸣等:《中国大学生性相关行为特点及影响因素的性别调节效应研究》,《中国临床心理学杂志》2013 年第 5 期。

行为,男性更需要纠正性知识误区。成年前生活在城市的孩子对性健康的意识要求强。父母婚姻状况、家庭经济条件、是否独生子女虽然在强度上体现着性健康需求的意愿,但不具有统计意义。

(五)高校对大学生性健康素养的重塑

大学阶段对学生实施科学准确的健康教育,培育学生正确的健康价值观,提升其健康素养,关乎其个体未来发展的价值取向。但是,长期以来性禁忌的传统保守思想导致青少年的性教育明显滞后。当前高校开展的大学生相关性健康教育课程,基本局限在思修课程或心理健康课程的部分内容,辅以必要的性心理咨询,偶尔开设有关生殖健康保健方面的讲座,教学手段单向,忽视了学生的主体性和选择权利[1],教学内容落后枯燥,很难引起学生共鸣[2],教育效果差强人意。围绕性健康的教育主体、教育内容和教育方式的缺失,是当代大学生性困惑和性迷茫的重要原因。因此,应当把握当今大学生性健康方面的现实表现,配备合适的师资,广泛收集学生心声,论证可行的教育路径,有效采用同伴教育、家校生一体化、高校性健康咨询与知识竞赛等多种方式,探索适用于青年的性健康教育。只有性健康教育号准学生的脉,学校部门和老师下准了药,才能有效解决大学生的各种性健康问题,保证健康教育取得长效。

(本文原载于《医学教育研究与实践》2018年第4期,有改动)

---

① 参见方刚:《赋权型性教育:一种高校性教育的新模式》,《中国青年研究》2013年第10期。
② 参见龙泳伶、龙雪梅、陶莉莉:《广州市大学生生殖健康知识、信念、行为现状调查》,《新中医》2015年第7期。

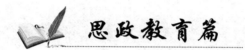

思政教育篇

某医学院新媒体背景下网络思政模式探析

王峰 *

【摘要】在新媒体背景下，利用新媒体工具进行网络思政是开展大学生思想政治教育的有效途径和方法。本文通过分析新媒体工具的特征及当代思想政治教育模式，说明利用网络进行思想政治教育的必要性。结合济宁医学院现有的网络环境和调查结果，总结出对我校进行网络思政的总体目标及有效方法，建立行之有效的网络红军机制和考评机制，并对今后的继续研究提出建议，以供德育工作者借鉴、交流，共同推进高校思想政治教育的进步。

【关键词】大学生；新媒体；网络思政；模式探析

《关于进一步加强和改进大学生思想政治教育的意见》提出："主动占领网络思想政治教育的新阵地，要全面加强校园网的建设，使网络成为弘扬主旋律、开展思想政治教育的重要手段。"[①]国内许多高校已经建立了自己的思政教育网站，但网站普遍存在访问量低，内容无法及时更新等问题。因此，如何利用好新媒体，发挥新媒体在思政教育中的优势，提高学生的学习兴趣，建立正确的人生观、价值观，这些都成为我们研究的方向。

一、高校网络思想政治教育模式的发展及现状分析

高校网络思政教育的想法从我国 1994 年正式接入互联网时开始萌发，

---

* 王峰，硕士，济宁医学院公共卫生学院讲师，研究方向为思想政治教育。

① 中华人民共和国教育部门户网站：《教育部关于加强高等学校思想政治教育进网络工作若干意见》，2000 年 9 月 22 日。

21世纪进入了高速发展时期。在思想进步与网络工具更新的双重刺激下，高校学生的学习生活发生了巨大的改变。这不仅给传统的思想政治教育提出了新的要求，而且为网络思想政治教育体系的完善和发展提供了难得的机遇。① 一方面为了适应网络技术给现代高等教育带来的变化，另一方面为了解决当今社会生活涌现出的各类新问题，高校网络思想政治教育体系必须化被动为主动，同时结合当代高校学生自身思想的实际情况，逐步发展形成各具己校特色的思想政治教育体系，在不断的变化中寻求发展的机遇，在源源不断的创新中促进人才素质的全面提高。同时加强高校网络思想政治教育还能净化高校学生的上网环境，维护网络的安全。此外，网络还能将校园文化、地方文化、民族文化、世界各国文化进行有机地融合，从而形成全新的网络文化。网络技术打破了传统的地域上的束缚，让高校网络思想政治教育不仅仅局限于书本，让高校学生们的视线伸展到了更广阔的世界。

如今，高校网络思政教育取得了一定的成效，它丰富了高校学生的课外生活，使学生能够接受多元化的教育，以更多方式来学习思想政治教育内容。"空间励志园"运用世界大学生城平台创新大学生思想政治教育，着力构建网络学生思政教育空间体系，采用学生乐于采纳的方式（如论坛、故事、活动、讨论、自强之星评选等），利用学生人人拥有空间的优势，吸引学生广泛参与，扩大思政影响力，全面提升学生思想道德素质②，使其更好地认识到网络的本质及其功能，明确地认识到理想的高远和自身拼搏的重要性，正确地认识到自己肩上所承担的历史任务与重大责任。不过，如今在大学校园中网络思政教育还存在着许多弊端与不足：一是网络思政教育只重视形式而不重视内容，使教育本身离开了现实生活的基础，不再与生活所贴切，只存在表面的形式，变成空洞的说辞和学生被动的接受。根据调查，思政教育网站pvg（访问量）极少，甚至许多高校学生不知道思政教育网站的存在。③

---

① 参见孙慧明：《网络对大学生思想政治教育的机遇和挑战》，《宁波教育学院学报》2013年第5期。

② 参见刘凤姣：《"空间励志园"：基于世界大学城空间的网络学生思政教育体系建设》，《中国教育信息化》2012年第11期。

③ 参见李林朋：《如何开展好高校网络思政教育》，《计算机光盘软件与应用》2012年第22期。

二是网站内容太过陈旧,没有得到及时的更新。① 三是许多大学生的积极性不高,敷衍了事,只是被动参与和配合,不会主动发表观点和看法,这与我们建设思政教育网站的初衷是相违背的。四是在网络思政教育中,也存在像普通课程上的一些弊端,教师只是习惯于居高临下地从社会需要的角度对学生提出多种要求,而不善于从学生的角度出发,考虑学生的实际情况,使得学生存在逆反心理,不利于思政教育的进行。

二、以济宁医学院为例的网络思政模式探析

(一)重视网络思想政治教育,注意宣传,形成有利的舆论氛围

在学校层面上,应大力鼓励老师们在课堂内外对同学们进行这方面的引导,宣传网络思政教育,使同学们潜移默化地接受网络新媒体上的思想政治教育。调动兴趣并非易事,这就需要学生在自我层面上进行自我暗示、自我学习、自我引导、自我领悟,任何一种新形式、新方法的引导都非易事,高校学生是这一新教育模式的主体,理所应当也成为推动这项正能量的主力。当学校和学生两个方面的积极性都被完全调动起来,相应的学习氛围自然而然就产生了,在这一新媒体形式愈加成熟,即可推而广之,在全社会层面推广,使网络思想政治教育成为思想政治教育的主流。

(二)构建以班级为主体、以院系为辅的强有力的网络红军

网络思想政治教育方法的构建与创新,必须紧紧围绕新媒体工具的特征,网络思想政治教育的形式不能再拘泥于"学生—学生"这样一种无中心、无边际的信息机制。必须充分利用班级各负责人的能量,注重发挥班级这一学生群体中最小单位的主体作用,班委自身的积极性、自觉性和主动性是提高思想政治素质的内在动因。外在因素作用发挥得再好,离开了班级这一主体内在的积极因素,都起不了实质性的作用。要以课堂为中心,向课外活动扩展,把活动都搬到网络上来,尽可能地让每个班级的微信平台做得多姿多彩,适时制造正能量的网络主题,提高班级同学们的参与度。在参与的过程中,班委要进行正确方向上的引导,避免古板,教条化,引导的目的在于使同学们能够真正接受、吸收。因此,引导群体——班委自身的思想政治素

---

① 参见林海春:《基于世界大学城平台的高校网络思政教育工作方法研究》,《中国教育信息化》2012 年第 9 期。

质必须过硬。有了班委这一基层组织,我们更需要学院层面的响应。公众平台、微博、飞信群要不定时推送有利于高校学生思想政治教育的消息,然后经各班级的转发、评论,对同学们产生影响。

(三)正确运用新媒体工具,把思政教育融入学生生活

随着信息技术的发展,网络已经成为大学校园生活中不可缺少的一部分,它的迅猛发展打破了传统思想教育工作的信息权威地位和信息单向传播方式,对高校思想的教育工作产生了巨大影响,网络思想政治教育行为具有空前的自由度和极强的渗透性,这些都围在思想政治工作中真正遵循"以人为本"的理念,为思想政治教育内容的多元化提供了契机。高校思政教育必须正确利用新媒体易传播、易接受的优势,适应转型要求,认真做好规划,加强学校的网络管理,实现网络思想政治教育科学化、制度化、规范化和经常化。

(四)用社会主义核心价值体系指导网络思政教育

社会主义核心价值体系是建设网络文化的根本,高校网站作为思想文化传播的重要阵地,要坚持以马克思主义指导思想为行动指南,始终坚持高校学生思想政治教育的方向,以中国特色社会主义共同理想为核心内容,牢牢把握高校学生思想政治教育的主题,以民族精神和时代精神为重要支撑,大力弘扬高校学生思想政治教育的主旋律;以社会主义荣辱观为价值坐标,努力夯实高校学生思想政治教育的基础。积极开展文明上网和互联网安全的宣传教育,增强高校学生上网的政治意识、法制意识、责任意识、安全意识和自律意识,有针对性地开展思想教育,在各种思想碰撞和平等交流中消除高校学生的消极心理,提高其思想认识,从而增强思政工作的预见性、准确性和有效性。

(五)将传统文化的精华渗入高校思政教育网络

传统文化对于网络思想政治教育的影响体现在济宁医学院的各个方面,同学们在这些潜移默化的影响中受益匪浅。相对于新颖的事物而言,以前传统文化对于济宁医学院网络思想政治教育的作用并不明显,远远达不到在网络上影响和教育同学们的作用,对于如何让同学们在网络上接受传统文化给予的洗礼和帮助,济宁医学院探索出了不一样的道路,而做到这一切又是利用了网络这一载体。同学们不仅在线下受到影响,而且在网络上也得到了帮助,最值得高兴的是,这样的网络思想政治教育不单单拘泥于济

宁医学院,它已经通过网络载体影响了更多的青年大学生。

近年来,济宁医学院开展了"大爱讲堂"定期演讲活动,邀请的诸多名人大家通过演讲的方式对同学们进行教育,场场爆满,同学们的热情日益高涨。在这样的情势下,济宁医学院适时在官网成立了"大爱讲堂"模块,使同学们可以自行浏览,这样的方式让同学们的线下热情转移到了线上,使得思想政治教育得以在网络上进行。济宁医学院的探索还远没结束,白波院长的《让爱为生命护航》一书也在官网上成立了自己的模块,该书通过各种事例以及传统文化中的精髓对同学们进行教育,同样取得了丰硕的成果。

三、新媒体背景下网络思政教育的建议以及继续研究方向的展望

高校应当努力营造出属于大学生思想政治教育工作的良好网络环境,致力于培养大学生的思想道德,加强社会文化建设,使大学生能够在良好的社会环境下学到更多的思想政治知识,营造一种充满正能量和积极主动的精神校园。

定期开展网络思政知识竞赛活动,在飞信、微信、微博上发布活动信息。初赛和复赛采用机考的模式,总分为 100 分。在决赛中将比赛情况录制成视频进行现场直播,发布到各微信群或微博上,最后选出前三名发放奖品,颁发奖状,提升学生在思想政治教育方面学习的积极性,改善学生学习兴趣不浓的问题。

充分发挥我校"大爱讲堂"的影响力,在"大爱讲堂"活动中,我校定期邀请文化名家走进本校进行演讲和交流,传授丰富而优秀的传统文化。现如今,我校网络思政模式已经初步成型,要利用好"大爱讲堂"这个平台,将录制的视频文件传送到微信公众平台、微博,供同学们观看,并鼓励同学们写一些观后感,选出好的文章发布到学校报刊或微博。其他学校亦可利用自身现有的学术讲座资源,录制视频在校电视台或者微信公众平台推送。

通过微信、飞信、微博等新媒体平台及时向学生推送与现代时政及思想政治教育的内容,同时讲师在课堂教授时采用 TBL 模式,实行课堂分组,每个小组设组长、秘书长,就我们新媒体所推送的内容作为话题进行讨论,然后由代表进行发言。除此之外,可把我们推送的内容作为一种题库与年末成绩考核挂钩。同时,可通过我校现有的网站(www.basicmed.com)开展思想政治教育有关话题讨论,这样更能深入了解学生的思想,同时也能知道以

何种方式去吸引学生的兴趣。若做到以上几点,可增加师生之间思想的交流互动,提高学生对思想政治的独立思考,进一步完善网络思想政治教育体系。

总之,高校的网络思想政治教育对于当代大学生的人生观、价值观、世界观、道德观都会产生极大的影响,网络思想政治教育会被越来越多的人所接受并广为传播。进行网络思政教育,弘扬传统文化,并做到与实际相结合,与时俱进,不断创新,将会吸引更多大学生的视线。在以后的思政教育发展道路中,各项工作必然会不断完善,不断进步。

医学院校青年教师思想素质现状调查与思考[*]

姜恒[**]　张晓倩　陈晓东

【摘要】本文的目的是调查和了解高等医学院校青年教师思想素质的现状及存在的问题,采取随机抽样,互联网、现场匿名问卷调查,所有数据应用 SPSS 17.0 相应程序进行分析。医学院校大多数青年教师坚持并拥护党的领导,坚信中国特色社会主义,具有浓厚的爱国情怀,也是爱岗敬业的,但也存在着值得注意的问题和不足。本文得出的结论是医学院校青年教师的思想素质状况主流是健康、积极向上的,在思想上、政治上是值得信赖的。

【关键词】医学院校;青年教师;思想素质

毛泽东有句经典语录:"没有正确的政治观点,就等于没有灵魂。"[①]高校青年教师的思想素质不仅直接影响着大学生的思想素质,而且关系到高等教育发展的正确方向,关系到中国特色社会主义现代化建设事业的成败,也关系到中华民族伟大复兴中国梦的实现。目前,在国家高度重视高校思想政治工作,不断加强高校青年教师队伍建设的背景下,我们课题组立足当前实际,自行设计调查问卷,对高等医学院校青年教师的思想素质现状进行了问卷调查、分析和总结。

---

* 本文系 2015 年度山东省高等学校人文社科计划项目"习近平好老师思想与高校青年教师理想信念教育研究"(J15WA31)、济宁医学院 2013 年度科研计划项目"关于加强高校青年教师思想政治工作的调查与思考"(JY2013RW031)成果。

** 姜恒,硕士,济宁医学院马克思主义学院,副教授,研究方向为马克思主义与医学人文教育。

① 《毛泽东著作选读》,人民出版社 1986 年版,第 780 页。

一、对象与方法

第一,调查对象。本次调查选择的是济宁医学院、泰山医学院等山东地区四所高等医学本科院校从事教学工作的青年教师,年龄在 40 岁以下,学历包括本科、硕士和博士三个层次。本次调查共发放问卷 500 份,收回问卷 468 份,有效问卷 445 份,有效率 95.09%。在 445 份有效问卷的被调查者中,男教师 217 人,占总数的 48.76%;女教师 228 人,占总数的 51.24%。

第二,调查方法。一是调查问卷的来源及构成。本次调查问卷是在参考有关文献、与济宁医学院青年教师座谈、本课题组成员研讨的基础上自行设计的。问卷所涉及的问题从内容上来讲,主要包括青年教师的理想信念、理论素养、政治实践和职业道德等;从内容的实质上来看,则涉及青年教师的爱国情怀、爱党表现、马克思主义信仰、社会主义信念、职业精神和敬业表现等。问卷共有 15 个调查问题,其中多选题 2 个,单选题 13 个。二是调查方法。采取问卷调查与访谈、座谈、研讨相结合,随机抽样,互联网、现场匿名问卷调查。三是数据处理。所有数据应用 SPSS 17.0 相应程序进行统计分析。

二、结果

(一)青年教师的党性修养或爱党表现

首先,青年教师对党的基本理论知识掌握情况的调查结果是:23.37%的青年教师选择了"很系统",61.80%的青年教师选择了"情况一般",11.91%的青年教师选择了"了解一点",2.92%的青年教师选择了"不感兴趣"(见表 1)。其次,青年教师对社会主义现代化建设必须坚持党的领导认同情况的调查结果是:71.91%的青年教师选择了"认同",6.07%的青年教师选择了"不认同",14.61%的青年教师选择了"现在难以判断",7.41%的青年教师选择了"没想过"(见表 2)。再次,国内外发生重大政治事件时您能否做到与党中央保持高度一致的调查结果是:68.76%的青年教师选择了"能做到",20.45%的青年教师选择了"有时能做到",2.92%的青年教师选择了"一般做不到",7.87%的青年教师选择了"没想过"(见表 3)。最后,您认为在实施"四个全面"战略布局的背景下中国共产党能够领导中国人民做到哪些事情的调查结果是:66.52%的青年教师选择了"应对各种国际风险",87.42%的青年教师选择了"取得反腐败斗争的伟大胜利",77.08%的青年教师选择了"实现祖国的完整统一",49.66%的青年教师选择了"实现中国梦"(见表4)。

表 1　青年教师的党性修养或爱党表现一

对党的基本理论知识掌握情况	数量(人)	所占比例(%)
很系统	104	23.37
情况一般	275	61.80
了解一点	53	11.91
不感兴趣	13	2.92

表 2　青年教师的党性修养或爱党表现二

对社会主义现代化建设必须要坚持党的领导	数量(人)	所占比例(%)
认同	320	71.91
不认同	27	6.07
现在难以判断	65	14.61
没想过	33	7.41

表 3　青年教师的党性修养或爱党表现三

国内外发生重大政治事件时您能否做到与党中央保持高度一致	数量(人)	所占比例(%)
能做到	306	68.76
有时能做到	91	20.45
一般做不到	13	2.92
没想过	35	7.87

表 4　青年教师的党性修养或爱党表现四(多选题)

您认为在实施"四个全面"战略布局的背景下中国共产党能够领导中国人民	数量(人)	所占比例(%)
应对各种国际风险	296	66.52
取得反腐败斗争的伟大胜利	389	87.42
实现祖国的完整统一	343	77.08
实现中国梦	221	49.66

(二)青年教师的爱国情怀

首先,从青年教师对自己作为一名中国人是否感到自豪的调查结果来看,80.90%的青年教师选择了"自豪",7.64%的青年教师选择了"有点自豪",4.94%的青年教师选择了"不自豪",6.29%的青年教师选择了"没想过"(见表5)。其次,从是否经常关心国家大事的调查结果来看,27.87%的青年教师选择了"非常关心",57.98%的青年教师选择了"经常关心",3.82%的青年教师选择了"从不关心",10.32%的青年教师选择了"认为没必要"(见表6)。再次,从您觉得热爱祖国就应该如何做的调查结果来看,69.21%的青年教师选择了"坚持并拥护党的领导",58.20%的青年教师选择了"弘扬中华优秀传统文化",48.76%的青年教师选择了"振兴中华为己任",73.71%的青年教师选择了"做好本职工作"(见表7)。最后,如果条件允许,您是否希望移居海外的调查结果是:25.62%的青年教师选择了"是",36.63%的青年教师选择了"否",21.35%的青年教师选择了"现在难以判断",16.40%的青年教师选择了"没想过"(见表8)。

表5　青年教师的爱国情怀之一

您对自己作为一名中国人感到自豪	数量(人)	所占比例(%)
自豪	360	80.90
有点自豪	35	7.64
不自豪	22	4.94
没想过	28	6.29

表6　青年教师的爱国情怀之二

您是否经常关心国家大事	数量(人)	所占比例(%)
非常关心	124	27.87
经常关心	258	57.98
从不关心	17	3.82
认为没必要	46	10.32

表 7　青年教师的爱国情怀之三（多选题）

您觉得热爱祖国，就应该做到	数量（人）	所占比例（％）
坚持并拥护党的领导	308	69.21
弘扬中华优秀传统文化	259	58.20
振兴中华为己任	217	48.76
做好本职工作	328	73.71

表 8　青年教师的爱国情怀之四

如果条件允许，您是否希望移居海外	数量（人）	所占比例（％）
是	114	25.62
否	163	36.63
现在难以判断	95	21.35
没想过	73	16.40

（三）青年教师的马克思主义信仰和社会主义信念

首先，您对马克思主义的看法的调查结果显示：11.46％的青年教师选择了"永恒真理"，82.92％的青年教师选择了"进一步丰富发展的科学理论"，4.27％的青年教师选择了"一度科学、但现在过时了"，1.35％的青年教师选择了"完全错误的空想"（见表 9）。其次，您对毛泽东思想和中国特色社会主义理论体系的掌握情况的调查结果是：21.57％的青年教师选择了"很系统"，62.25％的青年教师选择了"情况一般"，11.46％的青年教师选择了"了解一点"，4.72％的青年教师选择了"不感兴趣"（见表 10）。最后，您对中国特色的社会主义道路、理论、制度和文化有信心的调查结果显示：（见表 11）。63.37％的青年教师选择了"有信心"，15.06％的青年教师选择了"信心不足"，8.31％的青年教师选择了"没有信心"，13.26％的青年教师选择了"不关心"（见表 11）。

表 9　青年教师的马克思主义信仰和社会主义信念之一

您对马克思主义的看法	数量（人）	所占比例（％）
永恒真理	51	11.46
进一步丰富发展的科学理论	369	82.92
一度科学、但现在过时了	19	4.27
完全错误的空想	6	1.35

表 10　青年教师的马克思主义信仰和社会主义信念之二

您对毛泽东思想和中国特色社会主义理论体系的掌握情况	数量（人）	所占比例（%）
很系统	96	21.57
情况一般	277	62.25
了解一点	51	11.46
不感兴趣	21	4.72

表 11　青年教师的马克思主义信仰和社会主义信念之三

您对中国特色的社会主义道路、理论、制度和文化有信心	数量（人）	所占比例（%）
有	282	63.37
信心不足	67	15.06
没有	37	8.31
不关心	59	13.26

（四）青年教师的职业精神和敬业表现

首先,关于医学院校青年教师的理想追求的调查,其结果显示:24.04%的青年教师选择了"为国家教育、医疗事业做贡献",57.75%的青年教师选择了"力求实现为国家和为自己的统一",15.06%的青年教师选择了"体面而稳定的生活",3.15%的青年教师选择了"利己主义"（见表 12）。其次,您作为青年教师能否全身心地从事教学的调查结果是:52.36%的青年教师选择了"可以",22.02%的青年教师选择了"科研影响教学",15.73%的青年教师选择了"坐诊影响教学",9.89%的青年教师选择了"其他影响教学"（见表 13）。再次,您作为高校青年教师能否与其他同事团结协作并形成合力,其调查结果显示:60.45%的青年教师选择了"能",31.69%的青年教师选择了"还可以",2.47%的青年教师选择了"不能",5.39%的青年教师选择了"不明确"（见表 14）。最后,关于能否以"四有"好老师标准严格要求自己与严格要求学生相结合的调查结果是:70.56%的青年教师选择了"能",18.65%的青年教师选择了"有时能",8.09%的青年教师选择了"有时不能",2.70%的青年教师选择了"不能"（见表 15）。

表 12　青年教师的职业精神和敬业表现一

您作为医学院校青年教师的理想追求	数量（人）	所占比例（%）
为国家教育、医疗事业做贡献	107	24.04
力求实现为国家和为自己的统一	257	57.75
体面而稳定的生活	67	15.06
利己主义	14	3.15

表 13　青年教师的职业精神和敬业表现二

您作为青年教师能否全身心地从事教学	数量（人）	所占比例（%）
可以	233	52.36
科研影响教学	98	22.02
坐诊影响教学	70	15.73
其他影响教学	44	9.89

表 14　青年教师的职业精神和敬业表现三

您作为高校青年教师的您能否与其他同事团结协作并形成合力	数量（人）	所占比例（%）
能	269	60.45
还可以	141	31.69
不能	11	2.47
不明确	24	5.39

表 15　青年教师的职业精神和敬业表现四

您能以"四有"好老师标准严格要求自己与严格要求学生相结合	数量（人）	所占比例（%）
能	314	70.56
有时能	83	18.65
有时不能	36	8.09
不能	12	2.70

三、讨论

调查数据一定程度地反映出地方高等医学院校青年教师的思想素质的现状。一方面,从总体上看他们的思想素质的主流是健康的、积极向上的,是爱党、爱国、爱社会主义的,也是敬业爱岗的。医学院校的青年教师作为"教育人的人"是可靠的、值得信赖的。如调查结果显示,71.91%的青年教师认同党对社会主义现代化建设的领导(见表 2),68.76%的青年教师在国内外发生重大政治事件时能够做到与党中央保持高度一致(见表 3),63.37%的青年教师对中国特色的社会主义道路、理论、制度和文化有信心(见表 11),82.92%的青年教师认为马克思主义是需要进一步丰富发展的科学理论(见表 9)等。

另一方面,少数青年教师的思想倾向是值得关注而不可小视的。如调查结果显示,从不关心国家大事的青年教师达到 3.82%(见表 6),25.62%的青年教师"如果条件允许,希望移居海外"(见表 8),3.15%的青年教师把"利己主义"作为自己的理想追求(见表 12),8.31%的青年教师对中国特色的社会主义道路、理论、制度和文化没有信心(见表 11)。高校应当切实加强思想政治教育工作,从思想政治理论学习、专业培训、业务考核、职称评聘等方面建立起贯穿思想政治教育的长效机制,从而提高青年教师的思想素养。

中华优秀传统文化融入大学生思想政治教育的路径探析

焦义培*

【摘要】中华优秀传统文化与大学生思想政治教育的融合已成为必然趋势,这是由于二者共同承担着培育和弘扬社会主义核心价值观的重任所决定的,同时也由于传统文化的思想精髓和丰富内容是思想政治教育的重要资源,大学生思想政治教育是继承和弘扬优秀传统文化的重要载体。本文通过对中华优秀传统文化的重新认识以及对思想政治教育资源的再探索,使两者相互融合,有机统一。

【关键词】中国优秀传统文化;思想政治教育;融合

中国拥有五千年的灿烂历史,形成了博大精深的优秀传统文化,目前正受到亚洲乃至世界的普遍关注。但是,随着社会市场经济的深化改革、社会转型不断深入,西方国家的价值观不断地向我国输出、渗透,青年一代的世界观、价值观不断受到冲击,普遍失去了对自己文化的自信,形成了家国情怀消退、处世原则功利化、盲目崇洋和崇拜西化的不良现象。《完善中华优秀传统文化教育指导纲要》阐明了加强中华优秀传统文化教育的重要性和紧迫性,因此,加强优秀传统文化的传承与弘扬势在必行。思想政治教育的重要职能就是用先进文化宣传和教育大学生,提高思想政治素质,提升综合素养,增强文化自信。而先进文化的建设必须以中华优秀传统文化为基础,从中汲取营养和智慧,才能使社会主义特色文化根深叶茂,否则便成了无源

---

* 焦义培,硕士,川北医学院临床医学系,讲师,研究方向为思想政治教育和高等教育。

之水、无根之木。因此,深刻认识并广泛开展中华优秀传统文化教育,将其切实融入大学生思想政治教育之中具有重要的现实意义。

一、中华优秀传统文化在大学生思想政治教育中的缺失

(一)高校对中华优秀传统文化重视不够

传统文化在大学生思想政治教育中所发挥的作用主要体现在思想观念、道德意识、文明素养和价值规范等方面,是一个潜移默化漫长的过程。然而,随着目前高校的迅速扩招,就业压力的不断紧张,多数高校存在重专业轻文化、重技能轻思想的现象,追求快速的出成绩、出效果,这与传统文化所发挥的作用存在一定差异,导致传统文化在高校的课程设置中被弱化、被边缘化,最多也只是安排一些选修课程,又受选修课人数的限制,导致传统文化的受众范围更小。而选修课的考试形式也多是交一篇文章草草了事,没有进行严格把关,没有教学目标教学效果也就无从谈起。这不能不说是高等教育的一种失误,所带来的后果也是深远的,将导致整个社会文化素质的坍塌,也必将影响高等教育自身的发展。

(二)西方文化的强烈冲击

在20世纪尤其是20世纪80年代以前,中国的传统文化受到沉重的打击,"五四"新文化运动造成传统文化的断层,中国的贫穷落后和西方的迅速崛起,导致一大批知识分子盲目崇拜西方文化,全盘否定传统文化,认为中国的传统文化是导致国家贫穷落后的罪魁祸首。这类思想在目前的大学校园中仍有遗存,有的同学认为传统文化已经过时,有的同学认为中国的传统文化已经远远落后于西方的现代思想,过分追求享乐主义、消费主义,对中国的一些传统节日嗤之以鼻,对西方的节日趋之若鹜。

随着中国的崛起,西化的言论虽然逐渐弱化,但是仍然存在。尤其是在目前经济全球化的背景下,文化渗透不容小觑,一些西方国家企图通过文化输出来颠覆我国的目的不容忽视。我国有着悠久的历史文化,重拾文化自信势在必行。

(三)网络文化的疯狂渗透

互联网带来了机遇也带来了挑战,良莠不齐的网络世界为大家提供便利的同时,也提供了大量的不健康信息。网上甚至还存在曲解、扭曲、谩骂传统文化的言论,大学生又往往缺乏甄别能力,被网络上的一些不良信息所

吸引，危害身心健康，丧失伦理道德。儒家思想所提倡的"仁、义、礼、智、信""知行合一""先天下之忧而忧，后天下之乐而乐"这些传统文化的精华在一些大学生身上完全看不到，传统文化所倡导的"明礼诚信""一诺千金"等优良传统更是无从谈起。

二、中华传统文化与大学生思想政治教育的关系

中国作为四大文明古国之一，其完整性和连续性是其他国家无法逾越的，在漫长的历史发展过程中形成了自己独特的博大精深的中华文化。对于大学生思想政治教育而言，中国的传统文化是用之不竭的重要资源。

（一）传统文化是大学生思想政治教育的重要资源

中国传统文化是在中华民族五千年的历史发展中不断积累沉淀的，具有一定稳定性。同时，随着时代的发展，中国的传统文化也是在不断发展变化的，以适应时代的需要。面对目前社会转型期带来的种种挑战，传统文化可以起到一定的现代作用，可以借助传统文化中的伦理道德观念，帮助大学生树立正确的善恶观、是非观、美丑观。在大学校园里如何正确处理同学关系、室友关系、师生关系等，都可以借鉴前人的经验和教训，传统文化为我们提供了丰富的处世智慧。自古至今，中华民族形成了较多的优良文化传统，例如厚德载物、舍生取义、和而不同等思想有利于提高大学生的思想道德水平；"先天下之忧而忧，后天下之乐而乐""天下兴亡，匹夫有责"等思想有利于提高大学生的爱国情怀。这些思想对于现代大学生形成正确的世界观、人生观、价值观有着非常重要的现实意义，是大学生思想政治教育的丰富资源。

（二）大学生思想政治教育是传统文化传承和弘扬的重要载体

高等教育是优秀文化传承的重要载体和思想文化创新的重要源泉，高校必须大力推进文化传承创新。弘扬中华优秀传统文化，要处理好继承和创造性发展的关系，重点做好创造性转化和创新性发展。大学生思想政治教育是高校传递文化知识、提高大学生基本素养的重要渠道，它在传统文化的创造性转化和创新性发展中具有独特优势。因此要依托好大学生思想政治教育这个重要载体，互利双赢，互惠发展。

三、中华传统文化与大学生思想政治教育的结合途径

高校思想政治教育是加强中华传统文化教育的重要渠道，思想政治理

论教育不仅担负着对大学生进行系统的马克思主义理论教育的任务,同时也肩负着文化传承与创新的历史使命,尤其在弘扬优秀传统文化、提升大学生人文素养和文化底蕴方面具有重要作用。[①] 因此从制度建设、特色活动、媒体传播等方面入手,建立一套系统的、完整的传统文化教育环境,如此方能构建优秀传统文化与思想政治教育的完美结合。

(一)以制度建设为基础确保传统文化教育的常态化

无规矩不成方圆,制度是传统文化教育常态化的主要保证,要建立传统文化教育的长久机制,制度保障是必不可少的。加强制度建设可以保证中华传统文化对大学生教育的顺利、有序开展。因此,学校应该健全相关监督和考核机制,严格考试考勤制度,完善课程设置和教师队伍建设。首先,应当建立专门的负责部门,由校领导牵头,健全成员的责任制,领导对传统文化教育的重视程度是传统文化教育好坏的关键因素。其次,完善相关规章制度,严格考试考勤制度,目前高校对传统文化的教育不够重视,需要一些硬性要求来强制执行,加强思想政治教育系统中的各个老师要承担相应的教育内容,保质保量完成,并严格考试考核。[②] 另外,要确保足够的经费投入,建立相应的经费管理制度,确保各项工作有序顺利开展。[③] 最后,要完善课程设置,加强教师队伍建设,将中华优秀传统文化与大学生思想政治教育相结合,不是生搬硬套或者牵强组合,而应该是有机融合,要充分考虑思想政治教育理论课教学内容与优秀传统文化的契合点,达到无缝连接。另外,要设置专门的传统文化教育课,并且要列入教学大纲,还要经常组织教师参与传统文化的培训学习,建立一支专业化的传统文化教师队伍。通过以上制度的建立确保传统文化教育的常态化,让中华优秀传统文化成为大学生树立民族自信、文化自信以及提升道德素质涵养的土壤与基础。

(二)以特色活动为重点确保传统文化教育的精品化

关于大学作用价值的发挥有两种理论,一种是泡菜理论,一种是熔炉理论,即大学主要是通过教化育人和环境育人两种方式发挥作用,无论是教化

---

① 参见李国娟:《高校加强中华优秀传统文化教育的理论思考与实践逻辑》,《思想教育研究》2015 年第 4 期。

② 参见薛凯文:《中国传统文化与大学生思想政治教育创新》,《思想政治教育研究》2014 年第 25 期。

③ 参见薛凯文:《中国传统文化与大学生思想政治教育创新》,《思想政治教育研究》2014 年第 25 期。

育人还是环境育人都需要一个较好的、浓厚的校园文化[1]，所以通过以传统文化为基础的校园文化建设，突出特色活动，来达到潜移默化的育人功能。浓郁、积极、健康、向上的校园文化氛围，不仅能够丰富学生的知识，更能提升学生的道德品质。[2] 例如，开展"明礼、修身"主题教育、高雅艺术进校园、传统剧目展演等；组织学生开展"国学经典诗歌朗诵大赛"、区域传统文化寻访等；以重要节假日为平台，如平时的春节、端午、清明、中秋等传统节日，举办相应的特色文化活动。通过各类活动，使大学生浸润在浓厚的传统文化氛围之中，使传统文化的精髓入脑入心。同时，将传统文化教育与校园文化建设相结合，以特色品牌活动为引领，确保传统文化教育的精品化。

（三）以媒体传播为亮点确保传统文化教育的立体化

在思想政治教育过程中，学生既是客体，又是主体，传统的教学方式方法忽略了学生的主体性，学生完全处于被动地位，枯燥乏味的授课方式已经使学生完全丧失主体性和能动性，学生的大脑演变成老师思想的容器，教育流于形式，缺乏时效。因此，要顺应时代需要，充分发挥学生的主观能动性，充分利用新媒体等通过愉快的教育、自然的教育达到育人功能。

传统文化的传播必须借助于新媒体进行立体化覆盖，使学生在课堂之外能继续接受教育。这就需要专门的网络平台进行推广，成立专门的部门负责管理运营，利用大学生常用的 QQ、微信、微博等进行传播，使课上与课下达到互动。运用新媒体进行传统文化征文比赛、传统文化微讨论、传统文化微视频展示等，使传统文化教育大众化、趣味化，达到立体化覆盖。

总之，文以载道，文以化人，在中华民族五千年的历史文明演变过程中，中华文化已经成为整个民族独特的精神世界，深深扎根于人民心中，潜移默化地影响着我们的思维方式和行为规范。今天，将中国传统文化融入大学生思想政治教育，引领青年学生更加准确地认识我们的文化、我们的传统，认清中华优秀传统文化是中华民族的突出优势，对于理解习近平新时代中国特色社会主义思想，坚定中国特色社会主义道路，坚信中华民族伟大复兴的中国梦，具有深远而划时代的意义。

（本文原载于《济宁医学院学报》2018 年第 1 期，有改动）

---

[1] 参见欧阳康：《大学校园文化建设的价值取向》，《高等教育研究》2008 年第 8 期。
[2] 参见顾红平：《传统文化对当代大学生思想政治教育的启示》，《改革与开放》2017 年第 4 期。

医学生志愿服务长效机制的构建路径[*]

倪杨^{**}　刘爱君

【摘要】本文针对当前国内医学生志愿服务存在的问题,从提高志愿者的专业化水平、建立恰当的激励机制、革新志愿服务的组织和管理机制、完善志愿服务的保障体系四个方面探讨如何构建医学生志愿服务的长效机制,提出建立医学生志愿服务的专业化水平"高"、行为动机"强"、组织和管理模式"优"和保障措施"全"的"四位一体"的发展模式,以更好地服务"健康中国"的国家战略。

【关键词】医学生;志愿服务;长效机制

志愿服务是指人们在公共场合自愿进行的、无偿为社会和他人奉献时间和专业知识的活动,具有自愿性、非营利性、服务性、组织性等特点。近年来,随着大学生志愿服务实践的发展,志愿服务作为一种教育手段受到了党和国家的高度关注。2016年中央全面深化改革领导小组审议通过了《关于支持和发展志愿服务组织的意见》,明确提出到2020年,基本建成布局合理、管理规范、服务完善、充满活力的志愿服务组织体系,并指出今后要把志愿服务组织的工作重点放在扶贫、济困、扶老、救孤、恤病、助残、救灾、助医、助学方面。毋庸置疑,医学生是一个专业性很强的志愿服务群体,在恤病、助残、救灾、助医等志愿服务中发挥着重要的作用。青年志愿者活动有利于提高医学生的道德认识、陶冶医学生的道德情感、磨练医学生的道德意志,

＊　本研究为2017年全国学校共青团课题"医学专业大学生志愿服务的现状调研与长效机制探索"(2017LX117)的阶段性成果。
＊＊　倪杨,硕士,济宁医学院管理学院,讲师,研究方向为思想政治教育。

培养医学生的道德行为习惯。^① 同时,志愿服务对医学生医德的养成以及良好医风的形成提供了机会,对医学生的医学人文素养的提升也具有重要意义。^②

然而,近年来医学生志愿服务也暴露出诸多问题,影响了志愿服务的时效性及其教育功能的充分发挥。概括起来,这些问题主要包括:第一,志愿服务的医学专业化水平较低;第二,医学生参与志愿服务的动机有待引导和激励;第三,医学生志愿服务组织的行政化倾向严重;第四,医学生志愿服务缺乏必要的保障措施。^③ 鉴于此,本文从如何提高医学生志愿服务的专业化水平、激励医学生志愿者的行为动机、创新志愿服务的组织和管理模式、健全志愿服务的保障机制四个方面,探讨如何整合和统筹学校、社会、师生、社团等各方面的资源和力量以建立实现医学生志愿服务的长效机制。

一、提升医学生志愿服务的专业化水平

专业的志愿组织是促进志愿者资源得到合理利用、促进志愿服务标准化的有利手段。目前医学生志愿者行动还停留在较浅层次的社会公益服务和便民服务上,专业技能性不突出,使活动流于形式。^④ 陈燕萍将志愿服务

---

① 参见林为平:《青年志愿者活动与医学生成长成才》,《辽宁医学院学报》(社会科学版)2008年第2期。

② 参见林中青:《强化医学院校大学生志愿服务育人功能的思考》,《福建医科大学学报》(社会科学版)2013年第3期;叶稳安、周智美、梁挺:《志愿者培训:医学生医学人文素质培养的实践途径》,《医学与哲学》2016年第10期。

③ 参见唐萍、罗素新、任洪艳:《医学研究生志愿服务行为调查》,《中华医学教育探索杂志》2015年第5期;周艳、王淑清、杨甜甜等:《医学生志愿服务现状及展望》,《中国医学伦理学》2014年第2期;何小璐、王向群、张霞:《医学生参与医院志愿服务长效机制的实践与探索》,《中国医院》2017年第2期;牛丹、朱雪娇、蔡冰琳:《医学生志愿者参与社区卫生服务的研究现状》,《中华现代护理杂志》2017年第16期;王倩雯、崔丽君、孙海友等:《探究医学生对社持续性社区志愿服务的意识及行为的影响因素》,《心理医生》2016年第9期;姜恒、陈晓东:《医学生志愿服务农村基层的调查与思考》,《中国高等医学教育》2014年第8期;李双云、刘炳材、邓鸿等:《基于志愿服务活动的医学生道德素质培养机制研究——以右江民族医学院为例》,《辽宁医学院学报》(社会科学版)2015年第2期;欧春梅:《高校图书馆开展志愿者服务存在的问题及对策》,《广东医学院学报》2012年第4期;潘欣、彭立乾:《我校学生青年志愿者活动存在的问题及对策》,《广东医学院学报》2010年第2期;吴琢、刘之荀、王志琳:《医学生志愿精神分析及整合塑造的多维度思考》,《福建医科大学学报》(社会科学版)2017年第1期。

④ 参见夏丽丹·艾尼娃、汤先萍:《新疆医学生志愿服务状况分析及对策研究》,《中国医学伦理学》2016年第6期。

分为非专业化服务和专业化服务两种，前者是指技术含量较低的服务，后者是指具有某项专业知识和获得专业资格的人士提供的服务。[①] 医学生一般都具有医学方面的专业知识，因此更适合去做那些发挥其特长的专业化服务工作。然而，这并不意味着医学生可以不经过培训就可以有效地开展志愿服务工作。志愿者培训是提高志愿者服务水平和服务质量的重要手段，是提高志愿者知识素养和专业技能、提升志愿服务工作整体水平的重要环节。

第一，搭建医学生志愿服务的专业化平台。医学院校可以与志愿服务的公益组织加强合作，引入专业志愿服务机构，定期策划服务项目，为志愿组织提供沟通、协调和培训等服务，形成"医学院校＋医学生＋志愿组织"的联动模式。医学院校可以依托社会上的志愿公益组织建立与医学各专业相关的项目基地，建成优秀志愿服务项目资源库，实现志愿服务资源对接和信息共享。在对医学生志愿者的培训方面，志愿服务组织可依托志愿服务学院和培训基地，聘请专业教师或其他专家对志愿服务项目进行指导，逐步建成志愿服务的培训平台。根据医学生志愿者的专业背景和志愿服务对专业知识和技能的具体要求，将培训工作细化为若干种类和级别，以适应不同类型的志愿服务活动的需要。除了对医学生志愿者进行长期规范化的培训，还应针对具体志愿服务的特殊要求开展专项培训，从而增强志愿服务的时效性。

第二，加快医学生志愿服务的课程体系建设。构建志愿服务课程体系是实现高校志愿服务专业化的重要路径。教育部门将志愿服务纳入医学生的课程体系之中，形成一套标准的医学生志愿服务的课程体系。医学院校应结合当前医学生志愿服务自身的特点和存在的问题，借鉴医学专业的课程理论和西方志愿服务课程化的经验，建立完善的医学生志愿服务课程体系。相关科研部门应该以完善志愿服务相关课程的教学内容、构建志愿服务的实践平台和评价体系等为目的设立科研立项。此外，医学院校还可以利用网络开发提供志愿服务的网络课程资源，鼓励医学生通过网络平台选择与自己专业、兴趣相关的志愿服务项目，同时鼓励教师通过网络平台获取资源，通过微视频、微课等手段讲授志愿服务的相关课程。

---

① 参见陈燕萍：《医学生志愿服务现状及思考》，《福建论坛》（人文社会科学版）2008 年第 A3 期。

第三,打造医学生志愿服务的品牌项目。实现品牌化是大学生志愿服务发展的必然方向,要提升医学生志愿活动的影响力和吸引力,就必须打造医学生志愿服务的品牌项目。首先,医学院校根据自身的专业优势,在对市场需求进行调查的基础上对医学生志愿服务的品牌进行准确定位,实现社会和区域的需求与志愿服务的有效衔接。其次,志愿服务团体应与现有志愿服务品牌展开积极的联合,加强各队伍之间的团队沟通与协同合作,实现资源的优化配置。最后,制定长期的品牌发展规划,树立品牌特色,形成相对于其他志愿组织的优势项目。

二、激励医学生志愿者的行为动机

志愿服务首先是以奉献为前提的,不以获得物质报酬为目的,利用自己的时间、知识、技能等资源,自愿、无偿帮助他人、服务社会。正是缘因自发的"自愿",才需要对志愿者与志愿服务组织予以培养、关爱、鼓舞和激励,实现志愿服务的科学发展。单靠一时的短暂的热情是远远不够的,应本着"坚持精神激励与物质激励相结合,以精神激励为主的原则"对医学生志愿者进行内部激励和外部激励,以建立起对志愿者或志愿者组织合理有效的激励机制。

第一,内部激励措施。其一,医学院校和志愿组织应该在弘扬无私奉献志愿者精神的同时培养救死扶伤的职业精神,树立敬畏生命、守护健康价值观。通过拉近医学生与社会的距离,志愿者可以更加深刻地体会到患者的不幸与痛苦,对自己所肩负的责任有更加直观的认识。其二,组织者在志愿服务策划和实施的过程中充分考虑到医学生对专业水平的提升、职业素养的提高、道德情操的培养等心理需求,设法增加志愿服务活动的吸引力。另外,组织者应注重志愿服务活动的反馈,通过客观而积极的评价和反馈,医学生可以体验到志愿服务的积极意义,从而得到正面的激励和认同,继续以饱满的热情投入志愿服务活动。

第二,外部激励措施。其一,政府部门应制定志愿服务激励办法,对志愿服务组织实行星级认定制度,根据志愿者的服务时间和服务质量,对志愿者给予相应的星级认定。医学院校也应对优秀志愿者、优秀志愿服务组织、优秀志愿服务项目、优秀志愿服务品牌等予以表彰,通过学校网站、典型宣讲、微博、微信、校园广播等对志愿服务的感人事迹及优秀志愿者进行报道,从而扩大医学生志愿服务活动的覆盖面和影响力。其二,志愿服务的组织者应采取绩效评估的手段对志愿服务活动的实际效果进行判断和分析,帮助医学生志愿者了解自己的工作情况,及时调整工作方法和方向。此外,政府和医学院校还应在以精神激励为主的原则下为志愿者提供物质、经济和健康等方面的奖励和优惠政策。譬如,向志愿者提供人身意外保险、向优秀志愿者赠送公交卡、体育场馆优惠卡等。

三、革新医学生志愿服务的组织和管理模式

第一,推进医学生志愿者招募方式的科学化。志愿者招募是志愿服务的首要环节,直接影响志愿服务的成效。医学院校、社会组织等招募单位应适当加以引导,增强医学生长期参与志愿服务的主动性,杜绝学生"被志愿"现象的发生。其一,招募工作需建立在对志愿者、服务对象和公众需求评估的基础上。通过大型问卷、小型座谈、个别调查等方式对志愿服务的需求进行科学的分析。其二,运用以互联网、手机为代表的新媒体,采取线上招募和线下招募相结合的方式,使医学生志愿者的招募方式更加多样化。针对具体志愿服务的专业技能要求,对业务能力强的医学生志愿者进行优先招募,组织开展志愿者注册、服务信息发布、活动成果展示、志愿者嘉许回馈等工作。

第二,加快医学生志愿服务管理的制度化。在对于医学生志愿者的日常管理中,应注重顶层设计,建章立制,保障志愿服务制度化与规范化,使医学生志愿者管理制有章可循。其一,有关部门应出台相关文件,规范志愿服务的记录内容、操作流程、信息档案管理、记录证明出具和运用、志愿服务信息报送等制度。其二,医学院校应结合上级有关部门对志愿者工作的新要求、新举措,完善组织架构,逐步确立校级志愿者协会、二级系部志愿者分会、志愿者社团三级志愿者队伍管理体系。此外,志愿服务组织还应改进管理制度,并对各二级系部志愿服务工作、校内各志愿服务团队进行不定期监督。

第三,促进医学生志愿服务评价体系标准化。国内志愿服务目前还缺少一套科学的成效评估指标体系,应积极探索志愿服务的量化评价标准,建立一套科学完整的志愿服务成效指标体系。一方面,要坚持内部评价与外部评价相结合。志愿者活动要走向市场、融入社会,仅仅依靠内部的评价远远不够,还需要主动纳入社会体系中去评价,特别是接受服务对象和社会评价机构的评价。另一方面,要坚持结果评价和过程评价相结合。在注重结

果考核评价的同时还要注重过程的评价,注重考核在整个活动过程中是否都坚持高标准和严要求,并把注重活动的效果转为注重实实在在的效益。此外,医学院校把志愿服务的评价结果纳入医学生的综合评价,作为学生综合素质评价体系、团员评议及入党考察等的重要参考。

四、健全医学生志愿服务的保障机制

第一,医学生志愿服务的政策和制度保障。在政策保障方面,医学生的志愿服务事业缺乏长远规划,政府政策保障方面的规定过于笼统。在志愿服务事业发展过程中,群团组织应当发挥主导作用,但是政府也应当在志愿服务事业整体规划、志愿服务组织管理、志愿服务理念宣传普及等方面承担保障职责,完善志愿服务政策保障机制。因此,要加强医学生志愿服务事业规划,对医学院校以及其他相关部门在承担保障职能方面给予明确的规定。此外,要提升志愿服务宣传成效。政府城管部门、工商部门、规划部门应当在志愿服务公益公告宣传方面给予支持,新闻媒体宣传部门等应当积极宣传志愿者、志愿服务组织和志愿服务活动,党委政府应当对相关部门的宣传成效进行考核。在制度保障方面,要成立医学生志愿服务工作委员会,并出台明确的运行制度,保障其在规划志愿服务战略、整合志愿服务资源、调解志愿服务工作等方面的作用。医学院校还要确保志愿服务机构日常管理与统筹,这对长期开展志愿服务工作具有长远的作用。建议建立全国性的志愿服务保险制度,为志愿者提供基本保费补贴,使人身意外伤害保险和公共责任保险得到"全覆盖",保障志愿者的人身安全和健康。保险制度能有效保障志愿者、志愿服务组织和志愿服务对象三方的利益。

第二,医学生志愿服务的资金保障。医学生志愿者的招募、培训、管理和激励等都需要资金的保障。目前,我国志愿服务在经费来源方面没有形成制度,财政资金和社会捐助支持志愿服务组织运作的保障机制不够健全。其一,国家要将志愿服务经费纳入各级政府的财政预算之中,通过各级政府或其附属机构拨付一定的资金,或通过政府向医学生志愿者购买服务的方式,向医学生志愿服务项目提供专项资金。其二,国家在制定和修订志愿服务的相关法律时应增加对志愿服务捐助资金的鼓励措施,形成政府拨款为主、社会捐助为辅的经费保障网络。此外,医学生志愿服务组织要积极拓宽资源整合的渠道,依托社会捐助或个人捐赠的相关制度,通过成立基金会、

网络募捐等方式,为志愿服务活动提供必要的经费保障。

第三,医学生志愿服务的法律保障。加快志愿服务法制化建设是推进志愿服务的迫切需要。目前,全国很多省市都纷纷出台了地方志愿服务条例,为志愿服务的立法进行了有益的探索。首先,国家应进一步加快在国家层面为志愿服务立法的步伐,尽快出台全国性的志愿服务法律法规。志愿服务国家层面的立法应该明确志愿服务管理架构,并对志愿者和志愿服务组织的权利及义务作出规定。其次,还要完善法律细则。对于在志愿服务过程中出现的很多常见问题,可以单独通过行政法规、地方性法规、行政规章、地方政府规章等形式予以规范。此外,医学院校和志愿组织还应该为医学生志愿者普及志愿服务有关的法律知识,帮助志愿者明确参与各方的法律地位以及权利义务关系。在确立志愿服务项目时,既要设定服务目标,也要进行风险评估,有效防范危险的出现。被服务部门安排志愿者参与可能发生人身危险的志愿服务活动前,应当为志愿者购买相应的人身意外伤害保险。对于医学生志愿者来说,还要增强志愿者自身权益意识,充分学习和掌握保护自身权益的法律知识,自身权益受到损害的时候,能够通过法律等途径维权。

第四,医学生志愿服务的舆论保障。志愿服务是面向社会的,其发展也离不开社会舆论的支持,需要营造全社会支持志愿服务的氛围。首先,各级政府运用宣传舆论平台加大对志愿服务的宣传力度,宣传普及志愿服务理念,增强全社会对志愿服务和志愿者的认知,充分发挥新闻媒体的舆论引导作用。其次,医学院校还应充分运用校园新闻媒体,开设志愿服务宣传专栏,报道医学生志愿服务活动开展情况,宣传志愿服务活动中的典型人物和事迹,努力营造有利于志愿服务的舆论氛围。志愿服务组织还要充分运用校报、院报或创办志愿服务相关的宣传载体,扩大志愿服务的影响力,激励更多的院系成立志愿服务组织,吸纳更多的医学生志愿者。志愿组织还可以建立志愿者的网络交流群,交流志愿服务活动情况,分享志愿服务心得和体验。此外,医学院校还可以积极组织开展与志愿服务相关的读书知识竞赛、志愿者心得有奖征文活动,广泛宣传推广雷锋精神、志愿精神和志愿服务等相关知识,推动形成全校参与志愿服务、支持志愿服务的良好氛围。

(本文原载于《中国校医》2019 年第 1 期,有改动)

山东省医药院校新生满意度环境影响因素测评研究[*]

刘兆民[**]　胡国庆

【摘要】学生满意程度是衡量人才培养质量的重要参考,为高校提升人才培养质量提供了具有实际价值的信息资源和方向性指导。本文设计了包含 52 种环境因素的高校新生满意度影响因素调查问卷,通过探索性因子分析和验证性因子分析,构建了四层次环境影响因素测评体系。最后,从医药院校管理者角度提出了提升新生满意度的对策与建议,以期提高核心竞争力,促进学生和学校共同发展。

【关键词】新生满意度;环境影响因素;测评体系;医药院校

大学生既是高等教育生产的"产品",又是购买高等教育服务的"顾客",对高校人才培养质量高低更具有评价权。[①] 世界高等教育会议通过的《21世纪的高等教育:展望与行动世界宣言》指出,当今世界,高等教育显然需要以学生为中心的新的视角和新的模式。近年来,在由麦可思、阳光高考、中国新闻周刊、新浪网、腾讯网、搜狐网等第三方平台公布的大学满意度排行榜中,医药类院校很少进入榜单,有的院校即使进入榜单,但是排名也比较靠后。山东省共有 5 所全日制省属普通本科医药院校,这些院校可能凭借历史和地理环境暂时吸引到高质量生育,但是随着我国高等教育领域的

---

　*　本文系山东省高校人文社会科学研究计划项目"环境因素对山东高校新生入学满意度的影响及对策研究"(J14WG23)成果。

　**　刘兆民,济宁医学院管理学院副教授,研究方向为高等教育理论、高等教育管理研究。

　①　参见陈静:《基于顾客满意的高等教育服务模型》,《现代教育管理》2009 年第 3 期。

"放、管、服"改革,高校的办学自主权进一步扩大,长远来看,满意度不高、无法吸引到高质量生源,将会对它们竞争力的提高甚至生存造成不利影响。与此同时,在中国期刊网中,有关高校学生满意度的研究文献有 135 篇,有关医药院校学生满意度的研究文献仅有 3 篇,因此对医药类院校学生满意度进行测评研究具有重要的理论价值和实际意义。

一、对象与方法

(一)研究对象

大一新生刚刚接触大学生活,仍保持着最本源状态,对高校实际感知敏感度最高,更容易发现问题。本项目组采用整群抽样方式,对山东省 5 所全日制普通本科医药院校的新生进行调查,共发放问卷 2800 份,回收 2460份,其中有效问卷 2019 份,有效率 72.11%。其中,男生 858 人,女生 1161人;来自城镇的有 913 人,来自农村的有 1106 人;是首选学校的 1037 人,不是首选学校的 982 人;是首选专业的 1166 人,不是首选专业的 853 人;对大学生活充满期待的 1926 人,不对大学生活充满期待的 93 人。

(二)研究方法

通过对大量研究文献研究,初步提出了可能影响新生满意度的 55 项环境因素,随后在听取学工处和团委工作人员、学生辅导员和班主任、学生代表等人员建议基础上,设计了高校新生满意度影响因素调查问卷。问卷具有高信度,Cronbach's Alpha=0.948>0.7。问卷内容包括 5 道个人基本情况题目;52 道环境因素题目,问题答案采用 Likert 5 级评分法,1~5 级分别表示"完全不同意""不同意""基本同意""同意"和"完全同意";1 道新生对学校总体满意程度的题目,问题答案采用 Likert 5 级评分法,1~5 级分别表示"非常不满意""不满意""一般""满意"和"非常满意"。

(三)统计方法

所得数据使用 SPSS 21.0 和 Amos 21.0 软件进行分析,所用统计方法有 t 检验、探索性因子分析和验证性因子分析等。

二、结果

(一)新生对学校满意程度总体评价

新生对学校总体评价不高,满意度均值仅为 3.55 分($P>0.05$)。其中"非常不满意"的占 1.3%,"不满意"的占 3.7%,"一般"的占 39.3%,"满意"

的占 50.3%，"非常满意"的占 5.3%。

（二）不同特征新生对学校满意程度的比较分析

对不同特征新生对学校满意度进行独立样本 t 检验，结果表明以下两点：

一是对于生源地、是否首选专业、是否首选学校三个特征变量，不同新生对学校总体满意程度存在显著差别。来自城镇的新生对学校总体满意度显著高于来自农村的新生（满意度均值分别为 3.64 分、3.47 分，$P < 0.05$）；所学专业为第一志愿的新生对学校总体满意度显著高于非第一志愿的新生（满意度均值分别为 3.60 分、3.47 分，$P < 0.05$）；所上学校为第一志愿的新生对学校总体满意度显著高于非第一志愿的新生（满意度均值分别为 3.63 分、3.45 分，$P < 0.05$）。

二是对于性别、是否对大学生活充满期望两个特征变量，不同新生对学校总体满意程度存在差别，但是差别不显著（$P > 0.05$）。

（三）四层次环境影响因素测评体系的构建

一是使用主成分分析法对前 1010 条数据进行探索性因子分析，构建了四层次环境影响因素测评体系。$KMO = 0.975$，Bartlett 球形度检验值小于 0.05，提取的 9 个三级指标均在 0.001 水平上达到了显著性，累积方差贡献率为 74.485%。对同一因子，其对应变量的因子载荷量均大于 0.5 时，就可认为此因子收敛效度好，对应变量需要保留，最终剩余 46 个四级指标。测评体系见表 1。

表 1 四层次环境影响因素测评体系

一级指标（1个）	二级指标（4个）	三级指标（9个）	四级指标（46个）
环境因素	学校因素	教学管理	创新能力培养、规章制度、服务水平、管理水平、入学教育、教书育人、教学内容、因材施教、教学方法技巧、师德风范、迎新工作、意见表达渠道、个性化关爱、教师乐于帮助、学校有效帮助
		教学环境	跨专业学习、交流平台、成绩评价、学习氛围、专业设置、教学设施、课程设置、实践教学、学习资源
		校内外环境	校园环境、校园及周边治安、校园及周边交通设施
	家庭因素	经济来源	是否独生子女、父母学历、家庭月收入、花费所占比例
		家庭教育	家庭教养方式、家庭沟通性、家庭氛围
		家庭背景	家庭背景

续表

一级指标 （1个）	二级指标 （4个）	三级指标 （9个）	四级指标 （46个）
环境因素	社会因素	学校影响力	高等教育受重视性、人才培养质量、政府经费投入、招生宣传工作
	个人因素	个人素质	适应性、融入性、参与性、自我定位、自我管理
		学习期望	高中成绩、接受教育目的

二是使用后 1009 条数据对测评体系进行验证性因子分析，得到了具有良好整体拟合优度的修正模型。模型卡方和自由度比值 $CMIN/DF=4.599<5$，近似误差均方根 $RMSEA=0.042<0.08$，相对拟合指数 $CFI=0.926$、$NFI=0.908$、$IFI=0.926$、$TLI=0.921$。修正模型见图 1。

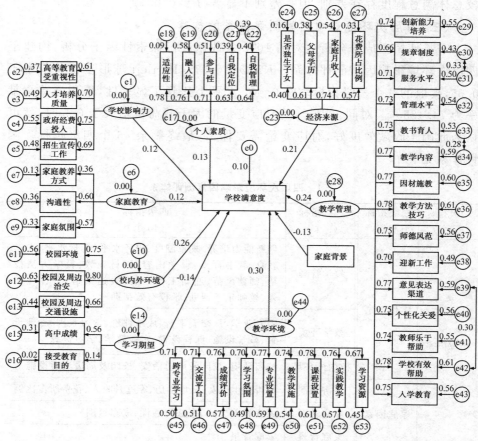

图 1　修正模型

三、讨论

随着高等教育教学改革的不断深化,高校教学、科研、学生管理等各项工作要围绕学生为中心,而学生满意度为这些工作提供了具有实际价值的信息资源和方向性指导。研究的结果给医药院校管理者带来一些新的启示,值得进一步探讨。

(一)重视学生满意度的测评

新生对学校总体满意度平均得分仅为3.55分,介于"一般"和"满意"之间,评价不是太高,且来自城镇的新生对学校总体满意度显著高于来自农村的新生,所学专业和所上学校是第一志愿的新生对学校总体满意度显著高于非第一志愿的新生。基于学生满意度的意义和作用,管理者要把学生尤其是新生满意度测评作为一个有效的管理工具,通过建立科学的环境影响因素测评体系,找出新生关心的、显著影响他们满意度的影响因素,并及时采取针对性措施提升满意度,从而促进他们和学校的共同发展。

(二)重视教学环境的改善

随着大学生就业竞争的日趋激烈,学生的就业压力不断增加,用人单位在挑选毕业生时往往更多关注的是专业素养、职业能力、所获奖项等关键要素,能否通过在校期间的学习获得这些关键要素对于他们而言至关重要。比较测评体系中9个三级指标的标准化路径系数可知,对学校满意度影响程度从大到小依次为教学环境(0.31)、校内外环境(0.26)、教学管理(0.24)、经济来源(0.21)、学习期望(-0.14)、个人素质(0.13)、家庭背景(-0.13)、学校影响力(0.12)、家庭教育(0.12)。显然,教学环境这一影响因素最重要,这意味着完善的课程体系、合理的专业设置、对实践教学的重视、公平准确的成绩评价、先进齐全的教学设施、丰富优秀的交流平台、辅修第二专业的需求获得满足、浓厚的学习氛围、丰富的学习资源,能在最大程度上提升他们对学校的总体满意度。

(三)真正把以学生为中心的思想贯穿各项工作

教育要真正以学生为中心,就要做到事无巨细,用心沟通,贴近学生。

一是在重视关键影响因素改善的同时,更要注意出国留学机会、图书馆藏书、校内无线网络覆盖程度、餐厅饭菜质量和价格、作息时间安排、早操制度、学校与宿舍距离等细节的完善,尽量为新生创造安全、方便、优良的生活和学习环境,切实提高工作的针对性、有效性,使他们尽快适应大学生活。

二是院系领导、辅导员、班主任要主动加强与新生的交流沟通,深入宿舍和班级了解问题,畅通意见反馈渠道,让他们真正感受到学校无微不至的关怀和帮助。

三是健全教师考核制度,在重视教师教学、科研绩效考核的同时,增加服务学生方面的绩效考核,使新生在学习成长过程中,能够真正得到每位教师从思想、专业、生活等各方面给予的针对性引导和帮助,促进全面发展。

四是充分发挥心理健康咨询中心(室)的作用,通过举办讲座、召开座谈会等方式,给新生传授集体生活中处理师生关系、同学关系的原则、技巧及出现问题后的解决方法等,为他们提供心理指导,使他们正确认识自我、合理评价自我,提高自我管理能力。

(四)与家庭、社会主动加强沟通与联系,形成家校共育、学校社会协同的良好教育生态

除了学校自身的一些因素需要注意改进外,在 4 个二级指标中,家庭因素和社会因素对学校满意度的提升也起到重要作用。为此,学校要注意与家庭、社会加强沟通与联系,形成家校共育、学校社会协同的良好教育生态。

一是通过举办家长见面会、家长座谈会,开展问卷调查等活动,与家长们就大学期间的人才培养目标、专业课程学习、考研就业等问题进行探讨交流,通过构建"学生—学校—家长"三位一体教育模式,共同促进学生的成长进步。

二是每年定期发布《年度本科教学质量报告》,通过展示学校风貌和办学特色、宣传学校的办学理念和教育教学成就,增强与社会的沟通和交流,扩大学校影响力。

三是实施毕业生回访跟踪制度,通过向毕业生和用人单位开展回访和调研,深入了解毕业生就业状况、人才培养质量以及社会整体评价,逐步建立专业监测信息档案,不断提高培养满足社会市场需求人才的能力。

四是推进创新创业教育改革,以创业带动就业,通过建立学生创业协会俱乐部,举办创业大赛,对全体学生开设创新创业教育必修课和选修课、对有创业意愿的学生开展创业指导课程、对已经进入创业实践的学生要开展企业经营管理,完善就业服务体系等措施,努力实现更充分、更高质量的就业。

(本文原载于《西北医学教育》2016 年第 5 期,有改动)

新媒体环境下大学生阅读模式的变迁及应对

王爱丽* 高飞

【摘要】随着新媒体技术的发展,大学生阅读在阅读方式、过程、内容和交互性方面都发生了转变。新媒体阅读激发了大学生阅读兴趣,提高了阅读效率,满足了阅读需求,但是容易产生"迷航",阻碍创造性思维的发展,加重对新媒体的心理依赖,对人生观、价值观和世界观的形成也带来了负面影响。因此,政府、家庭、高校、社会各界和大学生应加强合作,联合构建应对新媒体环境下大学生阅读模式变迁的"五力模型"机制,以更好地引导大学生健康阅读。

【关键词】新媒体;大学生;阅读模式变迁;应对机制

阅读是人类文明传承的重要手段,是人们获取知识、提高修养的重要活动。当今时代,手机、电脑等已普遍成为大学生的阅读工具,网络阅读、手机阅读等新媒体阅读方式更是被越来越多的大学生所用。阅读模式的转变使大学生更加快捷方便地获取信息,但与此同时,"功利阅读""浅阅读"等声音的出现也说明阅读模式的转变已经给大学生带来了一定的负面影响,必须要正视这些负面问题。因此,新媒体阅读环境下如何引导大学生进行健康的阅读,成为摆在社会各界面前的重要课题。

---

* 王爱丽,硕士,济宁医学院管理学院,副教授,研究方向为公共管理。

一、新媒体环境下大学生阅读模式的变迁

(一)新媒体的界定

清华大学新媒体传播研究中心的熊澄宇教授认为,所谓新媒体是一个相对的概念,"新"相对"旧"而言。广播相对报纸是新媒体,电视相对广播是新媒体,网络相对电视是新媒体。今天我们所说的新媒体通常是指新的技术支撑体系下出现的媒体形态,如数字杂志、手机短信、网络等个性化媒体。[①] 相对于传统的纸质阅读媒介,新媒体呈现在大学生面前的是海量、便捷的信息,影视图文并茂,更新及时,这都是传统的纸质媒介无法比拟的。

(二)新媒体环境下大学生阅读模式的变迁

当代大学生是与新媒体共同成长的一代,在传统的"青灯黄卷""一杯茶、一本书"细品慢读的阅读方式尚未成为固定习惯时,新媒体就进入了他们的生活。此时,一方面,大学生正处于青春成长期,喜欢猎奇,希望与外界有充分的交流来展现自己;另一方面,大学生就业压力增大,希望通过学习来增加专业素质,为就业做好准备。因此大学生阅读需求转变为希望能随时随地、快速有效地获取资源信息。而新媒体阅读正好满足了大学生的需求。因此,随着新媒体产品的低价高质、网络的全面覆盖和成本降低,大学生的阅读模式发生了巨大变迁,由传统的"手捧书卷,心有余香"的传统阅读模式转变为"浏览性""快餐化"的以网络阅读、手机阅读为主的新媒体阅读模式。

第一,阅读方式由单一阅读变为多样化阅读。传统的阅读多是以文字所记录的词语、语句所串联起来的单一文本形式,给大学生留下充足的想象空间。而新媒体阅读则是以超文本方式组织信息,阅读的内容不仅仅是文字,还包括图像和声音,大学生阅读时的主观感受更加具体、形象、真实。

第二,阅读过程由思考性阅读变为浏览性阅读。传统阅读,需要聚精会神,理解思考,是一种深阅读。而新媒体阅读由于呈现的信息量大,链接多,大学生要想在有限的时间内阅读大量的信息,只能放弃深度思考,采取浏览性的浅阅读方式。且大学生在浏览文字时,还需要分散精力去关注图像、声

---

① 参见熊澄宇:《新媒体与文化产业》,http://media.people.com.cn/GB/35928/36353/3160168.html。

音等内容,更无暇进行深入探究。

第三,阅读内容由集中阅读变为杂乱阅读。传统阅读,信息被顺序排版于书面上,相对有限的阅读区域让大学生易集中注意力,渐行渐入。而新媒体阅读环境下,大量的链接使信息具有跳跃性和复杂性,大学生在阅读时面临"多窗口""多任务"的选择,常常一心多用,阅读内容杂乱。

第四,阅读交互性由单向阅读变为互动阅读。传统阅读,只是大学生从书本中汲取知识的一种单向阅读活动。而新媒体阅读下,大学生拥有公共话语权,可以通过微博、论坛等途径来表达阅读感受,并可即时获得他人的反馈,成为一种互动式交流活动。

二、阅读模式的变迁给大学生带来的影响

(一)正面影响

一是提高阅读趣味性,激发阅读兴趣。新媒体环境下的信息多采用影音图文一体的形式表现出来,更加直观逼真,提高了阅读的趣味性。同时,信息量大、类型丰富、更新速度快等都迎合了大学生追求新奇、喜好刺激的心理,激发了大学生对于阅读的兴趣。

二是增强阅读方便性,提高阅读效率。随着 IPAD、手机等新媒体终端普及和网络全面覆盖,大学生可随时随地进入阅读状态,且通过在线搜索即可查找相关信息,方便快捷。新媒体阅读提供文字、声音、图片等多样化信息,阅读变得轻松便捷,一定程度上提高了阅读效率。

三是提高阅读针对性,满足阅读需求。新媒体阅读模式下,网络的检索功能使大学生可以根据自己的兴趣或需求,定向快捷的查找所需内容,满足了大学生阅读时的个性化阅读需求。

(二)负面影响

一是阻碍创造性思维的发展。"浏览性""碎片化"的阅读模式使大学生丧失了对信息的自主思考,心态浮躁,难以集中注意力深入思考。同时,因为新媒体信息影音图文并茂,使大学生丧失了想象的能动性,大脑惰化。长此以往,导致大学生思想懒散,降低思维深度,阻碍了创造性思维的发展。

二是加重对新媒体的心理依赖。丰富多彩、声情并茂的网络资源对猎奇心理强、自控力弱的大学生群体极具吸引力,导致其沉迷网络,影响学习生活,甚至引发失眠、食欲下降等健康问题和网络孤独症、社交障碍等心理

疾患,不利于大学生人格的完善和精神的发育。

三是易产生"迷航"问题。新媒体阅读的客体是超文本链接,存在多种并行选择,大学生容易被不相关的文字图片吸引,从而偏离了原来的阅读路线,难以对原问题进行纵深思考。"迷航"问题容易导致大学生阅读时的浮躁心理,难以专注阅读,降低阅读质量。

四是给大学生人生观、价值观和世界观的形成造成负面影响。新媒体阅读内容良莠不齐,虚假低劣信息泛滥,阅读环境易受污染。大学生正处于人生观、价值观和世界观形成的关键阶段,对各色信息缺乏清晰的辨别能力。一些自控能力差的大学生易受到误导,判断力减弱,导致道德滑坡,甚至误入歧途。

尽管新媒体阅读环境对大学生带来了一定的正能量,但也带来了深刻的负面影响。正如余秋雨先生所说,谁也无法否认,阅读在当代遇到了重大危机。就像一切重大危机一样,它的表面现象不是萧条,而是极度扩张。网络上的阅读那么方便、那么丰富、那么快捷,越来越多的人沉迷其中,兴高采烈地告别了那个需要排队借书、细心摘录、长久品味的传统阅读时代。①

三、构建新媒体环境下大学生阅读模式变迁的应对机制——五力模型

引导大学生养成良好的阅读习惯,进行健康的阅读行为,是整个国家的责任,需要全社会的共同努力。只有政府、家庭、高校、社会各界和大学生自身五个主体多元合作,统筹兼顾,构建系统完善的应对新媒体环境下大学生阅读模式变迁的"五力模型"机制,才能更有效地引导大学生进行健康阅读。

(一)政府主体:营造良好的社会阅读环境,推动大学生阅读

大学生阅读是国民阅读的重要组成部分,必然会受国民阅读情况的影响。因此,政府首先要借助影响力和权威性,将国民阅读活动纳入社会发展总体规划中,制定阅读相关条例法规,提供自上而下的推动力及政策支持,营造良好的社会阅读环境,对大学生阅读"春风润物",潜移默化。其次,新媒体存在大量不安全内容,给大学生阅读带来诸多不良影响。因此政府还应构建新媒体监管机制,制定相关的法规标准,加强对新媒体的监管,剔除

---

① 参见余秋雨:《信息时代的阅读危机》,《党建》2010年第9期。

垃圾信息,净化网络环境,从源头上拒绝新媒体的不良影响。[①] 最后,政府应加大对公共图书馆资金投入,满足大学生对图书馆的馆藏资源、阅读环境等多方面需求,增加图书馆对大学生的吸引力,营造思考性阅读的环境氛围。

(二)家庭主体:支持阅读行为,培养阅读习惯

目前大学生越来越多,就业问题、上学费用等,使得一些家长产生了"读书无用"的错误认识。他们对孩子阅读行为放任不管,难以促使大学生形成良好阅读习惯。因此,这些家长应及早改正认知,支持孩子的健康阅读行为。哈佛大学教育学家珍妮·查尔(Jeanne S. Chall)提出阅读的五阶段模型:人一生的阅读发展可以分为 5 个阶段——开始阅读阶段(6~7 岁)、掌握阅读阶段(7~8 岁)、为了学习新知而阅读阶段(9~13 岁)、多重观点阶段(14~18 岁)、构建与批判阶段(大学及大学以后)。其中,第二、三、四阶段是阅读的关键阶段。[②] 因此,父母应在孩子青少年时期就以身作则,支持孩子的阅读行为,培养良好的阅读习惯。同时,可利用新媒体的互动性和便捷性激发孩子的阅读兴趣,与孩子交流新媒体阅读内容,提高孩子的阅读素养。

(三)高校主体:营造良好的校园阅读氛围,提高大学生阅读素养和媒介素养

目前国内高校已经开始重视大学生新媒体阅读,也开展了一系列的阅读活动。但由于高校排名主要靠科研实力,所以对阅读文化教育的重视程度不够,多数阅读活动都是由图书馆来组织推行,缺乏其他部门的支持配合。图书馆作为高校一个相对独立的部门,对学生缺乏强制力和号召力,只能依靠自身文化资源来影响学生,导致多数阅读推广活动都流于形式,难以取得实际效果。[③] 因此,高校要充分认识大学生阅读的重要性,以图书馆为组织实施的核心单位,由教务处、宣传部、校团委、学生处、学生社团等多部门共同参与实施,统筹部署,对大学生阅读活动进行宣传推广,营造健康阅读的良好氛围,打造"书香校园"的校园文化。

由于高校实施以考试为中心的教育模式,使大学生的阅读教育严重缺

---

① 参见施华、梁春晶:《新媒体时代大学生阅读现象解读》,《佳木斯大学社会科学学报》2014年第 4 期。

② 参见赵霞:《新媒体对青少年阅读的影响研究》,《中国青年研究》2014 年第 2 期。

③ 参见苑世芬:《信息化语境下大学生阅读危机干预机制研究》,《大学图书情报学刊》2012年第 6 期。

位。高校可开设相关课程、文化讲座等形式的活动,让大学生掌握科学的阅读方法,养成良好阅读习惯,提高大学生的阅读素养。另外,还需要指导大学生科学利用新媒体资源,培养大学生对于网络信息的分辨力,提高大学生媒介素养。

（四）大学生主体:培养良好的阅读习惯,提高自身的阅读能力

大学生面临的就业压力大,多数大学生将注意力集中在如何提高就业竞争力,阅读方向和阅读内容带有较明显的功利性,忽视了那些能加强自身修养的信息的阅读。有些大学生虽然有阅读行为,但沉迷于浏览新闻娱乐信息的浅阅读,难以静心思考、深入探究。因此,大学生首先要认识到阅读的重要性,主动阅读,逐渐养成良好的阅读习惯。同时还要积极参加各项有关阅读的课程、讲座等活动,掌握阅读技巧,提高自身的阅读能力。

（五）社会各界:改善阅读环境,营造阅读空间

首先,目前出版行业中出版物泛滥,质量下滑,特别是电子出版市场混乱,使得大学生阅读无从选择,因此,出版界应积极推动产业的升级转型,打造更多适合大学生的精品书目,助推大学生阅读。其次,图书馆也应加大国民阅读活动的策划实施,塑造良好阅读的社会环境,引领国民阅读。同时,公共图书馆和高校图书馆都应该针对大学生进行书目的学科导航建设,更有效的指导大学生进行健康阅读。最后,新媒体行业自身要加强监管,运用好自己把关人的职能,严格抵制垃圾信息,建设内容健康、形式多样的主流网络。

在新媒体环境下,大学生阅读模式的变迁已成为不可抗拒的事实。如何引导大学生在新媒体环境下进行高效健康的阅读行为,是一项长期而艰巨的任务,它不是一蹴而就的,也不是依靠某一单位就可以解决的,需要全社会的共同努力和积极配合,更需要坚持不懈,持之以恒。

（本文原载于《西北医学教育》2015 年第 2 期,有改动）

课程思政与思政课程的含义及各自功用

厉文姣* 毕于建 吴慧敏 魏薇

【摘要】我国高等教育始终坚持立德树人根本任务,在新时期,中国特色社会主义思想政治教育理论体系得到了丰富和发展。本文探讨"课程思政"与"思政课程"各自的含义和功用,这将有助于推动高质量课程建设,有利于建立大学课程合作,促进和完善课程思政和思政课程的合作。

【关键词】课程思政;思政课程;含义;功用

习近平总书记在 2016 年全国大学生思想政治工作座谈会上提出:"要用好课堂教学这个主渠道,思想政治理论课要坚持在改进中加强,提升思想政治理论课要坚持在改进中增强,提升思想政治教育亲和力和针对性,满足学生成长发展需求和期待,其他各门课都要守好一段渠、种好责任田,使各类课程与思想政治理论课同向同行,形成协同效应。"①新时期,习近平总书记对高校思想政治工作提出了新的要求。新时期,高校思想政治工作要进一步加强和完善。那么课程思政与思政课程的研究成为题中应有之义。

一、课程思政与思政课程的含义

(一)思政课程的含义

习近平总书记在学校思想政治理论课教师座谈会上提到:"思政课是落

---

　* 厉文姣,济宁医学院马克思主义学院教师,硕士,助教,主要从事思政课教学和理论研究。

　① 习近平:《把思想政治工作贯穿教育教学全过程　开创我国高等教育事业发展新局面》,《人民日报》2016 年 12 月 9 日。

实立德树人根本任务的关键课程。"[1]思政课程是思想政治教育课程的简称，"思政"是科学的、系统化的、具有科学性的，它包含了中国共产党科学管理的各个方面，具有重要的理论意义。新中国成立后，随着国家的发展和改革，高校思政课程不断发展、演进，虽然经历了一些波折，但成绩斐然。当前，高校已形成一套科学、系统的思政课程体系，针对同一专业的学生的特点和需求，在本科、硕士、博士这几个不同的学段开设了一门以课程性质为必修课的"思想政治"课程。高校思想政治理论课肩负着对广大大学生进行系统的马克思主义理论教育工作，是高校思想政治工作的主渠道，同时也是提升大学思想政治素质、实现"四个正确认识"的主渠道，作用不可替代。高校要加强大学生的思想政治工作。目前，高校思想政治理论课的教学方式不太受大学生的欢迎，大学生对党的理论认识不到位，理论水平不高，理论基础薄弱。因此，要强化大学生的思想政治教育，就必须以"育人"为根本，把握好课程改革的关键，充分发挥其主渠道作用，使其贯穿于学校教育教学的全过程，实现专业知识教育与思想政治教育的有机融合。

（二）课程思政的含义

"课程""课程思政"是学校为达到教育教学目的而进行的一种教育活动。也就是说，两者都是学校教育的结果。"课程思政"是基于一般意义"课程"概念的基础上提出的新概念，不是思政和课程的简单叠加，它是把各种课程与思想政治课程有机地整合在一起，形成全员、全过程、全课程的协同作用，是一种综合性的教学思想。这一概念最早由上海提出，打破了传统的专业课程知识的授课模式，把专业课程和思想政治教育相结合，实现"课程思政"与"思政课程"的协同效应。"立德树人"的基本任务是实施课程思政。课程思政的本质内涵主要包括如下三点。

1."课程思政"是一种教育理念和价值理念

课程思政是一门课程系统，它不是单纯地把各种课程和思想政治教育结合起来，它更多地体现在一种课程观念上。它涵盖了课程内容、教学方法、评价和模式等各方面的创新发展，使知识与价值观、课程与课程、显性与隐性教育相结合。课程思政传输新时代背景下的价值观理念，把思政元素融入课程，丰富课程内容的情感价值内容。课程思政将价值引导纳入各种

---

① 习近平：《思政课是落实立德树人根本任务的关键课程》，《求是》2020 年第 17 期。

课程的知识教学,在课程体系和课程目标中体现理想信念、价值理念和德育理念,强化德育导向,塑造学生的精神品格。课程思政的提出,是当前教育的新变革,其不再单纯地传授知识,而是将学科内容和情感价值结合。

2."课程思政"体现了大学教育的合作精神

协同作用最主要的体现是深度融合。这就是在一个复杂的、开放的系统中,多个子系统协同发展,从而使"1+1＞2"的功能得到了更好的体现。思政与其他学科有着密切的联系,二者之间存在着一种辩证、统一的联系。因此,课程思政并非一门独立的课程,其实践必须在具体学科的教学内容和环节中实现,这就需要专业课程和思政课程的合力,两者同向同行。课程思政的合力需要高校教师师生的共同合力。思政教师要与其他学科教师共同努力,使思政教育系统得到有效的改善,并与学校的思想政治教育相结合,达到师生教育的双赢。

3."课程思政"是巩固意识形态的窗口

对任何国家、任何社会而言,思想都与旗帜有关,关系到大学"课程思政"的价值核心和实践途径的选择,关系到国家的政治安全。高校是新时期思想政治工作的第一线,要有担当。"课程思政"是大学开展的一项重要的改革,旨在建立以马克思主义学科为主导、各学科协同、合力育人的新的教育模式。坚守马克思主义思想阵地,建设思想高地,是高校坚持"课程思政"理念的一种自觉和信心。高校是一个国家、一个民族的精神高地,是继承优秀传统文化、创造思想、创造和发展的重要场所。

二、课程思政与思政课程的功用

(一)思政课程的功用

1.德育功能:促进人的全面发展

"思政课程"在培养学生的过程中,更加注重政治性,注重马克思主义的真理性和科学性,注重实践性和真理性的中国特色社会主义。思政课程成为培养社会主义人才的必修课。思想政治工作归根到底是人的工作,思想政治工作要围绕人、关心人、服务人,而围绕人、关心人、服务人并不是最终目的。

2.情绪导向的作用

情感在一定程度上影响着个人的认识,而思想政治教育则是通过情感教育来达到与学生的情感交流,从而指导学生树立正确的世界观、人生观和价值观。培养新一代大学生,要使其拥有坚定的理想信念和深厚的爱国主义情怀,能够适应和引领国家发展,承担民族复兴的重任。

3.文化引向功能

思政课的核心内容是马克思主义科学理论,不断推进系统化、理论化、科学化知识的传授。无论思政课还是专业课程,都有其专业的理论知识,具有使学生树立正确的历史观、法治思维等文化引领作用。

(二)课程思政的功用

课程思政有着显性功能和隐性功能。课程思政的显性功能是提升课程的内涵和提高课程的质量,这是一种深层的教学改革,因为只有高水平的教育活动,才能使学生产生兴趣,从而对学生产生影响。课程思政的潜质作用就是将正确的价值导向与知识和能力相结合。知识和能力本身是中性的,它们可以用来造福人民,也可以危害社会。课程思政的目的在于培养和教育学生,使其与国家发展、民族复兴、人类福祉紧密联系在一起。课程思政的功能主要体现在以下四个方面。

1.加强课程建设是提升大学教育教学质量的重要手段

新时期,各大学应积极构建具有中国特色的高层次人才培养机制,为国家培养一流人才,为课程铸就灵魂,使每一门学科都能起到最大的育人作用。要解决高职院校的"两张皮",不断地改进和完善教学体系和内容体系。高校思想政治教育与专业教育应该相互促进,共同促进学生的成长。高校要紧密联系学校的发展方向与人才培养目标,构建具有丰富类型、层次递进、相互支撑的学科与学科的综合课程体系。在高校的教学实践中,充分挖掘高校的课程思政资源,使学生学识、开阔眼界、塑造人格,使其成为具有国家情怀、创新能力和全球视野的优秀人才。

2."课程思政"在大学里形成了一种新的渗透方式

课程思政既能掌握学生的学习,又能引导学生的实际操作,它可以对学生进行思想上的指导,使他们在实际生活中主动地参与社会实践,把所学的东西和自己的实际经验结合在一起,通过分析和思考,不断地提升自己的判断力和思维能力,在理论、政治和情感上更加坚定地认同中国特色社会主义理论。"课程思政"可以促进学生在无意识状态下的"三合一"课程体系的形成,从而实现"三全"的教育。

3.推进课程思政是高校落实立德树人根本任务的战略举措

加强和完善大学生的思想政治工作,既是一项重要的政治任务,也是一项具有战略意义的工作。立德树人是高等学校发展的基本任务,是高等学校的生存之本,立德树人是衡量高等学校各项工作的基本准则,而实施立德树人的重要战略措施,则是实现大学德育工作的重要内容。立德树人的基本任务是实现价值塑造、传授知识、提高能力的统一。大学德育要把价值观导向放到知识的传递与能力的培养上,把道德教育的内容融入教育教学中,让学生在学习专业知识和专业技能的基础上,形成正确的人生观和价值观,从而激发学习兴趣,增强道德素质。立德树人是当前教育工作的重要内容,因此,高校教师要转变观念,加强思想政治工作。在培养过程中,要让他们树立正确的世界观、人生观、价值观。大学专业课作为课程思政的重要载体,各学科要担负起育人的职责,促进学科课程与思政课程同步发展,助力构建协同育人大格局,形成"校校有精品、学校有思政、课课有特色、人人重育人"的良好局面。

4.坚持社会主义办学方向不动摇

大学是一个独立于社会之外的组织。从某种程度上讲,高校既有文化传统,又有社会属性,又有其独特的思想属性。我们国家的高等教育担负着培育社会主义事业的重要任务,是培养德智体美全面发展的接班人。习近平总书记在全国大学生思想政治工作座谈会上,特别指出:"我国大学是以共产党为核心的大学,是具有中国特色的社会主义大学。"①要搞好高等教育,就必须坚持以人为本。因此,在新时代,高校在建设什么样的大学、怎样建设大学、培养什么样的人才、怎样培养人才、为谁培养人才等基本问题上,必须坚定不移地坚持办好社会主义大学的原则。课程思政作为高校的一个重要内容,具有鲜明的社会主义性质和特点。课程思政的改革,强调在课程教学中要把知识与价值导向相结合,重视知识的传播,重视对学生的价值引导,充分发挥学校的德育教育合力,保证"立德树人"这一基本目标与使命的圆满完成。

三、总结

课程思政与思政课程在本质上存在着不同,课程思政是一种教育观念,

---

① 习近平:《思政课是落实立德树人根本任务的关键课程》,《求是》2020年第17期。

而思政是一种思想政治教育。但思政课程是无可取代的,而"思政课程"作为一门学科,也存在着一定的局限性和不足。课程思政和思政课程两者的教育功用在落实立德树人的根本任务、坚持社会主义办学方向等隐性功能有着同向同行的关系。强化立德树人是当前实施立德树人的必然要求,而"三全育人"则要求课程思政要与思政课程相结合,高校要做好思想政治工作,光靠一方的力量是远远不够的,必须要把课程思政和思政课程结合起来。

人才培养与管理篇

高校去行政化背景下"教育家办学"机制研究[*]

毕于建[**]　岳成美

【摘要】高校的行政化倾向造成了严重的后果,教育家办学是破解难题的有效途径。本文在高校去行政化背景下,对教育家办学的含义进行了界定,认为教育家办学包括校长办学和教授治学两方面内容,并对教育家办学实施的困境及推进教育家办学的机制进行了简要探讨,以期能对我国高校完善教育家办学机制有所裨益。

【关键词】去行政化;教育家办学;大学校长职业化;教授治学

教育家办学已成为高等教育领域热点问题之一。但是,由于高校缺少教育家,加上制度上缺乏具体的支持,教育家办学困难重重。如何界定教育家的内涵,什么是教育家办学,如何建立健全推进教育家办学的机制,依然是当前急需解决的问题。

一、教育家办学的含义

中国著名的教育家有孔子、陶行知、徐特立等,西方也有很多著名的教育家,如苏格拉底、亚里士多德、苏霍姆林斯基。但教育家应该具有哪些特征? 可谓仁者见仁智者见智,学者对教育家的界定依然是学术界不断辨析的热点之一。笔者认为教育家应该具备四个条件:第一,教育家热爱教育,有高尚的道德情操和崇高的人格;第二,教育家应该遵循教育规律,并创建

＊　本文系山东省软科学研究计划项目课题"'行政化'视域下的我国高校内部治理结构的制度设计研究"(2014RKB14065)阶段性成果。

＊＊　毕于建,济宁医学院马克思主义学院,教授,研究方向为医学人文教育。

个性化的教育理论体系;第三,教育家拥有教育实践经历或正在从事教育实践工作;第四,教育家能将自己的教育理论体系应用于教育实践并创造出突出的教育业绩。

教育家办学是指教育交给教育家来办,教育家以促进人的全面发展为目的,按照学生成长规律开展教育活动,按照教师教学、科研发展规律进行内部管理,调动各方面教育资源促进学生、教师、高校和谐发展。笔者认为,教育家办学应该包括两方面的内容:一是校长办学,即实现大学校长职业化;二是教授治学,即发挥教授在学术事务管理中的主导作用。本文所说的"教授"是指以教授、专家为核心的广大教师队伍。教育家办学是令人景仰的事业。从孔子的"诲人不倦"到蔡元培的"思想自由,兼容并包",从苏格拉底的"教育不是灌输,而是点燃火焰"到夸美纽斯的"教师应该是道德卓异的优秀人物",古今中外无数的教育家办学推动了社会文明的进步。

二、教育家办学是高校去行政化的必然选择

教育家办学是针对学校中的行政化、官僚化提出来的。新中国成立后,教育纳入国家政治范畴,加上传统官本位思想的影响,高校行政化问题日益严重,表现为政府对高校管理的行政化和高校内部管理的行政化。高校行政化忽视高等教育的特殊性和主体性,导致了严重的后果。一方面,高等教育体制培养不出适合社会经济发展需要的创新人才;另一方面,高校学术创新发明很少,科研成果价值不高。因此,行政不应该过度干预高等教育活动的业务过程。要改善高校行政化带来的不利局面,就需要一大批教育家自主地办高等教育。

(一)创造宽松民主的学校氛围,强化学生和教师的主体地位,改变高校内部管理的行政化模式

高校内部管理的行政化主要表现为学术权力受到行政权力的挤压,教育资源、利益向行政人员严重倾斜,否认了教师教学、科研和学生全面发展的主体地位。[①] 就高校去行政化问题,原南开大学校长饶子和曾说,从学校内部讲,要强化学生和教授的话语权,这两个群体的话语权强了,行政化倾

---

① 参见杨晓明、王竹筠:《中国高校学术权力与行政权力关系研究综述》,《北京科技大学学报》(社会科学版)2012年第2期。

向就会弱化。① 与高校管理的行政化、衙门化相反，教育家办学选择的是民主、自由的教育管理方式，创造出宽松的教育环境。民国时期的教育家张伯苓倡导民主与科学的校务管理，推行校务公开。经亨颐建立了民主评议制，推行学生自治。蔡元培主张教授治校，民主管理。2014 年 10 月，北京高校首发《北京高校章程》，"师生共治"成为章程的灵魂。因此，教育家办学一方面能转变高校管理方式，突出高校教学和科研的中心地位，转变学校官僚气息严重的现象；另一方面，教育家以人为本，坚持学生的主体地位，提高教育有效性和正确性，促进学生全面和谐发展。

（二）完善现代高校制度，确保学校办学自主权，改变政府对高校管理的行政化机制

教育家办学的前提条件是政校分开，确保学校办学自主权。当前，高校具有行政级别，学校领导由政府任命，致使学校受到政府的各种行政干预，办学自主权难以得到保障。为了促进教育家办学，要求高校去行政化的呼声日渐高涨。教育部于 2012 年年初出台《高等学校章程制定暂行办法》，明确依章程自主管理是高校的法定权利。从已经公布的人大等校章程，到刚核准的北大、清华章程，"985"高校的章程都突出了"政校分开""去行政化"的精髓。② 在《清华高校章程》中，"自主"一词多次出现。完善以"教育家办学"为核心的现代高校制度要求政府改变直接管理高校的模式，由微观管理向宏观调控过渡，赋予高校合理的、充分的自主权，将办学权归还给教育家，落实自主招生、自主设置学科专业等权利，真正实现教育家自主办学。大学要坚持学术权力为中心，实行学术自治。学术自治的主体是大学教师，特别是大学教师队伍中具有高级职称的教授。

三、"教育家办学"困境分析

高校教育家办学包括大学校长职业化和教授治学。大学校长职业化是指具有高等教育管理技能、经验的校长专职从事大学管理工作，不再进行教学、科研工作，大学校长要远离学术研究。教授治学是一种让学术人员拥有学术权力的内部治理模式，教授要对高校的教学、人才培养和学术研究进行

---

① 参见吴玉婵：《浅论高校去行政化》，《现代交际》2011 年第 9 期。
② 参见张华：《大学改革章程护航》，《云南教育》（视界综合版）2012 年第 3 期。

民主管理。教授治学的本质是学术权力的回归,它使大学教师特别是教授拥有学术权力。

(一)大学校长职业化困境分析

1.大学校长角色定位不明确

大学校长是行政官员还是教育家?是继续"双肩挑"还是专注于治理学校?在我国,职务校长长期存在,校长作为行政官员按政府的指令以行政手段管理高校,逐渐丧失了个性化的办学思想。大学校长把自身定位为官员而不是教育家。近几年,校长学术行政"双肩挑"现象引发争议,校长既负责大学的管理工作,还要承担教学科研任务。"双肩挑"型大学校长不仅不能全身心地投入管理工作,而且难以协调学术权力和行政权力的关系。校长兼职完成管理工作,教育管理者的角色定位不清晰。现代大学制度是一种能够提高办学水平的管理体制,在现代大学制度中,校长是职业化、非行政化的。

2.大学校长职业化运行制度缺失

校长遴选制度上具有浓厚的行政色彩,主要是以政府任命形式为主,公开民主化的选拔方式比较少。遴选时强调政治资格,忽视道德品质、办学理念、管理能力等更重要素质的考量,校长的升迁也由上级行政部门决定。因此,很难选拔出真正有所作为的校长,这样选拔出来的校长往往以行政机关的意志为导向,片面追求任期内的功绩,而不对高校发展做长远规划,难以产生足够的创新力和凝聚力。

校长任期制度不完善。大学校长是最有可能成长为教育家的群体。目前大学校长实行委任制,任期为四年。而教育家办学思想的形成和教育实践成果的获得需要很长的时间,一所好的大学需要数十年的精心打造。哈佛大学之所以成为世界上最优秀的大学,原因之一就是其校长平均在任时间为 22 年。梅贻琦任职清华大学校长 17 年,使清华大学一跃成为国际闻名的大学。蔡元培前后主政北京大学 12 年,使北大成为我国大学中的佼佼者。目前我国大学校长平均任期为 4.1 年,校长更迭频繁,政策和制度缺乏连续性、稳定性,办学理念和治校实践不可能深入持久。因此,如何建立机制,让大学校长有时间积淀教育家思想,有空间实践教育家智慧,是中国大学发展的关键问题。

校长评价制度不合理。在国内缺乏有效的校长评价机制。大学校长业绩的最终认定者是上级行政部门,由行政部门从"德""能""勤""绩"四个方面进行评价。但这四个方面难以量化,评价标准模糊,评价过程缺乏针对性,校长独特的办学理念、创造性的治校功绩难以有效衡量,忽视了校长的个性化发展,出现了评价目标不明确、评价内容不清晰、评价标准不科学以及评价结果不公正等问题。

(二)教授治学困境分析

1.教授自身因素影响教授治学

实施教授治学的首要条件是教授有能力在学术管理方面做出决策,但部分教授在科研能力和学术道德方面的表现引发人们对教授参与治学能力的质疑。第一,教授的学术水平不能引领学术发展,研究成果创新程度较低。虽然教授的科研成果数量大增,但质量有待提高,甚至出现了大量的学术垃圾。第二,学术不端行为屡见不鲜。有些教授学风浮躁,说大话,说空话。还有极少数教授违背学术原则,抄袭剽窃他人研究成果、伪造事实、篡改数据,造成了严重的负面影响。

2.高校内部管理体制制约教授治学

高校内部管理体制不合理现象主要表现为行政权力占主导地位和学术机构没有决策权,影响了教授参与学术管理、决策的积极性。其一,高校实行科层制管理,等级森严,一些科长、处长把自己当作"官",管理着教师队伍,而不是服务于教师队伍,教授们要向他们汇报,汇报时还常常被拒之门外。同时,学术管理也趋向行政化,教师对大部分学术事务缺乏话语权,主要是行政因素起作用,高校的人才培养、教师管理和学术研究统统由行政部门决定。在这种环境下,教授和教职工权力被边缘化,失去了对学术的兴趣,为了得到更多的利益分配和学术资源,"学而优则仕"成为教授的追求目标,某高校甚至出现过40个教授争一个处长职位。其二,教授委员会或学术委员会是教授治学的载体,但有些高校将学术机构定位为学校重要决策的咨询、参谋机构,没有赋予其学术管理的决策权,例如,学科专业的设置、专业人才的引进、教师职称的评定,学术机构作用甚微或无法参与。[①] 同时,行政领导充斥在各种学术机构,没有行政职务的教授、专家、学者缺乏参与的机会,学术机构行政化倾向严重。

---

① 参见闫隽:《高等学校教授治学问题研究》,黑龙江大学硕士学位论文,2009年。

311

3.国家法律、财政责任缺失阻碍教授治学

我国推进教授治学的相关法律、政策相对较少。虽然《高等教育法》提出了学术自由原则,《教师法》提出教师参与学术与学校民主管理,但这两部法律都未对学术权力的独立性加以肯定,也没有明确提出在大学中推行教授治学,导致教授治学无法可依。教授治学需要大量的科研经费,科研成本会越来越高,而目前国家财政性教育经费支出不足,教授治学缺乏物质保障。

四、推进"教育家办学"机制研究

教育家办学是高校去行政化的必由之路,但推行教育家办学困难重重。一是社会没有形成培育教育家的土壤,高校缺少德才兼备的教育家。二是大学校长职业化和教授治学存在种种制度性障碍。因此,实现教育家办学必须优化教育家培养机制,并建立健全推进教育家办学的各种制度。

(一)优化教育家培养机制

综观我国大学教育,多是行政官员担任校长,但是办学效果并不理想。高校需要教育家校长,教育家校长办学治校成为新的诉求。教授治学体现着学术自由、学术独立的大学精神。要实现高校教育家办学治校,首先要造就一大批教育家。

第一,为教育家培养创设良好的社会氛围。现有的社会氛围难以形成培育教育家的土壤。民国时期出现了很多教育家,这与当时自由、宽松的教育环境密不可分。而当前,高校管理行政化倾向严重,程序性、统一性的管理制约了教师个性化发展,教师无法自由创新形成特色的教育理论体系。传统"官本位"思想也使很多优秀教师无法安于本职工作,官本位价值取代了教书育人价值和科研学术价值,迷失在金钱与仕途中,甚至诱发腐败问题和政治问题。因此,必须坚持高校去行政化改革,破除官本位,重铸学术精神,遵循教师成长发展规律,鼓励教师大胆进行原创性研究,培养一大批个性化教育家。同时,加大社会宣传力度,提倡全社会尊师重教,树立教育家办学的社会理念,使校长、教授们精神愉悦,乐于办学治校,乐于教学、研究,并创新性地工作。

第二,创设教育家培养激励制度。教育家的涌现需要导向和激励。高校要鼓励教师"学术创新、百家争鸣",宽容对待他们在教育实践中的失误并及时弥补。发达国家藏富于民,社会保障待遇丰厚,教师们可以心无旁骛地创新教育理论并应用于实践,容易成长为教育家。而我国高校教师收入不高,很多家庭负担重的教师生活比较困难,难以安心教育,专心教学。因此,对待教师,尤其是教授,要厚其俸给。政府应该设立教育家专项津贴,为教育家解除后顾之忧,让教育家在富裕的物质基础上全身心地投入到工作中,安心于校长办学、教授治学。

第三,健全教育家培训体系。长期以来,我国缺少教育家培训体系。教育家培养需要专业性培训,为培养对象搭建学习、交流平台。可考虑在教育主管部门主导下,每年在高校选拔一定数量的优秀校长、教师,有针对性地进行培训。除了通过学习班、交流会等方式进行集体培训外,还要聘请专家根据校长、教师的角色定位,制定不同的培训目标,设置不同的培训课程,进行个性化培训,逐步形成独特的教育教学理念和办学思想。培训内容上实行理论培训和实践培训相结合,理论与实践的结合可以提高培养对象的高等教育理论水平和实践能力,促进高校教育家的生成。培训周期为 3~5年,培训期内要求培养对象进行个性化探索,发表高质量科研论文,并将教育理论应用于教学或治校。培训时还要特别重视教师道德情操建设,促进教育家端正社会角色。教育家必须具有良好的职业情操。2014 年 10 月,习近平总书记同北京师范大学师生座谈时强调:"好老师应该取法乎上、见贤思齐,不断提高道德修养,提升人格品质,并把正确的道德观传授给学生。"①

(二)推进教育家办学机制建设

教育与社会时刻发生着资源的交换。要真正实现教育家办学需要为其创造适宜的制度条件。教育家办学机制是一个全方位的立题构架,全社会必须共同努力,积极探索。笔者认为可以尝试以国家或政府、高校和个人为主体进行制度改革。

1.推进大学校长职业化机制研究

第一,政府转变职能,推进政校分开,扩大高校办学自主权。

高校和教育的相对独立是教育家办学的前提。如果政府一直对高校实行行政化管理,教育家校长再优秀也只能是行政命令的执行者,无法实践独

---

① 习近平:《做党和人民满意的好老师——同北京师范大学师生代表座谈时的讲话》,《人民日报》2014 年 9 月 10 日。

特的办学思想、办学模式。校长应具有独立的治校权力。政府要取消高校行政级别,简政放权,通过制定相关法律、政策使教育家办学合法化,并明确高校办学权力和责任,将办学自主权还给教育家。[①] 政府要树立公共服务意识,减少对高校的行政干预,通过立法、拨款、政策支持实现宏观调控,规范、鼓励教育家办学。

关于教育家办学,理论界探讨得非常热烈,但实践的学校很少,究其原因是因为缺乏有力的政策支持。因此,政府必须出台具体的执行措施,强有力地推动教育家办学实施,特别是要加大资金投入,保障高校办学经费的持续稳定。所谓"无金不谈制",经费是教育家办学的物质基础。政府应该通过财政拨款或出台引入社会资金的政策,保障经费的相对充足,使教育家潜心办学、治校。

第二,高校健全大学校长职业化运行制度。

创立选拔制度。西方国家大学校长的遴选由董事会或校务委员会选拔完成。我们可以借鉴国外的经验,高校成立校长选拔委员会,选拔委员会由党委书记、教师、学生、校友以及其他利益相关者组成。选拔委员会拟定选拔标准,面向全国乃至全世界公开招聘,经过民主测评、选拔委员会决定等程序选出合适的校长人才。上级行政部门要对选拔过程的合法性进行监督,并尊重选拔委员会的决定。遴选时要重视候选人的学术背景、管理能力和沟通交际能力,学术背景影响治校理念,管理能力是当好校长的基本功,沟通交际能力有助于智慧地处理与学生、教师、政府、社会的关系。

完善任期制度。优秀大学的校长都有较长的任期。一位大学校长究竟应该任期多少年?笔者认为应该是 10～20 年。只有拥有较长的任期,校长的办学理念、政策才能得到连续不断的实施和检验,校长才能静下心来进行深层次的改革和试验。因此,政府须从政策上延长大学校长的任期。

健全评价制度。校长评价体系的建立是为了提升其职业能力,因此应当以发展性评价为主,着重考察其治校理念、工作绩效和管理能力,建立明确的任期目标和业绩考察指标,如社会美誉度的增加、人才培养质量的提高、教师队伍建设与管理水平的提升、办学条件的改善等。评价主体要多元

---

① 参见习近平:《做党和人民满意的好老师——同北京师范大学师生代表座谈时的讲话》,《人民日报》2014 年 9 月 10 日。

化发展,除了教育行政部门的评价外,还要引进校长自我评价、教职工评价、学生评价甚至社会评价。评价方法要具有多样性,例如调查问卷法、座谈法、走访法等。总之,对大学校长的评价要主体多元化、标准明确化、方法多样化、过程民主化、结果公平化。

第三,校长树立职业观念,明确角色定位。

作为大学校长,必须提高职业素养,形成职业角色意识,明晰职业管理者的身份定位。大学校长要摒弃职务观念和官本位思想,将校长作为一种社会职业,重视从业能力,规划学校长远发展,集中群体智慧,实行民主治校,不遗余力地进行改革创新。对于校长而言,学术与行政不可兼得。校长应远离教学、科研,做专职教育管理者,重点做好行政服务,负责确定学校的定位和发展方向,筹划经费,维持正常运转。2014年2月,《中共教育部党组关于进一步加强直属高等学校领导班子建设的若干意见》提出,校长一般不担任校学术委员会主要职务和科研项目主要负责人,这是实现校长职业化、专业化的重要举措。[①]

2.推进教授治学机制研究

第一,国家完善法律法规,加大财政投入。

国家要有针对性地完善教育方面的法律法规,通过具体的条款明确教授治学的组织形式、职权范围、运行机制和保障措施,通过依法治校保障教授治学的实施。特别是在大学章程中要界定教授委员会的性质、权限和职能,制定教授委员会实施细则。政府是大学的投资主体,要加大对科研经费的投入,保证教授的科研有充足的资金保障。

第二,高校建立民主管理体制。

尽管高等教育基础设施、教育规模发展迅速,但大学内部缺乏健全的管理体制,现代大学制度尚未真正建立,学术行为受到行政行为的干预太多,严重抑制了高校教师教学、科研的热情,因此必须建立现代大学制度,改变行政化的硬性管理,完善高校内部管理体制。现代大学制度是一种以促进学生、教师全面发展为核心的制度安排。

首先,营造宽松氛围,解放教授治学的思想。鼓励教师创新教育思想、

---

① 参见《中共教育部党组关于进一步加强直属高等学校领导班子建设的若干意见》,2014年1月19日,http://www.moe.edu.cn/publicfiles/business/htmlfiles/moe/s7051/201403/xxgk_164849.html。

教育模式并勇于实践,对教师在实践过程中出现的失误要宽容并及时纠正、弥补。其次,高度重视学术组织的作用,通过设立学术委员会或教授委员会,重新定位学术权力,最大限度地发挥教授、教师在高校民主管理中的作用,实现高校决策的科学化。教授是大学发展的核心动力,是学术组织的主体,对学术问题拥有决策权。教授委员会对外负责学术交流活动,对内负责制定学术政策、主导学科发展、考核教师、引进优秀人才、设置课程、修订人才培养方案、参与教学、授予学位。再次,建立多元人才培养评价体系。大学的根本任务是人才培养,培养学生是教授的天职。我国高校现行人才培养评价采用量化指标,片面追求就业率、考研率,抹杀学生个性化发展色彩,扼制教授教学的创造性。因此,需要创设一个科学合理的教育评价体系。高校应该注重学生内涵式发展,建立由政府、学校、企业、社会共同参与的专业化教育评估体制,将"量化"为主的评价方法改成以质量评价、特色评价为主的多元化评价方法,体现教授治学的差异性,鼓励高校在内涵发展、特色发展道路上深化改革,不断创新。最后,取消行政人员级别,教育、教学资源向广大教师倾斜,关切教授群体的核心利益,避免对行政人员的偏袒,逐步达到去行政化、去官本位的目的。

第三,教授提高学术水平,遵守学术道德。

教授的科研水平、学术道德影响着高校教授治学制度的展开。教授要热爱学生、热爱教学,在教学工作中发挥潜能,以教学启发科研灵感,以科研促进教学质量的提高。教授在科研工作中要进行创新性探索,提高学术成果质量。广大教师要以教学和学术为本,淡泊名利、甘于奉献,不断提升教学能力和科研水平,才能完成教授治学应履行的义务。同时,学高为师,身正为范,遵守学术道德是对教授的基本要求。教授应该自觉遵守学术规范,维护学术道德。

综上所述,教育家办学是高校去行政化的必然选择。有效实现教育家办学的当务之急是培育一大批教育家,并建立推进教育家办学的各种体制。只有这样才能促进学生、教师全面发展并使中国高校迈入世界一流大学。

（本文原载于《西北医学教育》2016 年第 2 期,有改动）

以治代管

——浅析国外大学治理模式及对我国医学院校的启示

任远*

【摘要】我国医学院校治理模式是高等教育研究课题中的重要部分。本文对比国内外大学治理模式,分析国内外高校治理的区别和特点,结合我国医学院校的发展背景和需求,从"外部治理环境塑造"和"内部治理结构改进"两个方面探讨大学治理理念和治理模式提升,希望能对医学院校治理有所帮助。

【关键词】以治代管;大学治理;医学院校

当前高等教育研究领域中,大学治理模式越来越重要,现代大学的治理模式已成为高等教育研究课题中非常重要的一部分。研究国外大学的治理模式可以加强我们对于我国高等教育改革的认识,同时能补充我国高等教育理论体系的不足之处,将有利于我国教育体制的改革,对于解决目前高校普遍出现的各类问题均提供了参考。本文分析国外大学的治理理念和治理模式,通过分析发现国外的治理模式值得我们借鉴的方面,力求得出较为全面的观点,希望能给予高校在未来治理方面一些建议,以促进高校教育教学事业的不断发展。

---

* 任远,硕士,济宁医学院管理学院,副教授,研究方向为高等教育与营销学研究。

一、研究背景及意义

（一）背景

大学治理在高等教育研究领域越来越重要，大学治理关系着学校的发展，我国在大学治理方面还存在不足，有需要改进的地方，因此借鉴国外大学治理模式是有必要的。大学作为一个只追求社会效益的组织，它有很多职责，例如教育教学、学术研究等。同时大学也要满足各个参与者的需求。现代社会中，大到国家，小到一个公司、社区以及学校都需要治理，如何保证学校高效运转，保证实现教育教学、人才培养、学术科研等目标，大学的治理就显得尤为重要。大学必须有高效率的治理模式，因此，现代大学的治理模式已成为高等教育研究课题中非常重要的一部分。

（二）大学治理与大学管理

大学治理和大学管理是不相同的，治理强调从内到外的多方面的管，管理主要从内部来管，是单方面的。大学管理讲的主要是从学校内部来说，大学领导者按照制度及要求，具体实施教学目标、发展计划等内容，从而实现大学的发展，大学管理主要是在学校的内部进行管理，不涉及其他环境，比较单一。大学管理的实施者是大学领导者，受用者是大学里的人或者是财物，是一种从人到物的一种管理模式。而大学治理主要是从多方面来讲，既包括校内又包括校外，是在一个相对整体的环境当中，通过学校制定的治理制度，平衡各个参与者之间的关系，使大学治理朝着一个更好的方向发展。大学治理的实施主体是老师、学生、大学领导者等不同的参与者，实施客体则是不同的人或组织，是一种从人到人或者是组织的治理方式。综上所述，大学治理与管理是不一样的，大学治理包含大学管理，因此，不可将大学治理与大学管理一概而论。

（三）研究意义

大学要想培养出创新型人才，完成教育教学的任务，不仅要有高质量的教学人员，还要有出色的治理者、完善的治理制度以及系统的治理模式。因此，本文主要有理论和实践两个方面的意义，具体如下：

其一，研究国外大学的治理模式可以加强我们对于我国高等教育改革的认识，同时能补充我国高等教育理论体系的不足之处。众所周知，国外的高等教育已有几百年的发展历史，然而我国只有短短几十年的发展过程，因此,无论从教学理念还是治理模式来说,国外大学教育的发展都是值得我们借鉴的。发达国家的治理模式比较成熟,而且还随着国家社会经济的不断发展随时进行调整,以此来协调、调配各种资源要素,使其达到效率的最大化,从而实现教育教学等目标。一直以来,我国高校大多注重如何使学校更适应国家的发展等外部的因素,从而缺乏对于高校内部诸多问题的认识和了解。例如:高校内部治理制度还存在不合理的地方,治理理念没有具体实施等。而国外大学一般注重校内的自治,因此,研究国外大学治理模式能为我国教育改革提供一些好的模式。

其二,研究国外大学治理模式有利于我国教育体制的改革,有益于促进我国形成更好的治理体系,从而解决现阶段高校普遍出现的各种各样的问题。我国高校现阶段广泛存在诸多问题,比如高校内部权利分配不均,学校的行政机关、决策机关、监督机关权利职责分配不明确,这就导致了学校办学效率低下,学生以及教师的兴趣度都不高,最终将导致整个教育的滞后;就学校外部情况来讲,学校过分依赖于政府的决策,政府决定着学校大体方针规划的制定,导致了行政权力与学术权力的不平衡。因此,国外大学的治理模式具有一定的借鉴意义,将有利于我国高校内部结构的优化,促进高校改革的整体发展。

综上所述,研究国外大学的治理模式是有必要的,取其精华,为我所用,以构建适合我国经济社会发展的大学治理模式,促进学校与学生的良好关系的建立。

二、国外大学的主要治理模式分析

(一)国外大学治理理论基础
1.委托代理理论

委托代理理论是指双方一方是委托人,因为某种原因委托人不能完成此项工作,就交给了有能力完成工作的人即代理人,因此就形成了委托方与代理方,这就是委托代理关系。国家或者是企业又或者是学校需要做的就是建立激励制度或者提高福利制度来激励代理人更圆满地完成工作。此理论是国外大学治理模式的一个非常重要的理论基础。

委托代理理论在大学治理中具有一定的可行性,因为国家政府无法全身心地投入大学学校的治理,无法达到预期的目标效果,因此就将全力转移给能够全身心投入学校治理并且有能力的人负责学校的发展,由此产生了委托代理关系。当前的大学中,主要存在四种委托代理关系:一是政府跟公民之间的关系,政府是国家的领导者,也是国家教育的领导者,所以公民将自己受教育的权利交给政府,政府为公民提供受教育的场所,通俗地说就是学校,因而政府与公民之间就形成了委托代理关系。二是政府跟学校管理者之间的关系,政府无法全身心地投入大学治理,因此将权利委托给学校的领导人即校长来负责学校的管理,所以政府与学校之间就形成了委托代理关系。三是在学校的日常运行过程中,由于学校管理者无法全面顾及学校全方位的发展,因此将权利转交给各个院系的管理人来代理,各个院系的负责人就负责院系的管理。因而校长与各个院系管理人就形成了委托代理关系。四是老师与学生之间的关系,老师是知识的传授者,学生是知识的接收者,学生将自己接收知识的权利交给老师,教师则通过各种方式来教授学生知识及能力,因而老师与学生之间就形成了委托代理关系。

由此看来,大学可根据本校的实际情况建立制约机制来管理本校,学校可以建立激励制度以及福利制度最大限度地激励代理人完成工作,实现学校发展的目标,在根据此理论基础下制定的制度可使大学的发展具有很大的自主权,对学校的发展有很大的意义,因此委托代理理论在大学治理中具有一定的可行性。

2.利益相关者理论

利益相关者理论认为学校作为一种只是追求社会效益的社会组织,其中学生、大学管理者、老师、政府、捐赠人、社会组织等都是相关的参与者,此理论在学校治理模式上有一定的意义。其一,大学讲求的是社会效益,利益相关者理论同样也是追求社会效益,两者都不追求经济利益。其二,学校管理者、老师与学生全都参与到学校的治理中,才能实现学校的发展。利益相关者理论的内容也是强调所有相关方都参与。因此,此理论对于高校的治理有特别重要的意义,每一个方面的相关者都参与学校的治理不仅有利于促进高校的发展,更有利于高校各参与者之间的关系更为紧密,以此实现学校的发展目标。

(二)国外大学的主要治理模式

1.董事会治理模式

董事会治理模式的理论基础是委托代理理论,学校会在内部设立董事会,董事会就是代理方,负责学校的发展。国外的大学大部分都倡导学术自由,其中美国耶鲁大学采纳的就是董事会的治理模式,董事会是耶鲁大学最高权力代表,董事会的主要职责是制定学校大体发展规划和办学目标,领导学校全体教职人员和学生。在董事会领导下的校长负责制的带领下,学校的行政权力与学术权力两两分开,这两大部分共同支撑学校的发展,行政与学术都在各自的领域进行治理,这样使得学校能够正常运行,提高治理效率,又能保证学术科研的正常发展。因此,董事会的治理模式不仅能体现民主又能体现高效。

2.利益相关者治理模式

利益相关者治理模式的理论基础就是利益相关者理论,与学校有关系的各个方面都可以作为参与者参与学校管理,这就是利益相关者模式,因为政府、大学管理者、老师、学生以及各企业或者社会组织都参与学校的治理,所以说他们更像是一种合作伙伴关系,他们之间的关系是基于具有共同利益这一基础之上的。运用利益相关者模式治理的大学赋予每一方参与者权利,而不再局限于学校的内部人员,在治理过程中,参与者都有利益牵涉其中,因此管理人员的积极性是很高的,这是一种效率特别高的高校治理模式。在实施过程中,各方会因为观点不同而产生意见分歧,因此,为了更好地治理,许多高校专门设立了治理机构来平衡和调节各种分歧和摩擦,以便把分歧和摩擦降到最低。

3.教学人员治理模式

由学校的教学人员治理和管理学校的治理模式就是教学人员治理模式,由于教学人员长期在学校进行相关的工作,他们最了解学校治理模式还存在什么问题以及哪些问题需要改进,所以,从学校的教学发展方面来讲他们最有发言权。从根本上来讲,教学人员治理模式是与"教授治理"以及学术自由分不开的,世界著名学府英国的剑桥大学就是这一模式的运用者,剑桥大学会在其学校内部设立教授会,由教授会负责具体事物的管理。虽然教学人员治理模式运用较多,但也存在很多局限性,因为学校的教学人员并不能代表所有的参与方,常常受到不同程度的攻击,但该模式却是大学治理模式中回归最频繁的治理模式。国外几乎所有的大学都不同程度地运用教学人员治理模式,这样的模式不仅能够促进教学人员发展,还能实现学校的发展目标,它的优势是明显的。

4.公司治理模式

作为当今大学十分盛行的一种高校治理模式,公司治理模式已被广泛使用,其理论来源是商业公司治理模式,公司治理模式的重点主要集中在大学的财务管理方面,因为学校没有相关的专业人士来管理学校的资金财务,所以就需要专门的人员来解决学校财务管理不善、效率低下等问题。运用公司治理模式的大学认为,学校只有交给经过专业培训的专业人士来治理,在制定学校大政方针及发展规划时才会以专业的角度去审视这些问题,才能提高治理效率,学校才能实现发展的目的。

5.混合治理模式

混合治理模式指的是结合学校自身特点及具体情况,采用多种治理模式,其中包括老师、学校领导者、学生和各利益相关者共同参与学校治理。当代大学的发展由很多因素决定,一种治理模式可能无法完全适应学校的发展,因此,许多大学就会将其他治理模式的优点结合到一起为学校服务,这样既能保证学校有效运作,又能更好地实现学校的发展规划以及教学目标。

三、国外大学治理模式特点分析

(一)国外大学治理模式的特点

1.行政权力与学术权力分离

国外许多大学都认为"以学生为本""发展学生的个性化"是基本的理念,一般都提倡学术自由,给予学生自由选择的权利,使学生的权利得到尊重。因此,国外的大学中有专门的校领导者拥有行政权力,管理学校平时的工作,而学术方面就交给学校的教授负责,这样做有利于校领导与教授各司其职,各自负责专门的领域,这样能发挥每一方的最大潜能,保证学校的发展,使得学校能够正常运行,提高学校治理效率,保证学术科研的正常发展。

2.多元主体共同参与

随着时代的发展,大学已经不再是独立存在的个体,大学与政府、外界社会团体的联系越来越密切,因此大学是政府、老师、学生、学校领导者和社会团体共同参与管理的结果。其中政府是大学强有力的支持者;老师则是大学内部最重要的主体,是大学发展的关键和灵魂。因此国外大学新的突破就是加强教学人员对于学校事务管理的参与程度,他们才是对学术研究及教学情况最为熟悉的人,当然也需要有学生、行政人员和服务人员,他们也是大学利益相关者中不可缺少的一部分,这样的管理使得大学治理更能体现多方的共同利益。

3.学校自治化程度高

每个国家的政府都对本国高校进行宏观调控,但政府的管理力度大不相同,国外多倡导学校自治,大学拥有较大的自主权。国外大学的治理模式发展也较成熟,学校完全拥有自治的能力,可以不依赖政府独立地管理学校。国外大学与政府之间的关系更像是一种合作伙伴关系,学校通过自治就能完成教育教学目标,为国家政府提供高素质创新型人才;政府更像是一个监督者的角色,监督学校,给学校提供资金支持。

4.更加效率化、系统化

国外大学治理模式正在由传统型、服务型向支持型教学治理模式转变,通过国家政府、任教人员、行政人员、学生等不同群体的共同努力,促进学生的发展,实现学校发展目标。为此,国外许多大学设立了专门服务于学生和学校发展的教学管理服务体系,提升了教学服务水平,为学生提供多元化知识体系和校园活动,使得管理体系更效率化、系统化,提升了学校与学生的发展空间,促进了学生的全面发展。

(二)我国高校与国外高校在治理模式上的异同点

虽然我国国情与国外不同,高校治理模式与国外大学也存在一定的差异,但仍存在相同的地方,其共同点表现在以下四个方面。

1.政府与学校治理的有机结合

各国政府都对大学进行宏观调控,学校拥有自主权,权利职责明确,学校的治理与政府的宏观调控有效结合。

2 学校内部权责统一,分工明确

高校内部都有三个重要机构,即决策、执行、监督权力机构。决策机构一般是学校的最高权力代表,负责具体制定学校事务的决策;当一个决策下发后,一般由相关的执行机构负责决策的执行,执行机构一般由院系的各个负责人来担任;监督机构一般是在决策机构实施决策时负责监督的任务,监督决策实施过程,指出不足并促使相关者加以改正。因此各个机构配合默契,保证学校的正常运行,促进学校的发展。

3.行政权力与学术权力相辅相成

高校都由行政权力与学术权力两大部分构成,这两大部分共同支撑学校的发展,行政与学术都在各自的领域进行治理。

4.学校法律法规明确

国外发达国家的政府通过制定法律来明确大学的独立地位,我国高校的治理模式是党委领导下的校长负责制,校长有决策权,掌握学校的大政方针规划,国家通过法律法规确定高校的独立法人地位。总之,国内和国外的高校都有法律法规来明确学校的权责关系。

尽管国内外高校在治理模式上有相同的地方,但也存在差异,其中一个主要不同点表现在学校与政府之间的关系上。在国外,政府对学校的管理比我国松散,大学拥有较大的自主权,例如英国一些大学获得政府许可,就可以按照学校内部的章程安排进行自治,完全由学校自主管理学校发展规划。我国高校实行的治理模式是党委领导下的校长负责制,在这样的制度模式下,高校与政府之间的关系要比国外的高校与政府之间的关系更紧密。

三、国外大学治理模式对我国医学院校的启示

(一)加强医学院校外部治理环境的塑造

1.增强医学院校自主治校能力,减少对政府的依赖

现阶段的教育资源和教育发展有密切关系,依靠政府力量扶持使医学院校发展受到限制。应在完成现阶段教育发展目标的基础上,提高医学院校自治的能力,在资源方面减少对政府的依赖,提高医学院校自主办学能力,借鉴更新的治理模式来加强学校对内部的治理,以加大对学生学习的资源投入。开阔医学院校办学思路和发展空间,使学生的创新意识和能力在相对自由的空间下发展。

2.加强医学院校和社会融合

教学资源多元化,可以弥补教育投入不足的缺陷。医学院校应增加与社会合作,与校外企业建立良好的合作伙伴关系,同时鼓励企业家、社会组织以及知名校友向高校进行捐赠。这样使教育资源多元化的同时培养医学院校学生的社会实践能力及与医学院校的感情关系,对医学院校实现教育教学的发展目标,实现校生关系的良性发展有众多优势。

（二）加强高校内部治理结构的改进

1.明确个人权责，强化行政职能

应保持在原有治理模式的基础上，加强医学院校去行政化力度，强调行政职能的作用，使参与者都能知道自己的责任与权利，作为医学院校教职工更应该明确自己身处职位的职责。这并不是限制教职工的活力，反而在一定程度上增强医学院校教职工活力，使每位教职工在自己的权责范围内自由活动，让医学院校所有项目决策及执行都能具体量化到每个人。

2.重视学术作用，加强学术建设

学术是大学立足的根本，医学院校更应如此。学术促教，学术立校的作用应被重视。医学院校的治理应该以学术治理为核心，通过重视学术建设，平衡行政权力与学术权力的关系，使行政权力泛化的现状得到改善，让医学院校教师更好地参与教学工作及学校治理。应当明确医学院校教师始终是发展过程的中坚部分，是教学理念的实践者。只有注重医学院校的学术建设，才能使医学院校得到进一步的发展。

综上，本文通对过国外大学治理模式思考，用"内外兼修"来完善医学院校的治理模式，希望以上几点探讨对医学院校未来的发展有所帮助。

应用型院校交叉学科创新创业
教育体系构建研究

——以济宁医学院市场营销专业为例

李珊珊*　于永娟　范素芳

【摘要】创新创业教育体系的建设是开展创新创业教育的重要保障,本文以应用型院校交叉学科作为研究对象,在对创新创业教育内涵、应用型院校交叉学科开展创新创业教育的优劣势分析基础上,提出创新创业教育体系的构建原则,并提出构建双体互促多方协同的创新创业教育体系。

【关键词】医学院校;交叉学科;创新创业;教育体系

大学生是推进大众创业、万众创新的生力军[1],在大学开展创新创业教育,不应是缓解大学生就业压力的权宜之计[2],而是促进高等教育与经济发展、社会进步紧密结合,培养国家所需创新型人才的历史使命。济宁医学院是一所应用型本科医学院校,在 2004 年开设市场营销专业,2012 年学院根据地方经济发展对人才的需求,依托学校既有的资源,开创性地设置了市场营销专业医药营销和保险营销两个专业方向。在创新创业教育的改革中,市场营销专业进行了大量有意义的探索,从人才培养方案的修订、课程体系

---

* 李珊珊,硕士,济宁医学院管理学院,副教授,研究方向为创新创业教育、教育经济与管理。

① 参见李克强:《大学生是推进大众创业、万众创新的生力》,2015 年 10 月 20 日,http://www.chinanews.com/gn/2015/10-20/7579904.shtml.

② 参见冀宏、顾永安等:《应用型人才培养视域下的创新创业教育探索》,《江苏高教》2016 年第 4 期。

的建设、教学方法的改进与实践体系的构建等方面进行了调整，但由于医学院校开设的市场营销专业交叉学科的特点及在学校学科建设中的地位，创新创业教育体系建设过程中仍然存在课程结构不合理、创新创业教育课程与专业课程融合欠佳、资源整理不到位等问题。因此，本文以市场营销专业为例探索医学院校交叉学科创新创业教育体系的构建问题，以期为应用型院校交叉学科的创新创业教育建设提供一定的借鉴。

一、创新创业教育内涵

创新创业教育是一种新的教学模式和教学理念，是我国首创的概念。[①] 将创新创业做为一个完整的概念提出，既能体现创新、创业的重要性，又能体现二者之间密不可分的内在关系。

创新最早由经济学家熊彼特提出，是一个经济概念，即建立一种新的生产函数，把一种从来没有过的关于生产要素和生产条件的新组合引入生产体系；所谓创业就是这种新组合的实现。由此看出，创新侧重于思维层面，是某种方法、技术或理论的新发现或发明，而创业侧重于实践，是现实世界中的资源整合，开辟新的事业或企业，是创新思维的外在表现与结果。创新是创业的本质，创业是创新的载体和表现形式。[②] 创新创业天然的内在关系决定了不应将其分割开来，而应将其作为一个整体来研究，因此创新创业教育的内涵可界定为，通过一定的教育手段与科学方法，培养具有创新意识、创新能力、创业精神和创业技能的教育。

创新创业教育不仅体现在课堂教学中，还应包括培养学生的专门实践活动及与企业、政府协同开展的一系列活动，因此，创新创业教育是一项系统工程，需要校、企、政、社多方协同才能实现。

二、应用型院校交叉学科开设创新创业教育的优劣势分析

（一）优势

一是应用型本科院校的定位与创新创业教育目标、实施路径相辅相成，协调一致。应用型本科院校一般为地方高校，其发展目标定位于培养服务

---

① 参见石国亮：《时代推展出来的大学生创新创业教育》，《思想教育研究》2010 年第 10 期。

② 参见王丽娟、吕际云：《学习借鉴熊彼特创新创业思想的中国路径研究》，《江苏社会科学》2014 年第 6 期。

地方经济、社会发展的应用型人才。由此决定了其服务定位于适应地方经济社会发展，为地方培养人才，并依托地方政府、企业等部门不断发展完善，这也恰恰是创新创业教育开展的必要条件。在教学定位上，应用型高校作为培养应用型人才的院校，必须大力推进产学研合作的教学体系，提升学生创新思维和动手实践能力，这是创新创业教育开展的必要途径。在人才培养定位上，区别于研究型和高职高专院校的人才培养，应用型院校定位于培养能够将理论知识与实践能力进行最佳结合的应用型创新型人才，该种人才培养包含于创新创业教育当中。在师资队伍建设定位上，为确保应用型人才的培养，师资队伍在技能上要求熟悉业务和专业知识[1]，这与创新创业教育对师资队伍的要求也是一致的。创新创业教育注重实践能力、创新能力的培养，强调实践课程的重要性，强化产学研教育融合的教育理念和路径恰是应用型人才培养的保障，而应用型院校依照既有的定位所进行的改革与软硬件设施的建设也是开展创新创业教育的基础。

二是交叉学科突破学科内部局限，学科间相互交叉与渗透、多方资源整合的特点有利于创新创业教育的开展。以市场营销专业为例，市场营销医药营销和保险营销两个专业方向是市场营销学、药学、管理学、经济学、保险学等多门学科的交叉，课程体系建设、实践课程安排、实训基地建设等方面都体现出了多方资源整合、通识教育与专业教育相结合、理论与实践相融合的特点，在此基础上开展创新创业教育将驾轻就熟，事半功倍。

(二)劣势

一是市场营销专业作为交叉学科在学校学科建设中不占优势。在医学院校开设市场营销专业，相对于综合院校或财经院校，其获取的学校资源与支持力度偏低，不能形成多学科相互支撑的合力，难以形成规模效应。由于市场营销专业不是学校重点发展学科，在政策导向、资金投入等方面难以获得支持，自身较弱的资源条件又影响到相关项目的申请，难以获得各级政府、社会支持，从而阻碍了创新创业教育的开展。

二是市场营销专业在软硬件设施建设上亟须完善。市场营销医药营销专业方向和保险营销专业方向开设时间较短，当前共有专任教师20人，学历均为硕士及以上学历，大部分教师没有企业工作经历；共有营销实战沙盘

---

① 参见潘懋元：《略论应用型本科院校的定位》，《高等教育研究》2009年第5期。

实训室、物流管理沙盘实训室、网络营销实训室、电话营销实训室、情景模拟实训室等多个教学实训室,有营销、物流、财务类软件5套,由于教学软件相对昂贵,申请购置困难,还不能满足营销专业学生对国际市场分析、市场调研、营销技能与客户关系管理等技能的训练,使实验室训练功能大打折扣。在对市场营销专业学生实践课程的调研中,有34.4%的学生对实验课程内容设置不满意和很不满意,甚至认为实验课程是在浪费时间。实验课程内容缺乏创新性和吸引力,与真实市场环境相差甚远。

三是市场营销专业生源质量不佳。医学院校市场营销专业的学生大部分为调剂生,在对山东省部分医学院校抽样调查中发现,市场营销专业第一志愿报考虑仅为24%[1],我院该专业的报考率更低,且部分学生为从高职高专院校考取过来的春季考生,学生学习市场营销专业的积极性和学习能力较差。

三、应用型院校交叉学科创新创业教育体系构建原则

应用型本科院校的创新创业教育体系的设计应以本校定位、本专业人才培养目标为指导进行设计,突出应用型本科人才培养的特色——理论与实践相结合,既有较扎实宽厚的理论基础,也有将理论应用于实践的能力,二者均衡发展不能偏废。

第一,以生源特点为依据。《国务院办公厅关于深化高等学校创新创业教育改革的实施意见》提出创新创业教育应面向全体,分类施教。创新创业不是与生俱来的,是可以通过后期培养来塑造和提高的,因此应面向全体学生开展创新创业教育,但每个人资源禀赋不同、创新创业意愿要求不同,因此,还应根据学生的学习能力、创业意愿等分类、分层进行指导。

第二,以资源整合为手段。资源整合既是创新创业教育开展所需手段,也是新开办交叉学科在自身资源匮乏下的必要举措。通过整合校内、校际、校企、校政师资、实践教学基地、实验教学平台等弥补交叉学科创新创业教育软硬件设施的不足。比如医药营销专业,理论课程需要借助药学、临床、附属医院的教师资源,实验室可与药学、计算机等相关院系共享,实践教学

---

[1] 参见陈军:《医学院校市场营销专业培养目标的探索性研究》,《中国高等医学教育》2014年第12期。

平台可通过与培训学校、医药企业进行联合办学,共建实践教学基地或借用合作单位现有资源等形式进一步完善,从而在现有条件下实现资源共享,提高学生创新创业的能力。

四、应用型院校交叉学科创新创业教育体系的构建

(一)构建双体互促多方协同的创新创业教育体系

根据应用型院校人才培养定位,市场营销专业人才培养目标、学科特点及创新创业教育的目标内涵,创新创业教育体系的建设应以培养具有创新精神、创业能力的地方应用型人才为目标,通过加强理论课程体系和实践课程体系的层次化建设,将创新创业教育通过多种形式逐层渗透,重点嵌入,实现理论教育体系与实践育人体系相互促进与支撑,校、政、企、社多方协同的创新创业教育体系。创新创业教育体系见图1。

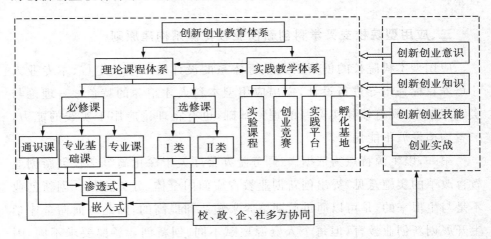

图 1 创新创业教育体系

创新创业教育哲学从属于教育哲学但又高于教育哲学,它更强调主动性、超越性与转化性[①],由此决定了创新创业教育体系应在既有教育体系基础上加强旨在提高创新精神、创业意识、创业能力培养的课程建设,从而为高校毕业生设定"创业遗传代码",以利于他们在就业岗位上开创性工作,抑或在毕业时或毕业后在适宜的情况下开创自己的事业。

---

① 参见王占仁:《高校创新创业教育观念变革的整体构想》,《中国高教研究》2015 年第 7 期。

应用型本科院校的市场营销专业在开展创新创业教育时应在注重理论教学的基础上加强实践教学,二者不可偏废,这是应用型院校人才培养定位的体现——培养理论基础知识扎实、综合素质高、理论转化为实践能力强的应用型人才。理论课程体系分为必修课和选修课,必修课分为通识课、专业基础课与专业课,选修课分为Ⅰ类选修和Ⅱ类选修课。

创新创业教育课程应针对不同学生的心智发展与能力情况进行分类施教和分层设课,对于重要的创新创业教育课程应"嵌入"通识课和选修课中进行开设。通识类创新创业教育课程主要培养学生创新创业意识,使其对创新创业产生浓厚的好奇心和强烈的求知欲;选修类创新创业课程为那些对创新创业特别感兴趣、有天赋的学生提供进一步学习相关知识的机会,进一步加强其创新创业的理论基础。

在专业课及专业基础课中采用渗透式教育将创新创业方法、精神融入专业授课当中。当前,济宁医学院市场营销医药营销方向的创新创业教育内容主要采用的是渗透式教育方式:在专业基础课程中主要开设与市场营销专业相关的大经管类理论基础课程如经济学、管理学、统计学,在专业课程中开设方向特色课程,如药事管理、药剂学、医药营销学等。在专业课程与专业基础课程的授课过程中,通过多种教学方法,如 PBL、反转课堂、"三明治"等探究式、学生主体式教学方法的运用,通过在相关课程讲解过程中逐渐渗透创新创业的思想,以培养学生的创新思维与创业精神。必修课中的创新创业通识教育课程和专业课程中的创新创业思想渗透是"广谱式"教育,面向全体同学,使其对创新创业形成初步印象,学生在选修课中选择的创新创业课程是根据学生的学习意愿开设的,实现了初步的"分类施教"。

实践教学是培养应用型创新创业人才的重要手段,分为实验课程、创业竞赛、实践平台、孵化基地四种类型。实验课程主要开设在校内,是对理论知识的验证与工作任务的仿真模拟,该项活动的开展以老师的实验设计为主,面向全体同学,以培养创新创业意识为主。创业竞赛以国家、省、校企合作举办的赛事为主,由学生自愿报名参加,经筛选后组建团队配备专业老师辅导,面向部分具有创新创业意愿和天赋的学生,以加强创新创业意识和技能为目的。实践平台主要是在大四实习阶段,面向全体学生,根据学生所学专业和实习意愿,将学生输送到合作企业的相关岗位进行实习,以提高学生动手实践能力和对相关工作岗位的认知,为毕业后尽快适应工作环境开创一番事业提供基础。在学校实验设施不能满足实验课程需要时，也可在其他时间段通过企业见习、寒暑假的短期企业实习，或者学院与企业、事业单位等建立人才培养共建平台，利用社会资源为学生提供实习机会。孵化基地是由政府、学校出资建设，专门为既有强烈的创新意识、创业意愿，也有较高的创业技能的同学开设的实践基地，该种实践活动对学生创新创业素质要求最高，是创新创业教育在实践方面的进一步深化，也是对前期创新创业教育的检验。

创新创业教育的开展依赖于各类资源的整合，包括课程资源的整合、教学方法的整合、师资队伍的整合、实践基地的整合等。这远非高校一己之力所能为，需要高校、政府、企业、社会的多方协同合作。

（二）保障措施

第一，高校。高校作为创新创业教育主体，应发挥主导作用，立足本校资源、定位，进一步修订人才培养方案，将创新创业融入育人目标；积极进行教育教学改革，根据经济社会发展对专业人才要求完善课程设置，调整课程内容，改进教学方法，通过"引进来，走出去"的方式加强"双师型"教师队伍建设；协调各院系间的资源共享，提高资源利用率；成立创新创业学院，整合团委、教务处、学生处关于创新创业的职能，集中管理，统一负责创新创业教育的方案设计和管理体制机制的设计；将更多的资源向交叉学科、弱势学科倾斜，使各专业的创新创业教育齐头并进，学校创新创业教育的整体水平更上一个台阶。

第二，政府。这里的政府主要是高校所在地的地方政府部门及高校主管部门。[①] 政府部门应大力宣传创新创业教育，营造良好的社会氛围，纠正人们对毕业生创业的偏见。高校主管部门应积极组织创新创业项目、竞赛等活动为学生创新创业提供锻炼机会和资金支持，定期对学校的创新创业教育进行监督指导，并提出整改意见。地方高校应联合当地工商、税务、人保、银行等部门在政府公开网站建立企业申办流程、相关业务说明、政策优惠等情况，为学生创新创业指点迷津。政府部门可对与高校合作的企业单位进行税收减免等优惠政策以激发企业合作办学的积极性；出台教师多点

---

① 参见李月云、杨文艺：《强化协同：新建本科高校创新创业教育改革的路径选择》，《国家教育行政学院学报》2016年第2期。

执业的具体政策,为教师到企业实习培训提供政策依据。

第三,企业。企业是创新创业的主体,是创新创业教育的直接受益者。[①]企业应加强时代责任感,履行社会职责,为创新创业人才的培养提供支持;参与高校人才培养方案的修订,将行业用人标准融入人才培养目标,与专业教师商讨调整课程结构,加入解决企业紧缺知识的课程,参与实验课程内容设计,使实验课程内容更接近真实环境,与高校共建实践教学平台,选派优秀的业务人员、管理人员指导学生的实践,将企业的实战技能与经验引入实验课;参与双师型教师的培训工作,企业与高校通过契约的方式明确双方的责任和义务,由企业提供场地与技术指导,高校或政府出资为教师实践技能的提高提供支持。

第四,社会。行业协会、社团组织等应为大学生创业提供方向性指导、专业化服务。教育培训机构对大学生创新创业的培训应更趋多样化、个性化、规范化,能够根据大学生的需求与能力量身定做创新创业培训内容。作为家长,应摒弃对自主创业的偏见,尊重孩子自主创业的意愿,积极为其创新创业提供精神鼓励与物质支持。

(本文原载于《医学教育研究与实践》2017 年第 3 期,有改动)

---

① 参见安祥林、迟桂华等:《医学院校市场营销专业特色建设研究与实践》,《西北医学教育》2013 年第 5 期。

"健康中国"战略下运动康复专业人才培养研究

杨宝成[*]

【摘要】"健康中国"战略的实施增加了社会对运动康复专业人才的需求,是高校专业建设面临的重大机遇。本文通过调查研究各高校人才培养方案,分析人才培养存在的问题,并提出相应的对策。

【关键词】健康中国;运动康复;人才培养

2016 年 10 月 25 日,中共中央、国务院发布了《"健康中国 2030"规划纲要》(以下简称《纲要》),《纲要》是推进健康中国建设的宏伟蓝图和行动纲领,正式拉开了健康中国建设的大幕。国民健康长寿,是国家富强、民族振兴的重要标志。因此,《纲要》提出健康优先原则,以全民健康为根本目的,加快形成有利于健康的生活方式、生态环境和经济社会发展模式[①],未来 15 年,健康中国建设将大大提速。"健康中国"战略的实施增加了社会对运动康复专业人才的需求,是高校专业建设面临的重大机遇。我国运动康复专业起步较晚,2005 年开始招生。之后发展迅速,截至 2017 年,共有 44 所高校开设了本专业。

一、"健康中国"战略下运动康复专业人才需求分析

(一)提高全民健康素养对运动康复专业人才的需求

要想提高全民素养,就需要对大众普及健康科学知识,引导大众养成

---

* 杨宝成,硕士,济宁医学院管理学院,讲师,研究方向为教育管理、卫生事业管理。

① 《"健康中国 2030"规划纲要》,2015 年 10 月 25 日,http://news.xinhuanet.com/health/2016-10/25/c_1119786029.htm。

健康的生活方式。目前大众健康科学知识比较匮乏,不健康的生活方式引起的糖尿病和肥胖症等疾病及亚健康问题不断增加。由运动康复专业人才对大众健康生活方式进行指导及干预,通过科学的运动可以缓解或治愈上述疾病。同时,"以疾病治疗为中心"难以解决人的健康问题,也不可持续,提高预防意识[①],推进全民健康生活方式行动,提高全民健康素养才是解决人的健康问题的根本。这些工作需要大量的运动康复专业人才。

(二)提高全民身体素质对运动康复专业人才的需求

健身可以提高身体素质。全民健身运动需要在科学指导下推进,要把运动的安全性放在首位。[②] 采用什么方式健身,运动量是多少,这些都因人而异。不当运动导致跟腱炎、膝关节损伤甚至失去生命的例子比比皆是。同时,运动损伤之后,采用什么样的治疗措施才能康复,也需要科学指导。可见运动康复专业人才是科学健身的重要保障。

(三)人口老龄化对运动康复专业人才的需求

2016 年我国 65 周岁以上老年人口 1.44 亿人,占总人口的 10.47%,而 2005 年这一数据为 1.01 亿人,占总人口的 7.7%,10 年期间老年人口增长了 0.43 亿人。健康中国建设立足全人群,包括老年人。老年人往往容易患上糖尿病、高血压、老年骨质疏松症和颈肩腰腿疼痛等各种老年疾病,同时又较容易听信各种虚假宣传,会去听各种欺骗性讲座,买各种所谓的"保健品",这些盲目错误的养生保健方式会产生巨大负面作用。正确途径应是由运动康复专业人才对老年人进行身体检查评估及合理饮食和科学运动的指导。

二、运动康复专业人才培养存在的问题

(一)人才培养目标不科学

运动康复专业培养的人才既不应"姓体",也不应"姓医",而是"体医"融合。但是通过查阅各个高校的人才培养方案发现,体育院校开设的运

---

① 参见温长路:《奏响健康中国的新乐章——写在"健康中国"专栏开栏之际》,《亚太传统医药》2016 年第 3 期。

② 参见郭建军:《健康中国建设中体育与医疗对接的研究与建议》,《慢性病学杂志》2016 年第 10 期。

动康复专业其人才培养目标往往注重其运动属性,而医学院校则更注重其医学属性。运动是康复的手段,这一手段的实施要建立在科学全面的医学评价之上,培养的应该是既懂"体"又懂"医"的复合型人才。大部分高校的培养目标往往注重病后或损后的"治疗",而忽略了病前或损前的"预防"。

(二)人才培养要求(规格)不完善

其一,忽略了思想道德和职业道德素质目标。部分高校的培养方案中仅有知识目标和技能目标。其二,高校人才培养方案修订不及时。人才培养方案的修订费时费力,并且牵一发而动全身,导致部分高校的人才培养方案多年不变。其三,职业道德素质目标不够全面深刻。对于职业道德素质目标,部分高校泛泛而谈,有的仅用"具有较高的职业道德水平"一句话概括。高尚的医德比精湛的医术更重要,运动康复专业人才培养的职业道德素质目标应当着重突出,并且要全面深刻。

(三)课程设置不合理

第一,专业教育课程设置不合理,高校间差异大。笔者通过调查发现通识教育课程各高校差异较小,大都能按照教育部文件规定执行。由表1可知,三所高校专业方向课程(必修)门数、学分、学时趋同。但通过进一步对比人才培养方案,发现高校间课程有很大差别,并且存在应当开设而没有开设的情况,比如部分高校没有开设太极拳或将其放入了选修。专业基础课程和专业方向课程(选修)差异较大。专业基础课程存在的主要问题是课程设置不全面。根据《高等学校体育学类本科专业教学质量国家标准》(以下简称《标准》),运动康复专业的专业基础课程包括体育概论、体育社会学等7门课程,学分不少于16学分。部分高校的专业基础课程并未全部包括上述7门课程。专业方向课程(选修)存在的问题是最低选修学分和开设课程门数少。[1]

---

[1] 参见岳成美:《供给侧改革视域下医学院校劳动与社会保障专业教学体系优化研究》,《西北医学教育》2017年第1期。

表 1 专业教育课程设置情况对比表

学校	专业基础课程			专业方向课程（必修）			专业方向课程（选修）		
	开设门数	学分	占总学分比例	开设门数	学分	占总学分比例	开设门数/学分	最低选修学分	占总学分比例
北京体育大学	6	20	13.16	10	35	23.03	20/45	22	14.47
武汉体育学院	11	30	23	9	30	23	17/27	21＋6（术科课程）	20.9
长沙医学院	17	40	22.5	13	53	29.8	4/4	2	1.12

资料来源：各高校人才培养方案。

第二，创新创业教育课程缺失。我国从 2015 年开始全面深化高校创新创业教育改革，由于部分高校人才培养方案修订不及时，导致没有明确其目标要求，也未开设相应课程，仅以奖励学分制度组织实施。也有少部分高校创新创业教育组织实施非常规范，如长沙医学院开设了创新创业基础教育这门必修课，2 个学分，另外还开设了创新教育和学术讲座、大学生创新课题研究实践两门选修课，各 2 个学分。

（四）实践教学薄弱

首先，实验教学质量不高。一是开设的实验课具有一定的随意性，不同高校的实验课差别较大。其主要原因是各个高校自身师资力量和实验室条件不同。二是对于实验课的管理有待规范，教学效果有待提高。实验课日常管理制度和督导制度落实不力，制度没有严格执行，实验课也就流于了形式。部分实验课的内容、组织形式、教学方法多年不变，教师应付，学生也乐于接受，实验课教学效果差。

其次，实践教学基地建设落后。目前各高校的基地在数量上基本能够满足毕业实习需要，主要在各级医院、体育训练基地和运动康复中心进行实习。[1] 但在软件建设上相对落后，校企双方合作交流不够深入，双方责权利

---

[1] 参见冯宁：《运动康复专业校外实践基地建设的理论模型构建研究》，《山西大同大学学报》（自然科学版）2015 年第 2 期。

划分不清晰,质量监控不到位,这制约了实践教学基地的质量和人才培养的效果。

最后,毕业实习时间短。《标准》规定运动康复专业的毕业实习应在24～40周。虽然大部分高校都满足此要求,但有不少高校仅仅满足下限24周。毕业实习时间短制约着培养人才的实践动手能力,影响了人才培养质量。

(五)师资力量薄弱

目前我国运动康复专业高层次人才缺乏,教师教学能力与科研水平还有待提高。其根本原因是我国运动康复专业起步较晚,导致人才储备不足,师资力量薄弱,2005年开始招生培养专业人才,并且仅有三所高校招收第一届本科生,按照人才成长规律,目前我国运动康复专业高层次人才是相当缺乏的,大部分高层次人才最早是从运动人体科学和康复治疗学转行而来。[①]加上专业跨学科性质,教师既要懂"体"又要懂"医",需要较多的知识储备,人才成长极为不易。

三、运动康复专业人才培养的改进措施

(一)科学制定人才培养目标

学校的地缘、学缘、办学条件和定位差异会导致人才培养目标有自身特色,但总体目标应当一致,即培养的是"体医"融合的应用型人才。运动康复是体育与医学的有机结合,培养在系统学习基础医学、临床医学、中医学、康复医学以及运动人体科学基本理论和基本知识基础上,熟练掌握现代康复治疗技术、中医养生康复技术、体育医疗技法以及运动损伤防护等技能,能够进行预防、治疗及改善老龄、疾病和损伤带来的功能障碍的应用型人才。[②]

(二)完善人才培养要求(规格)

一方面,部分高校的培养方案应当尽快修订完善。一是加入思想道德和职业道德教育目标。二是补充"健康中国"新思想新精神,这是思想道德

---

① 参见王定宣、陈巧玉、彭博:《中国运动康复专业人才需求与培养现状调查》,《成都体育学院学报》2016年第2期。

② 参见齐大路、方千华:《大健康产业视野下我国运动康复专业人才培养改革与创新》,《武汉体育学院学报》2016年第12期。

素质培养的重要内容之一,需要在课程设置中有所体现。三是细化职业道德素质目标,具体应当包括热爱运动康复事业,愿意为大众健康奋斗终生;树立依法行医观念;关爱患者,一切从患者利益出发;尊重患者,保护患者隐私;一视同仁、平等地对待每一位患者等几个方面。

另一方面,切实重视思想道德和职业道德教育。重视德育不能仅停留在人才培养方案的完善上,关键还要将德育贯穿人才培养全过程,采取具体措施以达到培养目标。首先,坚持思政育人和专业育人两手抓。专业课在德育中占有重要地位,但往往容易被忽视,需要进一步挖掘专业课的德育元素,形成与思政育人的良性互动。其次,注重校园文化建设,优秀的校园文化能够潜移默化地影响学生,塑造良好的道德情操。最后,教师应当为人师表,小到衣着打扮、言谈举止,大到奉献、敬业精神都要给学生做好榜样。

(三)优化课程体系

第一,完善课程设置。一是按照《标准》将体育概论、体育社会学等7门课程全部纳入专业基础课程体系,具体学分及开课学期由高校根据自身专业特点及办学规律而定。二是将武术、太极拳等中国特色课程纳入教学。三是增加专业方向课程(选修)的最低选修学分和课程门数,选修课分模块进行。北京体育大学将选修课分为 AT、PT 和研修三个方向,其中研修方向主要满足学生研究生阶段学习和出国深造的需求,此做法值得其他高校借鉴。

第二,加强创新创业教育。要明确创新创业教育目标要求并纳入人才培养方案。根据学校自身条件特色设置创新创业必修课、选修课及实践环节。由于学时和课程特点的原因,仅靠课堂教学完成不了创新创业教育目标,还要积极开展校内外各种教育活动。比如组织各种学术报告、安排各种竞赛活动、鼓励学生参与教师科研、开展师生读书会、参加社会调研和志愿活动等。

(四)强化实践教学

首先,切实提高实验教学质量。由于运动康复专业开始时间短,导致部分高校实验室建设尚未到位,应加大经费投入完善实验室建设,为实验课的开设提供保障。对课程进行充分调查论证,确保需要开设实验课的课程能够全部开设,从而提高实验教学比重。采取激励措施,提高教师对实验课教学内容和教学方法进行改革的积极性。完善实验课日常管理制度和督导制度,加强质量监控。

其次,加强实践教学基地建设。一方面需要建立新基地,加强与医院体检中心的合作。随着我国社会福利制度的完善,定期体检人群增加。体检报告中的饮食和运动建议不够详细,缺乏针对性,可由运动康复专业人才对体检人群的健康素质进行科学评价,并提出相应的解决方案。另一方面,理顺合作双方的责权利关系,进行深度合作,形成人才、技术、科研和设备等方面的优势互补,完善实践教学计划、教学过程和考核评价,实施动态教学质量监控。

最后,延长毕业实习时间。运动康复专业实践性强,没有长时间的实践教学作为保障,很难实现人才培养目标。建议尚未实行"3+1"人才培养模式(3年校内学习+1年校外实习)的高校尽快修订人才培养方案①,保证毕业实习时间。在这方面,可以借鉴北京体育大学的做法。北京体育大学规定,学生毕业实习累计时间不少于 40 周,通过考勤、作业、带队老师评价和撰写实习报告的形式进行实习考核。

(五)加强师资队伍建设

结合当前实际,师资队伍建设应当采用"引进+培养"的策略。加大高层次人才的引进力度,制定完善高层次人才引进政策,在科研经费、家属安置及住房等方面采取可行措施,吸引高层次人才。由于国外发达国家运动康复专业起步早,高层次人才储备多,加大从国外引进人才是可行途径。应当充分发挥高层次人才的领导与示范作用,带动整个师资队伍能力与水平的整体提升。②

加大内部培养人才的力度。具体措施有:鼓励青年教师攻读博士学位;定期对教师进行教学方法、科研能力培训;积极聘请国内外知名专家学者做专题报告;加强国内外学术交流;③与各级医院、体育训练基地、运动康复中心等部门建立良好的合作关系,定期举办论坛和研讨会,提升教师实践教学能力。

(本文原载于《医学教育研究与实践》2017 年第 6 期,有改动)

---

① 参见吕吉勇、刘宇飞、陈德明等:《哈尔滨体育学院运动康复专业教学计划及课程设置探究》,《哈尔滨体育学院学报》2014 年第 6 期。

② 参见杨家瑞、何冰、刘绍良等:《基于"工作过程"口腔医学人才培养模式教学改革效果的评价》,《医学教育研究与实践》2017 年第 1 期。

③ 参见蔡志奇、黄合婷:《应用型医药卫生人才培养模式探索》,《西北医学教育》2016 年第 1 期。

供给侧改革视域下医学院校劳动与社会保障专业教学体系优化研究

岳成美*

【摘要】 医学院校劳动与社会保障专业学生实践能力欠缺,就业形势不容乐观,亦需进行供给侧改革。本文从供给侧改革的角度,分析了进行教学体系改革的重要性,并有针对性地提出了优化教学体系的对策建议。

【关键词】 劳动与社会保障专业;供给侧改革;实践能力;教学体系

供给侧改革即侧重供给方面的改革,通过改革使供给方面更加优化,进一步提高供给结构对需求变化的灵活性和适应性。目前,高校教学体系设置存在缺乏特色,导致学生供求失衡的问题。十八届五中全会明确提出了要"提高教育质量"。高等教育改革是供给侧改革的重要内容。

一、供给侧改革的必要性

医学院校的劳动与社会保障专业依托医学教育资源优势,以社会需求为导向、能力培养为核心、医疗保险和医疗卫生为特色,培养通晓中外医疗保险理论、技术与方法,具备实际应用能力,能在医疗保险管理部门、商业性保险机构与医疗卫生单位,从事医疗保险、健康保障运作、管理等工作的高素质应用型人才。但医学院校缺少对该专业进行自身准确定位以及市场需求方面的准确评估,导致学生就业状况不容乐观。以济宁医学院为例,课题

---

* 岳成美,硕士,济宁医学院管理学院,副教授,研究方向为管理学教学与研究。

组对该校 2009 届到 2013 届劳动与社会保障专业本科毕业生进行了调查。该专业于 2005 年开始招生,已经有 6 届毕业生,共 498 人。调查结果显示,60％以上的毕业生刚参加工作时不熟悉岗位实际操作业务,学校所学理论基本用不上,需要领导或同事细心指导才能达到工作要求。30％以上的毕业生有时能将理论应用于实际,不需要太多指导就能掌握工作要领。只有不到 10％的毕业生认为自己熟悉岗位操作业务,不需要进行培训指导。医学院校劳动与社会保障专业毕业生实践能力偏弱,究其原因是该专业的人才培养体系与其他综合性高校同质化严重,无法体现医疗卫生和医疗保险特色,新的教学体系调整没能及时跟进,致使企业急需的专业人员在高校却无人可招。传统教育模式下企业获得人才的需求与高校人才供给效率低下的矛盾日益凸显,亟须通过改革创新来加以解决。

人才供给是供给侧的基本面之一。人才的结构性错配,是当下应大力解决的问题。只有不断根据市场和产业需求进行高等教育供给侧结构性改革才能解决这一问题。高校以高等教育管理者身份为社会提供教育成果而处于供给侧,优良的供给能创造积极向上的需求,因此,高校必须优化人才供给结构,关注课程设置、课堂教学、实践教学等教学体系的改革优化问题。唯有学生综合能力的提升,才能真正体现高等教育质量的改观。

二、医学院校劳动与社会保障专业教学体系存在的问题

提高全要素生产率是经济供给侧改革的目标所在,而人力资本作为全要素生产率的促进因素,其重要性日益显露,但目前传统的教学体系制约着教学质量的提高。

(一)课程设置不合理

医学院校课程设置缺乏规划性,盲目追逐综合性大学的脚步。虽然医学院校多次修改人才培养方案,不断对课程设置进行调整,但仍然存在问题。

第一,课程设置理论性太强,没有开设配套的实践性课程。例如,开设了社会保障概论课程,但没有开设社会福利、社会保险和社会救助实务操作课程,导致学生缺乏专业实践能力。

第二,课程设置不全面。社会救助是社会保障内容的重要组成部分,但没有开设这门课程。社会保障基金的筹集、运营、增值、管理越来越重要,因此需要开设社会保障基金管理课程,但在人才培养方案中没有这门课程。课程设

置不全面导致学生知识结构残缺不全，难以就业或就业后处于尴尬境地。

第三，课程设置无医学院校特色。通识教育课中只开设了临床医学概论，难以培养学生的医学素养，无法办出特色，创出名牌。

（二）实践教学流于形式

专业实践能力不足是劳动与社会保障专业大学生就业的软肋。实践教学不仅可以使学生掌握专业理论知识，而且可以激发学生树立专业思想，促进自主学习能力和社会实践能力的综合提高。医学院校建立了针对劳动与社会保障专业学生的实践能力培养体系，但发展落后且在具体的执行中困难重重。

第一，教师缺乏实践操作能力。目前，从事专业教学的多是青年教师，部分教师由于自身素质不高、能力有限，不能科学合理地指导学生进行实践操作，导致社会实践活动形式单一、内容空洞，缺乏专业针对性。

第二，实验室建设有待发展。济宁医学院不断加大实验室硬件设施投入，已建成多功能实验室、情景模拟实训室和劳动与社会保障综合实训室。多功能实验室主要进行各教学软件的实际操作演练与教学，课程分布在管理信息系统、会计学、统计学等。虽然实验室教学环境得到显著改善，但实验室软件建设进展不大。一是缺乏具备"双师型"素质的实验室教学队伍。二是未配备相关实训软件，如社会保险教学软件、养老机构信息化管理软件等。

第三，实践教学管理不规范。[①] 劳动与社会保障专业的实践教学管理不规范，缺乏系统性规划，没有制定实践教学大纲，也没有详细的考核指标，不但无法对教师的实践教学进行监督，而且也造成学生主动参与性差，以获取学分为目的，实践教学流于形式。

（三）实践基地建设落后

为使学生提高实践操作能力，学校积极拓展实践基地，建立了一批实践教学基地，主要包括两类：一类是社会福利院、救助站等事业单位，另一类是街道、社区居委会等基层部门。但这些实践基地工作内容单一，不能给学生完整的知识体现，无法培养学生的专业综合素质。人力资源和社会保障部门、民政部门、社会保险经办机构以及企业的人力资源部门具有极大的实践价值，但是学校目前没有与这些部门建立稳定的关系，特别是相关行政部

---

① 参见谢俊明、杨慕真、徐一平：《浅谈系统化和职业化医疗保险专业的人才培养》，《中国卫生经济》2006年第9期。

门,接受学生实习能力极其有限。实践教学基地建设尚无突破性进展,难以满足实践教学的需要。

三、补齐制度设计的短板——优化教学体系

提高高等教育质量,对于缓解毕业生就业与企业用工荒的双重压力具有重要的实践意义。现实的发展迫切需要高校补齐制度设计的短板,优化教学体系,合理配置教学资源,提高人才供给效率。

(一)提高课堂实践教学效果

首先,优化课程设置。2015 年下半年,学院重新修订了劳动与社会保障专业人才培养方案,对课程设置进行了如下修改:一是要加大实践类课程比重,增设社会保险操作实务、社会福利与社会救助操作实务、商业保险操作实务等课程。二是增设社会福利与社会救助、社会保障基金管理、商业保险等课程,完善学生知识结构。三是合并重复的内容。合并社会保障概论、保险学原理和医疗保险学中的重复内容,合并形势与政策教育和大学生就业指导中的重复内容。重复内容的合并,既节约了教学时间,又可以为增加实践教学课程留出一定的空间。四是课程设置体现医学院校特色。增设体现自身办学特点、办学条件的课程,如卫生法学、卫生经济学、医疗保险统计学、医疗保险支付方式、健康保险核保与理赔等课程并确保课程设置以市场为主导向。

其次,加强教师队伍建设。一是定期组织教师到市人力资源和社会保障局、民政局、社会保险经办机构、社区居委会等机构进行专业培训和进修。二是鼓励教师利用假期走进企业,到企业人力资源管理部门进行调研,增强对实践的感性认识。三是聘请具有较高理论素养和丰富实践经验的社保部门、企事业单位专业人员做兼职授课教师,优化教学团队实践能力建设。

最后,丰富课堂教学方式。第一,要强化案例教学法。例如,在社会救助模块中,在讲解城市流浪乞讨人员救助时,从强制收容遣送制度的出现、异化、结束开始到救助管理办法的出台,引导每一个学生积极参与案例的分析与讨论,提高学生运用专业知识分析社会现实问题的能力。第二,要采用角色参与教学法。[①] 教师根据教学内容模拟一定的工作场景,学生选择角色

---

① 参见于永娟:《医药营销专业学生实训课程项目化的探索》,《中国冶金工业医学杂志》2014年第 4 期。

和工作任务,根据自己掌握的知识参与社会保障工作。例如,在人力资源模块中,可围绕劳动争议仲裁案件开展模拟法庭活动,学生扮演公诉人、原告人、被告人、被告辩护人,情境再现开庭审理的全部过程,学生通过角色参与将所学劳动者权益的知识应用于模拟情境。第三,重视问题讨论教学方法。例如,在"以房养老"专题中,教师讲解什么是以房养老后,由学生讨论以房养老实行的必要性、实行以房养老的阻碍因素并提出相应的解决对策,然后由教师进行总结。第四,学校邀请熟悉社会保障业务的经办人员、研究社会保障事务的专家和人力资源管理人员走进课堂,为学生举办形式灵活的讲座、报告,加强学生与专业人员的交流与沟通,开阔学生视野,及时了解、学习社会保障管理经验、理念,提高实践能力。

(二)加强实验教学力度

首先,加强多功能实验室软件建设。引进社会保险教学软件,模拟社会保险大厅,学生亲自动手进行信息登记、保费缴纳、账户管理、待遇审核、待遇支付等业务操作;引进养老机构信息化管理软件,使学生熟练操作基础数据管理、信息查询、老人服务设置与管理、收费缴纳与费用结算等业务,掌握养老机构的管理与运作;引进人力资源管理软件,使学生掌握与社会保障相关的社保福利、绩效考核、考勤休假、薪资管理等模块的操作技能。

其次,充分利用情景模拟实训室,提高学生社会保险业务操作能力。按照社会保险经办机构的岗位设置和工作流程布置实验室,模拟社会保险五大险种的登记、缴费、账户管理、待遇给付等业务流程,使学生熟练掌握社会保险各险种的业务技能。

最后,通过综合实训室培养学生专业综合素质。通过模拟劳动仲裁法庭,组织学生进行劳动争议、保险案例裁决,使学生熟悉社会保障法律法规并培养学生独立判断的能力。

(三)发挥实践基地教学功能

首先,要加强校外实践教学基地建设。高校扩大对学生实践能力培养的社会宣传力度,建立与政府部门、企事业单位的主动沟通与良性交流制度,加强与用人单位的合作,建立四类实践基地:一是公务员系统,主要是指各级政府人力资源与社会保障部门、民政部门和人事部门;二是相关事业单位,包括社会福利院、救助管理站、就业指导服务中心;三是街道、社区居委会等基层部门;四是企业中的人力资源管理部门。

其次,鉴于行政部门、事业单位吸纳学生实习能力有限,要加大与企业合作力度,如济宁医学院已建立北京阳光保险股份有限公司、江苏正大天晴药业股份有限公司、辰欣药业股份有限公司等多家校外实习基地,实习学生在完成学校到企业的平滑过渡之后,顺利就业。

最后,定期有计划地安排学生前往实习基地实习。实习形式包括认识实习、专业实习、调研实习和毕业定岗实习。认识实习时间安排在大一,以学生对社会保障相关业务建立感性认识为目的。由教师带领学生有针对性地参观日照市社会福利院、日照市红十字会、日照市秦楼街道居委会等部门单位,观摩其工作内容和流程,激发学生树立专业意识和专业思想,并要求学生回校后写出心得体会。专业实习时间安排在大二,配合专业理论课的学习,组织学生参与当地社会保障部门和企业人力资源管理部门的相关工作。如在相关工作部门人员带领下,学生参与到企业人力资源管理部门实际工作中,在真正的工作氛围中熟悉其工作程序和方法,将所学理论知识应用到社会实践之中。调研实习时间安排在大三,以提高学生专业综合能力为目的,调研项目包括劳动关系专题调研和社会保障专题调研,调研题目具有时政性,由教师结合社会保障领域热点、难点问题而确定。学生通过到相关实践基地走访、设计调查问卷等形式,调查专题背景、获得实证数据并进行数据分析,然后撰写调研报告。毕业定岗实习是在实践教学基地给学生安排工作岗位,提高实际工作能力。

另外,鼓励企业与学校合作,参与人才培养方案修订、专业建设、课程实践教学、实习管理等工作,将企业需求融入学校教学体系。

四、结论

实施供给侧改革,需从大学自身寻找解决问题的办法,从教育生产这一端进行结构性调整,提高教育产品质量,以新供给满足产业结构转型升级的新需求。优化教学体系可以提高劳动与社会保障专业学生实践能力,减少结构性失业。医学院校应立足自身优势医学资源,建立起特色鲜明的教学体系,才能提高社会保障人才质量,减少结构性失业。

（本文原载于《医学教育研究与实践》2017 年第 1 期,有改动）

城乡居民对县级公立医院改革的认知及影响因素分析

楚蓓[*]

【摘要】本文应用自行设计的调查问卷获取数据资料,了解城乡居民对县级公立医院改革的认知,并通过 logistic 回归筛选相关影响因素。结果显示城乡居民对县级公立医院改革认知程度偏低且存在偏颇。应开展调研,掌握城乡居民对县级公立医院改革的认知情况;积极宣传,提高城乡居民对县级公立医院改革的科学认知;改革现行就医转诊制度;全面提升县级医院服务质量和医疗水平。

【关键词】县级公立医院;城乡居民;认知;影响因素

县级公立医院改革是全面推进公立医院改革的重要内容,是解决群众"看病难、看病贵"问题的关键环节。[①] 目前学者们已从功能定位、补偿机制、改革形势等方面对县级公立医院改革做了一些研究,但以调查数据为基础关于城乡居民对县级公立医院改革认知的系统研究尚不多见。基于此,本文拟以山东省某县为例,了解城乡居民对县级公立医院改革的认知情况,并探讨可能的影响因素,从而为加快完善和实施县级公立医院改革提供一些有益的政策参考。

---

* 楚蓓,硕士,济宁医学院管理学院,副教授,研究方向为卫生事业管理。

① 参见中华人民共和国国家卫生和计划生育委员会:《关于推进县级公立医院综合改革的意见》,2014 年 4 月 4 日,http://www.moh.gov.cn/zhuzhan/zcjd/201404/41aee4f8e7c44ceea6bef3b00cd84c7c.shtml。

一、对象与方法

（一）对 象

山东省某县是全国首批县级公立医院综合改革试点县之一，该县三家县级医院均被选定为试点医院，代表性强。本研究选择该县 18 岁以上城乡居民为研究对象，采用多阶段分层整群抽样方法对城镇和农村各 500 位居民进行调查。本研究共发放问卷 1000 份，收回有效问卷 923 份，其中城镇居民 482 份，农村居民 441 份，问卷有效率为 92.3%。

（二）方 法

借鉴以往相关研究，我们假设城乡居民对县级公立医院改革的认知受个人情况和环境因素两方面影响。基于此，我们首先要了解城乡居民对县级公立医院改革的认知，然后分析其可能的影响因素。问卷内容包括以下三个方面：一是对县级公立医院改革的认知，如知晓情况、态度等内容。二是个人情况，如性别、年龄、居住地、文化程度、就医习惯及倾向等。三是环境因素，如有无亲友到县级医院就医、获取县级公立医院改革信息的途径。

为确保调查顺利进行，在调查前进行了一次预调查。同时，还对调查员进行了相关培训。问卷收回后，采用 Epidata 3.0 将有效问卷数据录入电脑，统计分析使用 SPSS 19.0。

二、结果

（一）城乡居民对县级公立医院改革的认知

被调查居民中，29.6% 的人知道县级公立医院改革。而知道改革的人群中，以为县级公立医院改革就是实行药品零差率销售的高达 89.1%，仅有 33.7% 的人准确知道该县具体哪些医院实施了县级公立医院改革，7.0% 的人清楚县级公立医院改革的基本内容。在被告知县级公立医院改革政策后，82.7% 的居民表示支持县级公立医院改革，而表示中立、反对的分别占 12.1% 和 5.2%。179 位居民有在改革前后均到试点医院就医的经历，认为医疗费用下降的占 17.9%，认为基本没变化的占 71.5%，认为上升的占 10.6%。另外，179 位居民中，认为医院服务质量提高的占 3.3%，认为医院医疗水平提高的占 5.8%。

（二）个人情况与环境因素

923 位城乡居民中，52.2% 是城镇居民；男性占 44.6%，女性占 55.4%；

平均年龄为 48.12(±1.26)岁;文化程度以高中、初中为主,分别占 37.8%、35.6%;健康状况良好、较差的分别占 85.1%、14.9%;医疗保险为城镇职工、城镇居民、新农合的居民分别占 33.5%、16.6%和 49.9%;对就医医院有偏好(见表 1)的占 88.8%。

表 1　城乡居民就医医院偏好情况构成

	样本数(个)	占比(%)
无偏好	103	11.20
社区医院	226	24.50
乡镇医院	35	3.80
县级医院	489	53.00
大医院	70	7.50
合计	923	100.00

　　环境因素方面,有亲友到县级医院就医的 657 人,这部分人中 29.8%的人知晓县级公立医院改革,知晓率稍高于其他人群。关于获取县级公立医院改革信息途径,到试点医院就诊知晓的 54 人,通过其他媒介知晓的 219 人。

　　(三)城乡居民县级公立医院改革认知单因素分析与多因素 logistic 回归分析

　　在了解了城乡居民县级公立医院改革认知情况的基础上,利用单因素分析和多因素 logistic 回归分析筛选相关可能影响因素。单因素分析结果显示,城乡居民县级公立医院改革知晓率差异有统计学意义($P<0.05$)的因素包括居住地、文化程度、就医医院偏好和有无亲友到县级医院就医(见表 2)。

表 2　城乡居民县级公立医院改革认知单因素分析

	总人数 (人)	知晓县级公立医院 改革人数(人)	知晓率(%)	χ^2	P
性别				0.027	0.869
男	412	123	29.8		
女	511	150	29.4		

续表

	总人数（人）	知晓县级公立医院改革人数（人）	知晓率（%）	χ^2	P
年龄				0.193	0.917
18～44 岁	288	86	29.9		
45～59 岁	575	168	29.2		
60 岁及以上	60	19	31.7		
居住地				64.067	0.000
城镇	482	198	41.0		
农村	441	75	17.0		
就医医院偏好				126.661	0.000
县级医院	489	179	36.6		
其他医院	434	94	21.7		
文化程度				16.957	0.001
小学及以下	48	9	20.3		
初中	329	76	23.1		
高中	349	114	32.7		
大专及以上	197	74	37.5		
健康状况				0.301	0.583
良好	635	187	29.4		
较差	288	86	29.9		
医疗保险				0.398	0.819
城镇职工	309	94	30.4		
城镇居民	153	47	30.7		
新农合	461	132	28.6		
有无亲友到县级医院就医				12.743	0.002
有	657	196	29.8		
无	266	77	28.9		
知晓途径				2.229	0.312

	总人数（人）	知晓县级公立医院改革人数（人）	知晓率（%）	χ^2	P
试点医院就医	179	54	30.2		
其他媒介	744	219	29.4		

因为文化程度是无序多分类变量，所以通过增加哑变量进行转换（文化程度变量：初中＝100，高中＝010，大专及以上＝001）。居住地、就医医院偏好和有无亲友到县级医院就医分别转换为定量因素（城镇＝0，农村＝1；就医偏好县级医院＝0，就医偏好其他医院＝1；有亲友到县级医院就医＝0，无亲友到县级医院就医＝1）。将上述已赋值变量设为自变量，以城乡居民对县级公立医院改革的知晓与否作为因变量（是＝0，否＝1），分析城乡居民县级公立医院改革认知的影响因素。结果显示，影响城乡居民县级公立医院改革认知的因素是文化程度、居住地和就医医院偏好（见表3）。

表3 城乡居民县级公立医院改革认知影响因素的 logistic 分析

	偏回归系数	Wald	P	OR
文化程度		11.226	0.005	
初中	−0.311	0.512	0.002	0.402
高中	−0.463	1.326	0.215	0.664
大专及以上	−0.717	1.801	0.123	0.359
居住地	0.433	10.255	0.002	1.665
就医医院偏好	0.712	7.694	0.001	2.414
常数	1.811	8.638	0.001	6.599

三、结论与建议

（一）开展调研，掌握城乡居民对县级公立医院改革的认知情况

城乡居民县级公立医院改革知晓率不高，为29.6%。其中准确知道该县实施县级公立医院改革基本内容的人更少。这一数据表明县级公立医院改革的社会影响还不够大。县级公立医院改革的目的旨在通过改革的一系列措施，统筹发展县域医疗卫生体系，引导城乡居民理性就医，缓解"看病

难、看病贵"的问题。① 改革的实施需要城乡居民的共同参与。如果不了解城乡居民对县级公立医院改革政策措施的认知，改革的运行将陷入被动，并直接影响改革的成效。比如，12.1％和5.2％的城乡居民在被告知县级公立医院改革政策后，表示中立和反对。对这部分人进行深入访谈发现，他们持中立或反对态度的原因是对政策理解不透彻，认为改革很可能会增加其医疗费用。因此，建议国家卫生管理部门和相关研究机构应及时开展调查研究，掌握城乡居民对县级公立医院改革的认知情况，为健全完善县级公立医院各项改革措施提供基础和前提条件。

（二）积极宣传，提高城乡居民对县级公立医院改革的科学认知

本研究发现城乡居民对县级公立医院改革的认知存在偏颇。很多居民片面地认为县级公立医院改革就是实行药品零差率销售；还有一部分居民认为药品价格下降，其他项目价格提升，整体费用变化不大。县级公立医院改革总体要求提出，以破除"以药补医"机制为关键环节②，所以试点医院在改革伊始就实行药品零差率销售，并进行大力宣传，而对于提高医疗服务技术价格，增设医、药事服务费等宣传较少，最终使得城乡居民对县级公立医院改革认知存在偏颇。这些偏颇的认知将在很大程度上影响城乡居民就医行为，也必然会对县级公立医院改革推广带来不利影响。基于此，政府职能部门和医院应联合行动，积极宣传县级公立医院改革的各项具体举措，提高居民对改革的科学认知，进而理性选择其就医行为。③

（三）改革现行就医转诊制度

调查结果还显示，88.8％的居民对就医医院存在偏好，其中偏好选择县级医院的达到53.0％。由于县级医院实施药品零差率销售，社区医院价格优势降低，更多的居民选择去县级医院就诊，结果造成县级医院不堪重负。这与目前城乡居民自由就诊制度相关。县级公立医院是县域内医疗卫生服务中心，农村三级医疗卫生服务网络的龙头。④ 如若其主要功能定位于常见

---

① 参见陈竺：《打好县级公立医院改革攻坚战》，《中国医院院长》2012年第14期。

② 参见赵云：《我国县级公立医院改革与发展的根本战略》，《卫生经济研究》2013年第3期。

③ 参见楚蓓、王伟、兰迎春：《城乡居民就医行为多元影响因素分析》，《医学与哲学》（人文社会医学版）2013年第10期。

④ 参见中华人民共和国国家卫生和计划生育委员会：《关于推进县级公立医院综合改革的意见》，2014 年 4 月 4 日，http://www.moh.gov.cn/zhuzhan/zcjd/201404/41aee4f8e7c44ceea6bef3b00cd84c7c.shtml.

病和多发病的诊疗,那是医疗资源的极大浪费,也影响医疗资源的使用效率。所以,建议借鉴国外先进经验,改革现行就医转诊制度,以医保报销比例和就诊门槛为限制,建立严格的三级转诊制度,进一步优化卫生资源的配置,缓解县级医院的拥挤状况。

(四)全面提升县级医院服务质量和医疗水平

调查中改革前后均到试点医院就医的 179 位居民,认为医院服务质量提高的占 3.3%,认为医院医疗水平提高的占 5.8%。进一步探究其原因发现,现阶段县级公立医院改革仍处于起步阶段,各医院的改革仅仅是执行国家相关文件规定,加上医保支付政策和财政投入政策调整不到位[①],服务能力、管理制度、人事分配等方面的改革不完善,使得县级医院在服务质量和医疗水平方面比改革前并没有明显提升。我们认为,县级医院要发挥农村三级医疗卫生网络的龙头作用和城乡医疗卫生服务体系的纽带作用,就必须加强内涵建设,全面提升其服务质量和医疗水平。仅是浮于表面的政策改革,达不到应有的效果,也无法满足县域居民的卫生服务需求。只有从服务质量和医疗水平入手,切实提高其竞争力,才能确保县级公立医院改革的成效。

城乡居民对县级公立医院改革的认知作为一项主观认识活动,受众多因素的影响,难以进行全面的研究。本研究参考相关研究,从个人情况和环境因素两方面进行了初步探讨,可能还有一些其他因素没有考虑到,这有待今后进一步研究。

(本文原载于《中国冶金工业医学杂志》2015 年第 4 期,有改动)

---

① 参见吕宁:《浙江省县级公立医院改革剖析》,《市场周刊》2013 年第 4 期。

西方高等医学教育改革对山东省医学院校教育教学改革影响的研究

张安[*]　高立

【摘要】百年来,以美国为代表的西方高等医学教育经历了三次重大改革,不仅颠覆了传统的医学教育理念,更为西方国家提供了大量的临床医学卓越人才。通过对西方发达国家高等医学教育改革现状及取得的成果进行研究,结合山东省医学院校发展现状,开展有针对性的教育教学改革,不仅可以有效解决山东省医学院校当前教育教学过程中存在的各种问题,提升山东省医学院校的教育教学质量,更为今后培养大量临床医学卓越人才提供一定的研究基础和理论依据。

【关键词】西方高等医学教育;医学院校;教育改革

学校教育是培养和造就人才的直接手段和方式,而高层次的医学人才更是只有结合先进的医学理念和科学的培养模式才能够培养出来。为了适应当今社会对医学人才数量与质量不断提高的需求,高等医学院校开展教育教学改革必须进行多方面的转变与改革:一是从单纯的课堂教学向多元化教学方向改革;二是从"以课程为中心"的教学法向"以器官系统为中心"教学法的改革,三是从单纯的医学教育向医学教育结合人文教育方向的改革。综观以美国为代表的西方高等医学教育,在经历了多年、多次改革之后,不仅形成了非常规范的培养模式,且在培养医学生的规模方面真正做到

---

* 张安,济宁医学院第二临床医学院学生。

了精英教育。借鉴西方高等医学教育改革现状及取得的成果①,结合山东省医学院校发展现状,提出符合山东省医学院校发展现状的教育教学改革目标,对于今后构建行之有效、具有自身特色的医学生培养模式,培养满足新时代要求的高水平医学人才具有重要理论依据和指导意义。

一、西方高等医学教育改革现状

(一)以科学教育基础为代表,形成科学化的医学教育体系

20世纪初,美国的高等医学教育主要由三种模式构成:以学徒制为基础的医生对医学爱好者进行的带徒,以营利为目的的医学业主学校进行的医学培训,以培养医疗人员为目的的医学院开展的医学教育。② 虽然三种医学教育模式均能培养出一定数量的医学生(医疗工作者),但不同培养模式之间存在师资水平差异较大、教学过程随意性较大等问题,因此培养出来的医学生水平参差不齐,对病人的诊断及治疗缺乏一定的规范,最终导致整个医疗行业混乱不堪,医疗事故频发,病人死亡率居高不下。

在此背景下,受慈善机构卡内基基金会的委托,亚伯拉罕·弗莱克斯纳(Abraham Flexner)在1909年1月至1910年4月,对北美155所医学院校进行实地考察,不仅获得了有关北美高等医学教育现状的第一手素材,且于1910年下半年发表了调研报告《美国与加拿大的医学教育:呈给卡内基教育基金会的报告》(简称《弗莱克斯纳报告》)。《弗莱克斯纳报告》不仅对北美医学教育的现状做了极为详细的描述,并对存在的问题做了非常深入的分析,更对医学院校今后开展教育教学改革工作提出了独到的见解:一是在入学条件方面,首先确定医学生应具有生物学、物理学、化学等自然科学基础知识,强调医学对其他自然科学各学科的依赖性。二是在医学院校教学人员方面,鼓励教师在完成教学工作的同时开展科学研究,强调教师从事科学研究的必要性。三是在教育教学资源方面,鼓励医学院依附于综合大学进行教学,强调优质教育资源的共享。四是在实验方面,通过开设实验来弥补传统理论课教难以达到的培养目标,强调学生能力的培养。五是在临床教

---

① 参见于双成、金祥雷、于雅琴:《美国医学教育改革三次浪潮的文化背景及本质特征》,《医学与哲学》(人文社会医学版)2011年第12期。

② 参见洪一江、曾诚:《弗莱克斯纳报告及其对美国医学教育的影响》,《医学与哲学》2008年第2期。

学机构方面,充分了解临床教学与见习实习的复杂性,强调临床教学机构必须依附于医学院。[①]

以《弗莱克斯纳报告》为导引,美国高等医学教育开展了全面、系统的改革:一是在入学条件方面,要求理工科毕业生方有资格报考医学院校,并在课程内容上,加强生物医学基础知识教学以奠定医学生的科学知识基础。二是在医学院校师资配备上,明确提出了聘用"从事临床医疗工作—科学研究—医学教学"的三合一特征的全职教师的要求。三是在教育教学资源方面,积极促进医学院校与综合大学进行合并或开展联合办学,真正做到了优质教育资源的共享。四是在实验方面,重视实验室建设以营造通过实践自主探究知识的学习环境,使学生通过动手操作以提升思维能力。五是在临床教学机构方面,确立了"大学—医学院—附属临床医院"的结构模式,为医学生开展临床见习实习工作提供了必要保障。这种医学教育模式不仅奠定了美国现代高等医学教育的基础,而且对西方其他国家医学教育产生了深刻而久远的影响。

(二)以课程整合和 PBL 为代表,形成科学有效的学习模式

如果说《弗莱克斯纳报告》引发了西方高等医学教育的第一次改革,那么开展课程整合和以问题为基础的学习(problem-based learning,PBL)为代表的教学方法改革,则是西方高等医学教育的第二次改革的代表。

美国凯斯西储大学医学院于 1952 年首次提出"以器官系统为中心的学习"(organ-system based learning,OBL)这一新型教学模式[②],即在教学过程中,按"人体器官与系统""形态与功能"等教学模式对课程进行整合,不仅加强学科间的交叉融合,更促使基础医学教学能够与今后临床医学教学之间能够紧密衔接。之后,1993 年爱丁堡举行的"世界医学教育高峰会议"所提出的"以器官系统为中心"的课程模式更是对 OBL 教学模式起到了有力补充的作用。该课程模式是强调以人体器官及系统为中心,根据临床需要综合和重组基础医学的课程设置,实现正常与异常、生理和病理、机能与形态、微观与宏观等多种对照,淡化了基础医学与临床医学课程之间的差异性和间断性,强调了基础医学和临床医学课程间的系统性和完整性,不仅体现了

---

① 参见向琳、董志、徐晨等:《"以器官系统为中心"的教学改革模式探讨》,《医学与哲学》(人文社会医学版)2015 年第 12 期。

② 参见侯静:《美国大学职能演变与扩展的文化视角》,《大学教育科学》2007 年第 3 期。

知识与能力的培养,更体现了道德与情感的联系。

通过将我国当前医学院校医学课程设置与美国医学院校的课程设置进行对比,发现虽然不同国家医学院校医学基础课的理论学时均安排在 900 学时左右,但美国医学院校的课程设置中,除了医学基础课的理论课教学外,另外安排了大约 200 学时的小组研讨,让医学生以某个问题为中心开展深入讨论研究,教师在小组讨论过程中仅仅对关键问题进行解答,鼓励医学生同讨论进行自主学习。在医学生中使用 PBL 教学方法进行教学,可以使医学生通过探讨来解决问题,潜移默化的培养医学生的团队协作能力、沟通交流能力;与此同时,在医学生中使用 PBL 教学方法进行教学,医学生在探讨过程中处于精力较为集中的状态,其自主学习及积极探索的能力也能够得到一定提升。另外,PBL 教学方法以广义的"问题"为整个课堂教学过程的导引,将原先相对独立的基础医学、临床医学、医学人文等学科知识,按照有益于医学生综合学习及运用的原则进行合理整合,不仅使医学生能够学到扎实牢固的专业基础知识,更培养了医学生综合解决问题的能力。

(三)以职业胜任力为代表,全面塑造医学生的新医学理念

21 世纪以来,全球医疗卫生机构所面临的各种问题日渐突出。首先,随着社会大众的健康意识和健康需求不断提高,对医疗卫生机构提出的要求也越来越高。其次,不断爆发的新型传染病不仅威胁着人类的健康,且给医疗卫生机构带来了极大挑战。最后,全球医疗卫生系统结构逐渐变得越来越复杂,维持医疗卫生机构日常正常运转的成本也逐渐提高。根据美国高等教育家克尔雷的观点,随着时间推移,美国在整体文化与高等教育之间的关系日渐密切,二者相辅相成,共同协调发展。另外,与其他国家相比,美国高等教育还具有多样化与共性化的特点:虽然教育模式一直在变化,但教育发展的总体趋势基本与美国人所关注的问题和价值相一致。[①] 这说明,随着社会的不断进步和文化的不断发展,人们会对高等教育不断提出新要求,而高等医学教育作为高等教育的重要组成部分,也必须不断适应社会的发展和人类的进步。以此为契机,西方高等医学教育的第三次改革轰轰烈烈地开展起来。

---

① 参见卢宏波、吴斌:《浅论我国高等医学教育标准和质量保障体系对医学人才的影响》,《西北医学教育》2014 年第 1 期。

1997 年，美国罗彻斯特大学医学院精神病学和内科教授恩格尔在《科学》杂志上发表了题为《需要新的医学模式：对生物医学的挑战》的文章，不仅批评了当前生物医学模式的局限性，更是提出了"生物—心理—社会"的全新医学模式，开创了综合生理、心理和社会因素对人类健康与疾病影响的新型医学观念。此后，21 世纪全球医学卫生教育专家委员会于 2010 年在《柳叶刀》上发表了题为《新世纪医学卫生人才培养：在相互依存的世界为加强卫生系统而改革医学教育》的报告，全面阐述了以职业胜任力为核心的、全面的医学生人格的塑造，成为引领第三次世界医学教育教学改革的标志性文件。[①]

二、西方高等医学教育改革对山东省医学院校教育教学改革的影响

综观以美国为代表的西方医学院校三次教育改革，均对整个世界医学教育产生了巨大影响：第一次医学教育改革将医学生的整个培养过程进行了模式、规范化改革，并注重整个培养过程中强调医学生基础医学知识的学习；第二次医学教育改革对医学生培养过程中学习方式方法进行了更新，更加强调医学生培养过程中的重视知识向能力的转化；第三次医学教育改革将医学生的培养目标进行了新的定位，在注重医学能力培养的同时更加注重综合职业素养的形成。总体看来，西方高等医学教育改革发展对于我国高等医学构建教育标准和质量保障体系[②]，均提供了较为有效的参考和依据。但与此同时，我们也必须意识到，西方医学院校开展教育教学改革以及所取得的成果，有着自身文化背景和适应群体，因此，山东省医学院校开展教育教学改革的过程中，仅能够部分参照西方医学院校教育教学改革的方式方法，具体实施过程中，各医学院校必须根据自身发展现状，有针对性地开展符合自身办学特色的教育教学改革。

（一）对 PBL 等教学方法进行准确定位，弥补传统课堂教学不足之处

1966 年，美国最早在医学院校就开展了以 PBL 教学法为代表的医学教育教学改革，并将 PBL 教学法应用到医学生的整个培养过程之中。但综观

---

① F. Julio, C. Lincoln, A. B. Zulfiqar, et al., "Health Professionals for a New Century: Transforming Education to Strengthen Health Systems in an Interdependent World", *Lancet*, vol.9756, no.376, 2010, pp.1923-1958.

② 参见陈晓宇：《关于我国教育学科发展若干问题的认识》，《高等教育研究》2017 年第 2 期。

美国医学院校课程开设情况,虽然有超过70%的医学院校在医学生临床前期教学中采用PBL教学法进行教学,但在基础医学理论课的教学方面,只有不到40%的医学院校使用PBL教学法进行教学,且涉及课程的数量也仅占总课程数量的20%左右,仅有不到6%的医学院校使用PBL教学法涉及课程的数量超过总课程数量的50%。近几年,国外有关医学院校教育教学改革的研究均显示:在PBL等教学法方面,医学院校教育教学改革均呈现出从"高度依赖PBL法进行教学"向"合理使用PBL法进行教学"的转变。因此,在山东省高等医学院校今后开展有关教学法的教育教学改革过程中,必须对PBL、TBL、CBL等教学法进行准确定位[①],正确认识其优点与不足,开展PBL法进行教学,使其成为传统教学方法的有力补充。

(二)在保证教学质量前提下,积极开展大规模课程整合教育教学改革

近十几年来,"以系统为中心""以器官为中心"等课程整合教学模式越来越受到国内外众多医学院校的认可,通过调研国内外医学院校教育教学改革开展情况,更是发现当前医学院校开展教育教学改革,均在不同程度及范围涉及课程整合方面的教育教学改革。而山东省医学院校开展课程整合方面的教育教学改革,不应仅局限于对某一专业课程进行整合,而是应当结合学校办学定位与专业特色,积极开展院系内部与院系之间的课程整合,使医学生不仅能够学习到本专业的知识,更能够对相关专业的知识也有所了解。通过开展课程整合方面的教育教学改革,可以将医学生原先相对分散学习的知识点进行串联,剔除重复知识的学习,最终达到缓解医学生学习压力、提升医学生学习适应性的目的[②],使医学生的知识层次有所拓展,进而能够适应现代医学模式的快速演变,最终形成一种更加完备的医学观和医学教育观。

(三)积极开展人文教育课程,加强医学生人文素质的培养

医学模式的演变与时代的发展密不可分,时至今日,医学模式已从最原先的"生物—医学"这一简单模式转变为当前"生物—心理—社会—环境"的复杂医学模式,这对当前医学生的整个培养过程提出了新的挑战与要求。

---

① 参见李丽萍、陶莹、廖晓琴:《以新教学模式定位PBL教学探索》,《中国高等医学教育》2010年第9期。

② 参见高立、曹明平、程刚:《基础医学课程整合对医学生学习适应性影响的研究》,《中华医学教育杂志》2016年第2期。

首先,强调个体行为与疾病的关系,把人的日常行为习惯与健康、疾病、康复联系在一起,认为人的日常行为不仅可以直接或间接影响人的身心健康状况,更有可能导致某些疾病的发生,甚至可以影响某些疾病的治疗和康复。其次,强调把疾病的预防、治疗、康复和预后看作一个有机整体,在对疾病的诊治过程中,不仅仅只针对疾病的病情开展治疗,更加强调将人作为整体进行治疗的积极意义。最后,强调医学生在今后从事医疗活动的过程中,能够在为患者提供精湛的医疗技术方面服务的同时,也能够为患者提供人性化的、人文方面的关怀①,在为患者减轻疾病造成痛苦的同时,提升患者的生活质量和幸福感。

2012 年,教育部、卫生部联合在《关于实施临床医学教育综合改革的若干意见》中明确指出:"从我国国情出发,借鉴国际有益经验,培养适应我国医药卫生事业发展的高水平医学人才,提升我国医药卫生服务能力、水平和国际竞争力。"在此契机下,积极吸收和借鉴西方高等医学教育优秀成果,针对山东省各医学院教学水平发展现状②,有效整合现有教育教学资源,开展有特色、有针对性的教育教学改革,对山东省各医学院校今后的发展,既是一个难得的机遇,又是一个不小的挑战。

（本文原载于《济宁医学院学报》2018 年第 1 期,有改动）

---

① 参见管园园、王锦帆、沈洪兵:《医学生医学人文实践能力培养探讨》,《医学与哲学》(人文社会医学版)2014 年第 9 期。

② 参见程刚、李淑玲、白波:《教育生态视角下临床医学卓越人才培养模式构建研究》,《济宁医学院学报》2016 年第 6 期。

高校去行政化视野下现代大学校长
管理制度的构建模式

毕于建[*]　李振华

【摘要】本文从高校去行政化视角分析了大学校长管理制度的基本内涵,探讨了新时代大学校长管理制度的新内涵,从多个角度探讨了高校去行政化背景下大学校长管理制度的构建模式。

【关键词】大学校长管理制度、高校去行政化、管理模式

2010 年,中央发布《国家中长期人才发展规划纲要(2010～2020 年)》和《国家中长期教育改革和发展规划纲要(2010～2020 年)》,明确提出高校"去行政化"方向。这标志着高校去行政化已从学术探讨上升到国家意志的高度,因此,教育界人士应该在此背景下思考即将失去行政权力的高校校长管理模式的重新构建问题。

一、大学校长管理制度的基本内涵

大学校长是大学发展的领导者,是大学的灵魂人物。科学的大学校长管理制度对于大学顺利实现既定高等教育目标有着极其重要的意义。

(一)大学校长管理制度的概念界定

要明确大学校长管理制度的基本内涵,首先必须厘清本课题涉及的四个核心概念:大学校长的治校理念、校长职业化、现代大学制度、高等教育治理体系和治理能力现代化。

---

* 毕于建,济宁医学院马克思主义学院,教授,研究方向为医学人文教育。

大学校长的治校理念也叫大学校长的教育理念,即研究大学管理和大学教育而形成的并能指导大学发展和管理的大学之概念和大学教育之认识。是否具有这一理念是区别大学校长和其他人,区别杰出校长与平庸校长的重要根据。

校长职业化也叫校长专业化,是指把校长作为一个职业来对待,使校长在专业精神、专业知识、专业能力、专业伦理、自我专业意识等方面持续发展的过程,即内在专业结构不断更新、演进和丰富的过程。

现代大学制度是指与市场经济体制和高等教育发展相适应的大学外部关系、内部组织结构及大学成员行为规范的体系。大学外部关系主要是指大学与政府以及大学与社会的关系。大学的内部组织结构是指大学内部的领导体制和管理体系。大学成员行为规范体系主要是指明晰教师、学生、管理人员个人责、权、利等的规章、政策和行为准则。

推进高等教育治理体系和治理能力现代化,是实现高等教育现代化的必然要求,也是推进国家治理体系和治理能力现代化的重要内容。党的十九届四中全会通过的《中共中央关于坚持和完善中国特色社会主义制度、推进国家治理体系和治理能力现代化若干重大问题的决定》是完善和发展我国国家制度和治理体系的纲领性文件,是全党的一项重大战略任务。教育是各项事业发展的基础,高等教育更是一个国家发展水平和发展潜力的重要标志。

在此基础上,可以这样表述大学校长管理制度的基本内涵:大学校长管理制度是拥有先进治校理念的大学校长本着职业化的要求,带领校内各级领导干部通过建立和完善现代大学制度,以实现高等教育治理体系和治理能力现代化的根本目标的一种制度。

(二)新时代大学校长管理制度的新内涵

教育家精神是广大教育工作者在长期教学实践中积累的宝贵精神财富,习近平总书记在致全国优秀教师代表的信中强调:"大力弘扬教育家精神。"[①]这为新时代大学校长队伍建设与强国建设提供了根本遵循,指明了奋进方向。深刻把握教育家精神的科学内涵,必须深入学习领会、大力弘扬教育家精神。

---

① 《习近平致全国优秀教师代表的信》,《人民日报》2023 年 9 月 10 日。

要坚定心有大我、至诚报国的理想信念。家国情怀是流淌在中华民族血脉中的精神因子。为完成培养担当民族复兴大任的时代新人的使命任务，需要教育家把大学校长的职责和国家利益结合起来，始终忠于党的教育事业，树立"躬耕教坛、强国有我"的志向和抱负，铸魂育人、塑造理想人格。

要陶冶言为士则、行为世范的道德情操。马克思提出："如果你想感化别人，那你就必须是一个实际上能鼓舞和推动别人前进的人。"①只有教育家自身先成为道德的楷模、行为的示范，才能培养出具有高尚道德、高远理想的学生。

要涵养启智润心、因材施教的育人智慧。教育家作为知识的传授者，应有科学的治学之道与教学之法。这就要求大学校长从自己的教学实践中涵养育人智慧，通过科学的教学方法把获得的真理和获取真理的方法因材施教地传授给学生。

要秉持勤学笃行、求是创新的躬耕态度。《礼记·中庸》提到："博学之，审问之，慎思之，明辨之，笃行之。"时代发展带来的是知识更新不断加快，教育家对角色的认识应该由"知识传递者"转变为"主动求索者"，用发展的观点理解教育，不断创新教学的理念、方法、内容与设计。

要勤修乐教爱生、甘于奉献的仁爱之心。教育家只有具备甘于奉献、甘于付出的精神，对职业充满热情与热爱，以仁爱教化学生，才能在日常教学中自觉地传经布道。

要树立胸怀天下、以文化人的弘道追求。当代教育家应坚守中华文化立场，开阔历史视野，拓展国际眼光，与时代同行，立足中国大地，讲好中国故事。

新时代对大学校长作为大学领导者的综合素质提出了更高要求。要用教育家精神要求自己。只有自己拥有这种理念和素质，才有资格去管理下属和学校。在此基础上，笔者提出新时代现代大学校长管理制度的新内涵。

第一，带头倡导员工坚持真理，反对谬误。把真理放在第一位，面子放在第二位。从公正的角度看，只有做好了事情才有面子。很多领导做了事情就希望员工奉承两句，干得不好也希望别人说好，这是一种人性缺点的体现。因为从人性上说，每个人都希望得到认可和赞美，不希望别人贬低自

---

① 罗范懿编著：《马克思传记故事》，人民出版社1998年版，第148页。

己。但是，为了使工作做得更好，社会更好地发展，奖善惩恶是单位正常运转的行为规则。表扬事情做得好的人，批评事情做得不好的人方显公正，才能激励员工更好地做事。

第二，坚持规则思维，厉行法治，反对人治。规则思维是一种思维方式，拥有规则思维意味着做任何事情都会按照规则内容去执行。仅符合自己或领导的想法但不符合规则的事情不能做。规则具有稳定性和可预测性，按规则要求做事会创造一个安定的工作环境，有助于员工提前为某种合作做好准备，如科研项目的申报、教学比赛的准备等。如果领导临时想到某个事情需要做但不符合规则，就会使一贯遵守规则的员工感到困惑。因为这种临时起意超出了他们可预测的范围。如某个校长未经合法程序，未经充分论证且未经党委下文，也未征求某个高校教研室的意见而将其临时调整到本校其他二级学院，这种行为在某些高校真实发生过。该教研室与本校其他部门沟通遇到了很大的障碍，很多部门给教研室要党委调整教研室归属的文件。几年后，学校把该教研室调整回原二级学院时也没有通过下文件的方式，而是通过校党委会口头传达。这样的做法既影响了教研室的工作开展、教研室成员的科研及职称评定，也影响了校领导的权威。这样重要的事情不征求教研室意见，不下文件，显然是缺乏规则思维，奉行的是人治思维。

第三，通过奖惩制度维护公正，纠正不正之风，清除高校教师队伍中的害群之马。在社会规则中，法律规则最让人敬畏，原因是它贯彻了维护公正的原则，自然人无论出身贫富、有无权利等都在法律面前人人平等。法律也因为敢于对失范行为给予严厉的法律制裁而让人心生畏惧。一个国家没有法律是不可想象的，人们也毫无安全感可言。同样，在一个单位里，如果领导坚持老好人主义，搞无原则的一团和气，对于失范行为不敢于斗争，这样是管理不好单位的。严格来讲不是所有人都配当教师，拿到教师资格证也并不能证明其是合格教师，因为教师是人类灵魂的工程师，德为人先，否则不配教别人。真善美与假恶丑存在不可调和的矛盾，领导如果以和稀泥的思路开展工作是做不好管理工作的，其本质是对邪恶的纵容。正确的做法是奖励真善美，惩罚假恶丑，敢于纠正不正之风，对于高校员工和在岗领导干部实行能上能下的管理制度。对于不适合担任领导干部的予以岗位调整，对于不服从调整的予以清退。对于一般教师严重违反师德的予以辞退；

情节轻微的予以批评教育。

第四,明确自己的人生目标,贯彻全心全意为人民服务的宗旨。大学校长作为高校管理者,要明确这一岗位是让自己全心全意为人民服务的,要自觉加强政治理论学习,忍住权力、金钱和美色的诱惑,自觉做到权为民所用、情为民所系、利为民所谋。

二、高校去行政化的国家意志要求高校校长管理模式定位于"教授治校模式"

《国家中长期教育改革和发展规划纲要(2010~2020年)》提出了推进政校分开、管办分离,克服行政化倾向,取消实际存在的行政级别和行政化管理模式的教育体制改革目标,规范政府干预高校权力,落实和扩大高校办学自主权,去除行政化管理模式对高校发展的阻碍是我国高等教育管理体制改革的基础性问题。落实和扩大高校办学自主权是理顺高校与政府、社会关系,推进高校去行政化改革,彰显其学术机构本质的关键。

从法律规定来看,高校本质上是教学科研机构,不是国家机关,因此高校内部并不应存在行政机构和行政级别。不过,近些年受到社会不良观念"官本位"思想的影响,一些校内行政人员官僚主义作风越来越严重,本来校内行政应为一线教学和科研服务而设,但部分行政人员利用评选机制垄断行政管理和学术资源,并驱使一些教师做不属于自己份内的没有岗位津贴或兼职补助的教学管理工作。这是一种在其位不谋其政的腐败行为,本质上是一种官僚主义行为。高校愈演愈烈的行政化现象严重破坏了教育公平。

由于很多高校党政领导也是从事学术研究的双肩挑教师,所以在申报科研项目时个别素质较低的人可能会利用自己的评委资格和行政权力为自己申报项目开绿灯,制造于己有利的不公平竞争。因此,在高校去掉行政级别之前,应减少高校党政领导在学术委员会的比重,同时实行回避制度,即参与申报科研项目或评奖的党政领导应该暂时退出此次评选活动。取消高校的行政级别,改变收入分配制度,使从事复杂授课劳动的教师收入高于一般管理人员是解决高校行政化的根本出路。

三、知识社会视野下中国高校校长管理模式应定位于鼓励人才创新培养模式

目前的社会是个知识信息大爆炸的时代，各专业的知识在学者的推动下推陈出新，专业在新知识基础上产生新技术而不断迭代升级，这使得专业领域向纵深发展。

大学校长应该明确，大学管理的核心是学术管理和教学管理，而不是行政管理，教授治校、学者治学是大学发展的永恒经验，大学校长不能过多地在意执掌权力的行政级别，而要充分尊重广大教师的发言权，在贯彻上级的精神的基础上实行科学、民主决策制。大学校长应有管理个性。创新是以人才的个性为基础的，一个有个性的校长，才能带出一支有个性的学者队伍，才能提高大学的学术创造力。因此，中国高校校长管理模式应定位于鼓励人才创新模式。

四、中外大学校长比较视野下中国高校校长管理模式应定位于职业化模式

从国外大学校长的任期来看，普遍较长。很多国外高校是把校长作为一种职业来对待的，它们对大学校长有规范化的定期培训制度，较长的任期为校长职业化提供了可能。

（一）大学校长职业化的理论根据

大学校长职业化是专业化的内在要求。校长本质上是管理者身份，不是学者身份。这一科学定位决定了校长应该专业化和职业化，即校长均应作为学校最高行政管理者而存在，不可以既做教学科研人员，又做行政管理人员。因为高校发展中的很多评价活动如科研项目申报和立项、教学比赛、职称评审均有行政人员作为评委进行，而且行政人员占大多数。这就使得那些"双肩挑"的校长既是"运动员"，又是"裁判员"，违反了各项评审活动确保公正的基本原理。也是基于此种认知，早已实现法治化的英美等国家及中国香港地区均支持校长专业化和职业化。我国内地高校也应借鉴大学校长专业化和职业化的管理理念，尽快步入校长职业化改革之路。

（二）大学校长职业化需要任期长期化

在美国，顶尖私立大学校长的任期比较长，也比较稳定，而顶尖公立大

学校长的任期则比较短,更换也比较频繁。20 世纪以来,哈佛大学先后经历了 7 位校长。他们的平均任期为 22 年。美国排名第一的公立大学——加州大学伯克利分校 50 年来先后有 8 位校长,任期通常不超过 10 年。[①]

与西方发达国家相比,我国大学校长任期普遍较短,任职呈现出"老龄化"的状况。北京大学、清华大学是我国大学中的佼佼者。其校长任职情况可代表我国高校校长任职的一般情况。北京大学从 1951～2000 年的 49 年中,有 7 位校长任职期满。[②]

大学校长要想在学校管理上更专业,就需要不断学习,总结管理经验并参加更多针对校长的专门培训,而这需要校长在一个大学有较长的任期作为前提,如果校长过三五年就被调走,那么他针对本校的管理就无法深化,其平时的钻研就没有实际意义。一旦三五年后单位换了其他负责人就可能出台新政策,这使得单位长远利益受损。大学校长的职业化也决定了其要稳下心来埋头苦干,为大学的发展长期谋划,这样大学的发展才能实现可持续发展。

(三)大学校长职业化需要依法治校作为保障

大学校长职业化是综合比较了中外大学校长的管理差异而提出的命题,是建立现代大学制度,促进中国大学可持续发展的制度保证,因此需要法治化作为保证。

中国在国家层面正在实施全面依法治国战略,这一战略本身也要求学校治理要贯彻依法治校的原则。学校是培养人才的地方,教育是最先导的基础产业,教育工作者包括管理者都应是人类灵魂的工程师,既然担负着塑造人类灵魂的使命,那每个教育工作者都应以身作则,以自己美好的心灵、科学的认知和规则性思维来教书育人,管理高校。大学校长职业化需要顶层设计,需要党中央领导相关教育立法,依法确立校长定期培训制度、校长必须从参加过校长定期培训的人中选拔的制度、校长任期长期化制度、校长特殊薪酬制度。目前的很多校长要么是当地或上级政府派本单位的领导来担任,要么是其他学校的副校长晋升一格按正校长身份任职,任期较短,很

---

① 参见刘秀丽、张君辉:《中外大学校长任期比较研究及其启示》,《外国教育研究》2007 年第 12 期。

② 参见刘秀丽、张君辉:《中外大学校长任期比较研究及其启示》,《外国教育研究》2007 年第 12 期。

难根据本校的实际制定长远发展规划，特别是政府人员来担任校长，没有担任校长的经历，自然缺乏这方面的经验，因此很难管理好大学。另外，在高校去行政化的背景下，政府行政人员也不适合来高校担任校长。基于上述分析，只有教育法律法规的制定者能够接受科学的学术前沿思想，制定规范的法律制度保障大学校长的职业化，让大学认真贯彻这类法律法规，大学校长职业化才能真正实现。

五、新时代坚持和完善党委领导下的校长负责制

党委领导下的校长负责制是我国大学的根本制度，这一制度是富有中国特色的、高效的大学治理体系，是作为我国高校领导体制探索的结果，符合我国高等教育发展的规律。新时代新征程上，高校要落实好"为党育人、为国育才"的根本任务，必须在实践中不断深化对党委领导下校长负责制的认识。

（一）新时代坚持和完善党委领导下的校长负责制，确保党对高等教育的领导

我们必须坚定不移地坚持和加强党对高校的全面领导，确保党的教育方针政策和党中央决策部署扎扎实实地在高校贯彻落实下去。在具体的实践过程中，坚持党的领导要切切实实在尊重高等教育发展规律的基础之上注重发挥民主管理的作用，将民主参与、民主决策、民主监督作为加强党委集体领导的重要形式，做好党政合理分工，有条不紊地开展教学、科研以及公共服务等各项工作。

坚持党对高等教育的领导，能够确保我国大学的社会主义办学方向，能够从根本上解决大学为谁服务的问题。党委领导下的校长负责制是办好社会主义大学的独特优势。当前我国高校意识形态领域形势依然严峻，坚持和完善党委领导下的校长负责制才能保证我们党在高校意识形态领域的领导权和主动权，才能保证坚持马克思主义指导地位，教育引导学生旗帜鲜明地抵制各种错误思想。

当前，我们前所未有地接近实现中华民族伟大复兴的宏伟目标，对科学知识、优秀人才的渴求程度可谓是前所未有的紧迫。教育兴则国家兴，教育强则国家强。立足新时代，我国高等教育必须明确高校培养什么样的人、如何培养人以及为谁培养人的关键性问题，抓好培养社会主义建设者和接班人这个根本，心怀国之大者，为服务国家富强、民族振兴、人民幸福提供源源

不断的人才供给。党委领导下的校长负责制为高校全面贯彻党的教育方针、保证社会主义办学方向、培养中国特色社会主义事业的合格建设者和可靠接班人提供了根本制度保障。

(二)新时代坚持和完善党委领导下的校长负责制的实践路径

在新时代贯彻落实好党委领导下的校长负责制,要坚持"内外结合"的原则,既要有外部"推力",即高校主管部门的指导和督促,又要有高校内部自身的"动力",即高校领导班子自身体系建设的加强。做到两者的有机结合,才能更好地促进制度的落地生效。

以制度建设为抓手,形成全过程闭环管理。要完善以决策程序为核心的制度体系。着力构建党政领导班子成员务虚研讨、党委全委会和常委会研究决策、校长办公会议组织落实的议事决策体系。对于高校党委全委会、常委会、校长办公会,其决策范围和程序可以进行进一步规范。在工作中把握好相关程序和具体细节,加强工作机制建设,如通过党群工作会议制度、院(部、处)长联席会议制度等部署工作,发挥专门工作委员会、专项工作领导小组作用对重要议题进行充分酝酿;通过健全督查督办机制进行过程监督,形成层级清晰、规范统一的现代大学制度体系。党委组织行政、学术委员会、教代会、各工作委员会、工会、共青团等横向沟通协商,充分发扬民主。完善并贯彻落实院(系)党组织会议、党政联席会议议事规则,党支部"三会一课"制度,实现纵向贯通,既高效部署落实工作,又反馈基层意见,从制度上保证横纵贯通的工作机制。此外,要建立科学有效的评价督导体系。尝试建立关于党委领导下的校长负责制贯彻执行水平的专项考核机制,重视日常的评价督导,及时发现问题并进行督导提醒。同时,建立专项任务考核机制,围绕某个特定时期特定任务,就班子的工作开展情况进行考核评价等,上级部门要对高校领导班子和成员个人考核制度进行优化,扩大评价主体,使年度考核及任职考核等考核结果更具科学性。

以政治建设为统领,持续加强领导班子建设。落实好党委领导下的校长负责制要高度重视高校党委自身的作用。高校加强领导班子建设,书记校长作为"局中人""引领者",更要起到模范带头作用。高校要坚持以政治建设为统领,高校党委要从做到"两个维护"、履行好政治责任的高度,理解并落实党委领导下的校长负责制,将"两个维护"落实到高校办学各个方面,切实强化政治意识和政治规矩,坚决反对工作中的分散主义、自由主义、本位主义等,为坚持和加强党对高校的全面领导提供坚强的制度保证。

高校落实党委领导下的校长负责制要注重选配高校领导班子,特别是对于书记、校长的选配。要用社会主义政治家、教育家的标尺来衡量,用新时期"好干部"的标准来遴选书记、校长。落实好党委领导下的校长负责制,必须建设一个和谐团结、具有凝聚力和向心力的领导集体。按照民主集中制原则,建立和完善学校党政沟通协调、决策以及监督机制。凡属学校发展中的重大问题、重大决策,书记与校长要充分沟通酝酿、达成共识,并提交党政联席会议讨论决定,在集中集体智慧的基础上做出科学决策。校领导班子要善于运用各种方式,不断提升团队建设成效。要用好理论中心组学习等形式,提高班子和成员政治判断力、政治领悟力、政治执行力;要通过召开民主生活会,认真地开展批评与自我批评,以达到团结同志、巩固提高的目的,使班子更具战斗力、向心力;要相互理解、相互支持、密切配合、形成合力,并明确职责权限,制定工作流程,确保高效协同地开展各项工作。